普通外科疾病
中西医结合诊疗学

主　编　石炳林　赵士博　倪　效　汪小辉　王　良　李　伟

副主编　陈　飞　谷申森　常艳琴　梁承友　陈　晨　张克强

编　委　陈海云　谢泽荣　朱卫国　曾　翔　张学仪
倪震天　黄　敏　雷俊平　邓　刚　张　勇
刘　瑶　张学奇　谭正洋　施　勇　蔺　冰
赵金都　袁和学　李永刚　孟青青　李　清
杨惟明　濮忠军　李应高　孙　赳　庄　峰
王　晖　马留学　韩华中　张严锋　黄丽娟
窦增花　徐艳萍　（排名不分先后）

中医古籍出版社
Publishing House of Ancient Chinese Medical Books

图书在版编目（CIP）数据

普通外科疾病中西医结合诊疗学/石炳林，赵士博，倪效等主编.-- 北京：中医古籍出版社，2024.5

ISBN 978-7-5152-2827-3

Ⅰ. ① 普… Ⅱ. ① 石… ② 赵… ③ 倪… Ⅲ. ① 外科－疾病－中西医结合疗法 Ⅳ. ① R6

中国国家版本馆 CIP 数据核字（2024）第 070223 号

普通外科疾病中西医结合诊疗学

石炳林　赵士博　倪　效　汪小辉　王　良　李　伟　主编

策划编辑　王　梅
责任编辑　王　梅
封面设计　黄　兴
出版发行　中医古籍出版社
社　　址　北京市东城区东直门内南小街 16 号（100700）
电　　话　010-64089446（总编室）　010-64002949（发行部）
网　　址　www.zhongyiguji.com.cn
印　　刷　北京中献拓方科技发展有限公司
开　　本　787mm×1094mm　16 开
印　　张　21
字　　数　376 千字
版　　次　2024 年 5 月第 1 版　2024 年 5 月第 1 次印刷
书　　号　ISBN 978-7-5152-2827-3
定　　价　88.00 元

前　言

本书以加强普外科临床医师和研究工作者的临床诊疗能力和科研能力为目标，对普外科疾病（包括优势病种）的中西医诊疗与临床进展进行了详细的介绍和深入的探讨，希望通过本书的撰写帮助临床医师和研究工作者提高中西医结合普外科的诊疗水平，形成良好的临床思维，启发临床科研思路，从而使中西医结合普外科的诊疗更加科学化、规范化、合理化。

全书基本涵盖了中西医结合普外科的常见病、多发病与优势病种，但并非全面介绍中西医结合普外科学术体系。主要内容包括总论和疾病分论两部分。总论部分包括普外科的中医学概论、现代医学概论和普外科疾病的中西医诊疗特点。疾病分论部分从常见病、多发病和优势病种从病因和发病机制（包括现代医学对某某病或某某证病因和发病机制的认识）、临床表现诊断和鉴别诊断、治疗（包括现代医学疗法、中医疗法）、预防与调护、中西医结合最新研究进展等方面进行阐述。

目 录

上篇　总论

第一章　普外科的中医学概论

第一节　普外科的中医发展源流

外科学被作为一个独立的专科最早见于西周时期《周礼•天官》篇，被称为疡医。至明代汪机在《外科理例•前序》中首次提出“外科”之名：“外科者，以其痈疽、疮疡皆见于外，故以外科名之。”并且汪机在《外科理例》指出外科疾病的发生、发展与脏腑有关，不能简单、孤立地仅从局部病变进行诊断、治疗，而应内、外并重，充分体现了中医的整体观。纵观其演变过程，大致可以分为起源、形成、发展、成熟四个时期。

一、起源

外科学的起源也即医学的起源，是我们的祖先在与大自然共生和抗争的过程中，在面对损伤采取种种本能自救的过程中逐渐形成的。起源时期大概在史前原始社会到西周，此时还处于本能医学阶段。其主要标志见于文字的记载。如甲骨文中有“疾自”（鼻病）、“疾耳”“疾齿”等等最早的病名记载。《山海经》载有最早的外科手术器械——箴石即砭针，砭刀的记载：“高氏之山——其下多箴石”。《周礼•天官》篇将医生分为食医、疾医、疡医、兽医，这是最早的医事制度的记载。此时，外科医生被作为疡医独立分出。

二、形成

形成时期可界定为西周至东汉，这一时期已经出现了代表性的外科医生，如“为宣王割痤，为惠王割痔，皆愈”的医竘。汉代出现了世界医学史上在全麻条件下实施剖腹术和死骨剔出术的第一人，被后世尊称为“外科鼻祖”的华佗。同时一批有价值的外科文献已经形成，代表性的作品有《五十二病方》《黄帝内经》《金匮要略》《金创瘈疭方》。前三本为综合性著作，外科学的内容被涵盖在其中。第四本《金创瘈疭方》为我国第一部外科学专著，憾已散佚。《五十二病方》是我国迄今发现最早的医学百科全书，成书于春秋时期，已有外科病名的记载，如创伤、冻疮、虫咬伤、肿疡、痔瘘等。对于“疽病”在辨证“骨疽、肉疽、肾疽”基础上施治，是辨证施治的萌芽，如分别为倍白敛、倍黄芪、倍芍药”。使用滑润的“铤”作为检查治疗漏管的探针是器械检查的萌芽。有利用狗的膀胱牵引“牡痔”出肛门，行痔切除术的完整过程，是手术的萌芽。《黄帝内经•灵枢•痈疽》是书中唯一的一篇外科专论，载有17种病名，从审证求因的思辨角度全方位地阐述了外科疾病从气滞血瘀的肿疡阶段到瘀滞化热的脓疡阶段，再到热毒炽盛的溃疡内侵阶段，最后到毒陷营血，内攻脏腑的厥脱阶段，完整地演绎了外科疾病病理变化的全过程，迄今仍不失其临床指导价值和实用性。此外，还记载了针砭按摩，猪膏外用等实用技术，尤其用截趾术治疗脱疽的方法开创了外科学的先河。《金匮要略》构筑了完整的辨证论治体系，其中不乏外科学的优秀成果。如治疗肠痈、寒疝、浸淫疮、狐惑病的内容至今仍有临床指导价值。

三、发展

发展期可界定为两晋、隋、唐、宋、元时期，主要表现在众多外科临床实用技术的创新和相关外科理论的发展。创立了整体辨证与局部辨证相结合的外科学术体系。晋代《刘涓子鬼遗方》创立局部辨脓法“痈大坚者，未有脓。半坚薄，半有脓；当上薄者，都有脓。”所提出的切开排脓方法“所破之法，应在下（低位），逆上破之（反挑），令脓得易出（引流）”符合临床低位、反挑、引流通畅的三大原则，符合现代外科切开排脓法的基本要求。对后世外科学的发展有着重要的影响。《肘后备急方》开创了使用碘剂治疗甲状腺疾病的先河，并且使用狂犬脑敷贴以防治狂犬病，这种被动免疫的做法，可称之为免疫医学的先驱。隋代巢元方《诸病源候论》是中医学第一部病原病理学专著。记载了瘿瘤、丹毒、疔疮、痈疽、痔瘘、虫兽咬伤等常见外科疾病和40多种皮肤病，是对隋代以前外科学术成就的集大成之作。在病因学方面已达到了相当高的水平，如明确指出疥疮是由虫引起的，传染途径是接触。在腹部手术方面对网膜脱出复位术、肠吻合术等均有较详细的论述。唐代孙思邈的《千金方》记载了许多脏器疗法。如用肝脏治疗夜盲症；用牛羊乳治疗干脚气；食用羊甲状腺、鹿甲状腺治疗甲状腺肿大。而其最伟大的成果则是采用葱管（苔）的导尿术，比法国人发明橡胶导尿管早一千多年。宋代陈自明的《外科精要》不仅从理论上阐明了整体、局部辨证相结合的理论原则，也强调了扶正与祛邪，内治与外治相结合的治疗规范。在具体运用方面大大发展了内托法思想，将内托法这一充分体现中医外科学理论特色的治疗方法发挥得淋漓尽致。宋代医学在外科领域中的许多发明创造，例如：使用烧灼法进行手术器械的消毒，说明宋代医学已有致病性微生物定性的萌芽，认为这是一种物质可以通过火焰的高温加以消灭，也说明了宋代手术器械已是粗钢而不是单纯的铁制品，因为后者在火焰的高温中会变形，这一点对于手术器械而言是不能被接受的。又如：1227 年出版的《魏氏家藏方》所载在行痔手术时先在痔核周围涂以膏剂镇痛而后再行手术，这显然与局麻的作用十分相似，说明宋代外科学正从经验医学向理性医学转变。元代齐德之《外科精义》将陈自明的思想实用化，在临床诊断与治疗方面有了很多的具体运用。在该书的《卷上篇》他用了七个篇章详细地介绍了外科脉学，将整体观思想以脉学的形式固定下来，构建了外科临床学的整体观基础。齐氏明确地指出那种“治其外而不治其内，治其末而不治其本”的思想是错误的，以此与传统的内科学接轨，形成内外并列的格局。在临床技术运用方面，危亦林的《世医得效方》堪称佼佼者，开中医骨伤科学之先河。该书详细记载了在全麻条件下进行骨外科手术的全过程，其中对麻醉药、苏醒药的组成、剂量、用法等均有具体的说明，同时介绍了多种手术器械和缝合、固定材料，对后世影响极大。

四、成熟

成熟期可界定为明、清两代。在这一时期形成了不同的外科学术流派，学术争鸣格局形成。出现了正宗派、全生派和心得派三大流派。（1）正宗派以陈实功的《外科正宗》为代表。其重视整体观，推崇《脾胃论》。重视局部病变，擅长手术操作。陈实功是继华佗之后又一位独树一帜的外科大家。《外科正宗》中载有 14 种手术方法，其中气管吻合术令人叹为观止；他所创制的鼻痔（息肉）摘除工具和手术方法与近代的鼻息肉绞断术基本相同；书中所载之下颌关节复位术，至今仍可用于临床；而脱疽的截肢术虽肇始于《内经》却无具体的操作方法，《外科正宗》予以明言：先在患趾上方“拈线缠扎”，然后用利刃顺节取患趾（指），相当于从关节面离断的低位截肢法，与蚕食换药法相配合，具有既祛除病灶又最大限度地保存患肢功能的优点，较之西医的高位截肢术更符合医学的宗旨。同时对腹腔穿刺术、缺耳和兔唇矫形术、脓肿切开术等均有详细的介绍。陈实功在《杂忌须知》中要求病房做到清洁卫生。已经有了初步的无菌观念。首次明确提出良恶性肿瘤的鉴别诊断方法和手术原则。瘤“按之推移得动者，可用取法去之，推之不动者，不可取也”。且已经有了先进的护理理念。正宗后学首推康熙帝时的御医祁坤。他编写的《外科大成》继承了《外科正宗》的基本学术思想。内治主张消托补，辨证施治，外治擅长手术和药物的运用，内外治并重。（2）全生派以王维德的《外科全生集》为代表。作者字洪绪，创立了以阴阳为主的辨证体系，把复杂的外科疾患分为阴阳两类。这虽然有简单化的倾向，但由于普及了外科学的知识，便于广大群众掌握，有着科普推广的价值。主张以“阳和通腠，温补气血”之法治疗阴证及外科疾病之早期，较好地继承了《灵枢•痈疽第八十一》中所强调的外科疾病早期之气滞血瘀病机特点，家传秘方“阳和汤”，体现了其学术思想，是迄今为止使用频率最高的温经通阳著名处方。公开了家传秘方：如阳和汤、醒消丸、小金丹、犀黄丸等，使得这批著名中医外科方剂被广大群众所掌握，成为传世之品。力主“以消为贵，以托为畏”的观点，强调早期消散之重要性。这一学术观点有其先进性，它的理论依据是消法的概念，即肿疡之初期阶段，使用消法，其适应证是形证未成，这一点与其“阳和通腠，温补气血”的观点相一致。但如果将这一观点扩大到不适当的地步，一味地强调消法而不考虑其适应证就是错误的，在这种错误观念的影响下，王氏反对使用内托法，反对手术疗法的观点是片面的、错误的。后世许克昌的《外科证治全书》继承了王维德的学术思想，这一派被称之为“全生派”。（3）心得派以高秉钧著《疡科心得集》为代表。高氏最突出的成就是将盛行于当时的温病学说纳入外科学术理论之中。他引进了温病三焦学说，结合审证求因之辨证观，创立了上中下三部分因说。他在《疡科心得集》中说：“疡科之证，在上部者俱属风温风热，风性上行故也；在下部者俱属湿火湿热，水性下趋故也；在中部者多属气郁火郁，以气火之俱发于中也。”高锦庭把许多温病方剂引进外科临床，使用犀角地黄汤、紫雪丹、至宝丹等治疗疮走黄，这在临床治疗特别是在抢救危重急症方面，被认为是一次重大的突破。

当下，党和政府高度重视中医药事业的发展，中医院和中医药院校得到了长足的发展。中医正以其自然、综合、平衡的特色走出国门，融入世界科技文化的大潮中。在此形势下，普外科作为主要的临床学科也得到了相应的发展，形成了中西医结合的新格局。

第二节　普外科疾病的中医命名和相关专业术语

一、疾病命名规律

胰腺炎患由于受历史、语言、地域和民族等因素的影响，中医对疾病的命名有自己的特色，虽然不像现代医学是定性的，有确切的治疗意义，但也不是毫无规律的。普外科疾病的中医命名一般是依据其发病部位、穴位、脏腑、病因、形态、颜色、特征、范围、病程、传染性等来进行。(1)以部位命名者，如臀痈、臁疮、乳痈、子痈、对口疽等。(2)以穴位命名者，如人中疔、委中毒、膻中疽等。(3)以脏腑命名者，如肠痈、肝痈、肺痈等；(4)以病因命名者，有破伤风、冻疮、漆疮、水火烫伤等。(5)以形态命名者，有蛇头疔、鹅掌风等。(6)以颜色命名者：如丹毒、白癜风。(7)以疾病特性命名者：如烂疔、流注、湿疮等。(8)以症状命名者：如麻风、风瘙痒。(9)以传染性命名者，如疫疔、时毒、秽毒等。(10)以病势危急而命名者，如走黄、走马牙疳。(11)以范围大小命名者，如小者为疖，大者为痈等。(12)以病程长短命名者，如千日疮等。另外，也有两种命名方法同时应用者，如乳岩、肾岩翻花等。

二、反映疾病预后的相关术语

顺证：普外科疾病在其发展过程中，病情发展符合一般规律，预后顺利的证，称为“顺证”。如阳证疮疡表现为初起疮顶高突，红肿疼痛，根脚不散；脓成顶高根收，皮薄光亮，易脓易腐；溃后脓稠色鲜，腐肉易脱，肿消痛破；收口期疮面红活，新肉易生，疮口易敛。顺证表现多种多样，概而言之，但凡病情稳定、证候有一定规律可循、未见变证或坏证的特定证，一般均属于顺证的范畴。

逆证：普外科疾病在其发展过程中，病情发展不符合一般规律，预后不良的证，称为“逆证”。如阳证疮疡表现为初起疮顶平塌，根脚散漫，不痛不热；脓成疮顶软陷，肿硬紫暗，不脓不腐；溃后皮烂肉坚无脓，时流血水，肿痛不减；收口期脓稀淋沥，新肉不生，色败臭秽，疮口难敛。概而言之，但凡病情不稳定、证候无规律可循、出现变证或坏证的特定证，一般均属于逆证的范畴。

顺证与逆证多指局部表现，二者可以相互转化，要密切观察病情变化，及时调整治疗和护理措施，尽可能转逆为顺。

护场：指在疮疡的正邪交争过程中，正气能够约束邪气，使之不至于深陷或扩散所形成的局部肿胀范围。出《证治准绳•外科》卷二，疔肿之周围，根据火毒之严重程度，其红肿有局限而边际清楚者，有散漫而界限不清者。前者称之为护场，或名有护场，即该疔疮有保护场之意，易治；后者正相反，名为不护场，难治。有护场提示正气充足，疾病易愈；无护场提示正气不足，预后较差。

三、反映疾病变化的术语

走黄：又名黄走、疔黄。走，即奔跑，迅猛急骤之意；黄，即横，扩散的意思。指疔毒走散，毒入血分，内攻脏腑的一种危重证候。《外科证治全生集》卷一：“疔毒发肿神昏，谓之走黄。如在将昏之际，急取回疗散二钱，开水送服。少刻大痛，痛则许救，毒化黄水，痛止命活。”症见疮顶忽然黑陷，无脓，肿势迅速向周围扩散，伴有高热寒战、头痛、烦躁、神昏谵语等症。凡是疔疮，均可走黄，然颜面部疔疮，因其所生之处，经脉众多，又为诸阳所聚之地；烂疔，因其病势急暴，化腐甚剧，故多可发生走黄。而手足部疔疮、红丝疔、疫疔则较少发生。多见于颜面部行毒迅速扩散入血，内攻脏腑所导致的全身性感染。其解剖学基础是面小静脉—面静脉—面总静脉—颞浅静脉—脑膜海绵窦，通过此解剖通道细菌可迅速进入脑部，引起中枢化脓性感染，脑组织水肿，颅内高压，脑疝形成，若压迫脑干即可导致猝死。

内陷：内陷为疮疡阳证疾患过程中，因正气内虚，火毒炽盛，导致毒邪走散，正不胜邪，毒不外泄，反陷入里，客于营血，内传脏腑的一种危急疾病。是指除面部疔毒扩散以外的全身性感染，又称“三陷变局”。因多由有头疽患者并发，故名疽毒内陷。《外科大成》：“始则高肿，至十数日，内外忽平塌者，此内攻之候也。”《疡科心得集》：“初起形色俱不正，寒热不加重，身虽发热，面白形寒，疡不高肿，根盘平塌，散漫不收，过候不透，脓稀不腐，正气内亏，不能使毒外泄，而显陷里之象。”“……犹有三陷变局，谓火陷、干陷、虚陷。火陷者，气不能引血外腐成脓，火毒反陷入营，渐致昏迷，发痉发厥；干陷者，脓腐未透，营卫已伤，根盘紫滞，头顶干枯，渐致神识不爽，有内闭外脱之象；虚陷者，脓腐虽脱，新肉不生，状如镜面，光白板亮，脾气不复，恶谷日减，形神俱削，渐有腹痛，便泄，寒热，宛似损怯变象，皆不治之证也。”其特点为肿疡隆起的疮顶忽然凹陷，或溃疡腐未净而忽然干枯无脓，或脓净红活的疮面忽而光白板亮，同时伴邪盛热极或正虚邪盛或阴阳两竭的全身证候。根据病变不同阶段的临床表现分为3种，发生于有头疽的1～2候毒盛期的称火陷，2～3候溃脓期的称干陷，4候收口期的称虚陷。它多见于败血症和脓毒败血症之细菌或脓栓进入血液循环，在血流缓慢或血管成角处停滞下来，形成新的脓肿。部位可在肌肉、骨骼、内脏，呈反复发作的亚急性甚至慢性过程，因此气血受到极大的损耗，表现为邪盛而正虚的病机特点。

四、疾病名称类术语

（1）疮疡类疾病

疮：疮是皮肤感染与肌肤创伤等的总称。如《外科启玄》卷一：“夫疮疡者，乃疮之总名也。”此为疮疡之简称。“疮者伤也。肌肉腐坏痛痒，苦楚伤烂而成，故名疮也”。此泛指皮肉外伤而言，如金刃所伤之刀疮、金疮即是。“疮之一字，所包括者广矣。虽有痈、疽、疔、疖、瘰疬、疥、癣、疳、毒、痘、疹等分，其名一止大概而言也。”此为一切痈疽、皮肤病的通称。

疡：是一切外科疾病的总称。疮疡：有广义和狭义之分。广义是指所有体表浅显外科疾患，狭义是指由感染因素引起的体表化脓性外科疾病。《说文解字》：“疡，头疮也。”《左传》襄公十九年：“生疡于头”，此之谓头部创伤为疡；《周礼•曲礼》：“身伤为疡。”则指的是身体伤者，均可称之为疡；《周礼•天官》郑注文：“疡，创痈也，”如此，疡又泛指一切脓肿；《释名》：“秃，无发沐秃也。髡，头生创也，头有创为疡，髡亦然也。”此处更强调了头部感染中之秃疮亦称之为疡；《素问•风论》：“肌肉愤䐜而有疡。”考愤字作积，䐜字作胀，而愤䐜是积结肿胀，意即积结肿胀者皆可称之为疡。因此，中医外科学也曾被称之为疡医科。外科著作也有疡科为名者，如《疡科心得集》，外科医生也被称之为疡医者。其中肿疡指一切体表外科疾病尚未化脓的肿块，溃疡指一切体表外科疾病溃破的疮面。

痈：痈是一种发生于皮肉之间的急性化脓性疾病。痈有内痈、外痈之分，内痈生于脏腑，外痈发在体表。一般外科临床上所说的痈都是指的外痈。外痈发生于体表部，大致相当于现代医学的皮下脓肿；化脓性淋巴结炎，例如颈痈（化脓性颈淋巴结炎）；特殊部位的脓肿，主要是指私密之处的脓肿，例如乳痈（急性乳腺炎）、子痈（急性睾丸炎）、肛痈（急性肛旁脓肿）等。内痈是内脏的脓肿，如肝痈、肺痈、肠痈等。

疽：是指气血被毒邪阻滞而发于皮肉筋骨的疾病，见《五十二病方•疽》。《灵枢•痈疽》：“热气淳盛，下陷肌肤，筋髓枯，内连五脏，气血竭，当其痈下，筋骨良肉皆无余，故命曰疽。疽者，上之皮夭以坚，上如牛领之皮。”据历代文献记载，宋以前之疽，仅指无头疽而言，后渐见有头疽之描述，《卫济宝书》：“疽初起如麻豆子大，痒痛抓破如小疮，后渐结瘢痕作，以次皮破窍穴渐如蜂房。”按疽病早期有头和无头而分为有头疽和无头疽两大类。有头疽是发生在肌肤间的急性化脓性疾病，相当于西医的痈。其初起患部即有单个或多个白色粟米样的疮头而得名。由于形态和发病部位不同而名称各异，如蜂窝发、蜂窝疽、莲蓬发、发背、搭手、背疽、脑疽、脑后发等。无头疽是指多发于骨骼或关节间等深部组织的化脓性疾病，相当于西医的骨结核、化脓性关节炎等。初起漫肿无头，皮色不变，疼痛彻骨，化脓时局部隆起，红肿热痛，脓成溃出，可见死骨。该病一般特点是难消、难脓、难溃、难敛、多损筋伤骨。例如附骨疽、环跳疽等。相当于西医学的急性血循性化脓性骨髓炎和关节炎。

疔：因其坚硬而根深，形如钉状而得名。多因火热之毒蓄结所致。疔的名称很多，常以发病部位及症状而定名，如“面疔”“指疔”“足疔”“烂疔”“红丝疔”“疫疔”等。其中最常见的为颜面疔疮，颜面疔疮依其部位又分：额疔、鼻疔、唇疔、人中疔等。初起形如粟粒，上有白色脓头，形虽小而根深，肿硬如钉着骨，疼痛剧烈，来势甚凶，易扩散而走黄。其中疫疔是一种感染了牲畜之毒的急性传染病，多见于畜牧业或皮革制品业的从业人员。相当于西医学的皮肤炭疽。烂疔以横纹肌的腐烂、脱落、流淌棕色混浊恶臭泛有气泡的稀薄脓液伴全身明显中毒症状和高死亡率为其特点。陈实功将其命名为“卸肉疔”。相当于西医学的气性坏疽。

流注：“流者，行也，注者，住也。”说明本病是由于他处病灶的毒邪，随血流扩散到肌肉深部、骨骼、内脏，停留在某一部位而发生的转移性、多发性脓肿。本病具有初起漫肿微痛，皮色如常，容易走窜，具有典型的此处未愈，他处又起的特点。多见于西医学的全身性感染病程中。

流痰：流，流动，脓肿于病灶附近或其远处溃出；痰，稀薄且夹杂有败絮样物。病发在骨与关节，脓毒可流窜他处，溃后脓液稀薄如痰，故名流痰。因病位在骨，后期常出现骨蒸潮热虚痨症候，故又以骨痨命名之。由于发病部位不同，形状不一，所以临床又有不同的名称。如发于脊背部者，名龟背痰；发于腰间者，名肾俞虚痰；发于髋关节者，名缩脚流痰；发于膝关节者，名鹤膝流痰；发于踝关节者，名穿拐痰；发于腕关节者，名穿骨流痰……在清代以前病名更不一致，常常混淆于流注、附骨疽、骨痿、附骨疽等阴疽中。此病多发于青少年，其他年龄也可发生，男女性别无明显差异，好发于脊椎、髋、膝、踝及腕关节。临床特点为发病缓慢，化脓亦迟，溃后口不易敛，多损伤筋骨，容易造成关节强直，肢体残废，是一种较为难治的阴寒疽症。陈实功将其定性为“纯阴无阳之证”。好发于骨和关节，相当于西医学的骨、关节结核，致病菌为结核分枝杆菌。

丹毒：出自《备急千金要方》卷二十二。又名天火、丹熛、火丹等，命名繁多。孙氏称：“肉中忽有赤如丹涂之色，大者如手掌，甚者遍身，有痒有肿，无其定色。有血丹者，肉中肿起，痒而复痛，微虚肿如吹状，隐疹起也；有鸡冠丹者，赤色而起，大者如连钱，小者如麻豆粒状，肉上粟粟如鸡冠肌理也，一名茱萸丹；有水丹者，由遍体热起，遇水湿抟之结丹，晃晃黄赤，色如有水在皮中，喜著股及阴处。此虽小疾，不治令人至死。”因患部赤如涂丹，热如火灼，故名。该病之发多突然而起，发无定处。多因火毒邪风感于肌肤郁蕴而突发。或因发于头部者名曰抱头火丹，或因发无定处者命名为赤游丹，或因发于下肢者又称为流火。多起病突然，伴有明显全身症状，局部皮肤嫩红肿胀，迅速向周围蔓延，有时一边消退，一边发展，中心暗，边界清楚。相当于西医学的急性皮内网状淋巴管炎。

瘰疬：语出《灵枢•寒热》。主要指颈部淋巴结结核。又名“疬子颈”“颈疬”，或“鼠疮”。小者为“瘰”，大者为“疬”。多发于颈项及耳的前后，病变可限于一侧，也可两侧同时发生，也有延及颌下、胸锁乳突肌前后和腋下等处的。以其形状累累如珠，历历可数，故名。病因肺肾阴虚，虚火内灼成痰，痰火结于颈项所致。多见于体弱的儿童。临床表现：初起一个或数个大小如豆粒的结块，以后渐大。其数增多，连接三五个，甚至十余个。皮色不变，按之坚硬，推之能动，不作寒热，也不觉痛，日久微觉疼痛，结块互相粘连成片，其块按之不动；将溃时皮色渐红，质地较软，破溃后脓稀薄如痰，或如豆汁，久不收口，可形成窦道或瘘管，故又名“鼠瘘”。由于病因、部位不同，有“痰瘰”“湿瘰”“气疬”“筋疬”等名称。因其结核累累如串珠状故名瘰疬。其病性属阴，与肺痨有关，相当于西医学的颈淋巴结结核。

臁疮：指生于小腿臁骨（胫骨）部位的溃疡。在外侧的叫“外臁疮”；在内侧的叫“内臁疮”。外臁疮由足三阳经湿热结聚而致；内臁疮属三阴经蕴湿，兼血分虚热而成，局部常有破损或湿疹等的病史。患处初起痒痛红肿，搔破则流水成脓，甚则腐烂，严重者也累及骨质，久不收口。《外科大成》认为外臁疮“易治”，内臁疮“难瘥”。今统称下肢溃疡。相当于西医学的因大隐静脉曲张所引起的下肢慢性溃疡，俗称“老烂腿”。

结核：结而成核之意，指核样肿物生于皮里膜外者，其形状如果核，位于皮里膜外。而非结核分枝杆菌所导致的感染，它更多的是一种体征的描述而非病名。《备急千金要方》卷二十三有：“此症生于皮里膜外，结为果核，坚而不痛”。该病因风火气郁，或湿痰凝结而致。初起推之可动，久则推之难移，多不作脓。本病相当于急、慢性淋巴结炎，或淋巴结核及部分皮下肿物等病。

疳：又称疳证、疳疾、疳积。是一种慢性营养障碍性疾病，多指黏膜浅表溃疡，脓液不多者。好发于幼弱小儿。临床上以面黄肌瘦，毛发焦枯，肚大青筋，精神萎靡为特征。《小儿药证直诀》：“疳皆脾胃病，亡津液之所作也。”或因乳食失调，甘肥无节所致。本证病变的关键在脾胃。多见于营养不良或慢性消化不良和小儿结核病、寄生虫病及其他慢性传染病的损害。病因复杂，名目繁多。较常见的，如以五脏分类及病因病理命名的有心疳、肝疳、脾疳、肺疳、肾疳、疳痨、蛔疳等；以症状命名的有疳热、疳渴、疳泻、疳痢、疳肿胀、疳黄等；以病变部位命名的有脑疳、眼疳、口疳、牙疳、脊疳、鼻疳等。

（2）皮肤疾病

斑：见《诸病源候论•时气病诸候》。指发于体表皮肤之红色或紫红、淡红、黑色、棕褐色之斑点，点大相连则成片状，扪之不碍手。《丹溪心法•瘢疹》："斑有色点而无头粒者是也。"多见于温热、时气病证。由外感温热之邪，热郁阳明，邪入营血，发于肌表而成斑。斑色宜红活，如为紫色、黑色则系热毒深重之征。《寿世保元•斑疹》："大抵鲜红起发稀朗者吉，棕黑者难治。"斑点之现于体表，往往先见于胸膺部，后扩展至腹、背、腰及四肢，并多伴有发热，口渴，烦躁，甚则神识昏蒙、谵语等证，脉多浮数，舌绛、舌面少津。现代医学，斑证可见于斑疹伤寒、流行性脑脊髓膜炎及其他多种传染性热病之菌血症。

疹：其形如粟米，色红或紫，高出于皮肤之上，抚之碍手的叫做"疹"（但亦有不高出皮肤，抚之无碍手之感者），多因风热郁滞，内闭营分，从血络透发于肌肤。凡皮肤起发之丘疹、痱子、痤疮等皆可称为丘疹性疾患。《温病条辨》和《温热经纬》等均有关于疹的论述。多由风热郁肺，内闭营分，从血络外出所致。表现为皮肤上发出红色小点，形如粟米，抚之碍手；疹色鲜红或紫赤者为热盛，紫黑者为毒重；伴见发热烦躁，咳嗽胸闷，口渴，舌绛等症。

癣：皮肤出现增厚、鳞屑，部分伴有渗液的皮肤病。包括多种急慢性皮肤病，如圆癣、干癣等。是指发生在表皮、毛发、指（趾）甲的浅部真菌皮肤病。

疥：包括两个含义，一是指具有传染性的，丘疹损害的皮肤病称疥，如疥疮；二是指全身瘙痒的皮肤病，如干疥。《诸病源候论》说："湿疥者，小疮皮薄，常有汁出，并皆有虫，人往往以针头挑得……"。又说："干疥者，但痒，搔之皮起作干痂……"明确指出了 2 种疥的不同含义。

疣：皮肤良性赘生物。又称"赘疣"，俗称"千日疮""瘊子""饭蕊"等。《医学入门》谓"疣多患于手背及指间，或如黄豆大……拔之则丝长三四寸许"，指出了疣的特点。本病多发生于手背、手指或头面部。患部赘生物初起小如黍米，大如黄豆，突出表面，其表面粗糙，状如花蕊，灰白或污黄色。疣的数目多少无定，一般无自觉症状，用力压按时略有痛感，碰伤或摩擦后易于出血。治疗时，应先治疗原发疣（俗称母瘊），当原发性的疣治愈后，继发性的疣往往自行消退。

（3）肛肠疾病

痔：痔有峙突之意，亦称痔疮，痔核。古代将生于肛门、耳道、鼻孔等人之九窍中的突起小肉称为痔，即广义的痔。《医学纲目》卷二十七："凡人九窍中有小肉突起者曰痔"。如鼻痔（鼻息肉）、耳痔（耳道息肉）等。由于痔的发病以肛门部最多见，故归属于肛门疾病类，即狭义的痔。狭义的痔系直肠下端黏膜下和肛管皮肤下痔静脉扩大、曲张所形成的静脉团。按其生长部位不同分内痔、外痔及混合痔三种。

漏：指溃疡疮口处脓水淋漓不止，犹如滴漏，包括瘘管和窦道两种不同性质的病理改变。瘘管是指体表与脏腔之间有内、外口的病理性管道，或指溃口与溃口相通的病理性管道；窦道是指深部组织通向体表的病理性盲管，一般只具有外口而无内口。

肛裂：是指肛管皮肤全层裂开并形成慢性感染性溃疡。

肛门周围痈肿：是肛门周围的急性化脓性炎症。它包括肛门周围多种疾病，如生于肛门内外的肛门疝；生于会阴穴的悬痈；这些痈肿溃后久不收口，大多形成肛瘘故统称为肛门周围痈肿。

脱肛：《证治要诀》说："肛门者，大肠之下截也。"故大肠之脱出称之脱肛。

五、描述疾病症状和局部特点的术语

应指：患处已化脓（或有其他液体）后，用手按压时感觉内有波动感。

胬肉：指疮疡溃破后过度生长、高突于疮面或暴翻于疮口之外的肉芽组织。

根盘：指肿疡基底部周围之坚硬区，边缘清楚。

根脚：指肿疡之基底根部。一般多用于有头疽或疔的基底部的描述。

袋脓：溃疡溃后疮口缩小或切口不当，致空腔较大如袋，脓液不易排出而蓄积于内，即为袋脓。

六、能反映疾病特点和病因的术语

风：以善行而数变为其特点。根据审证求因的观点，其本质应归纳为：处所的迅速变化。凡符合此抽象概念者均可用风来命名，例如风疹、麻风等。

气：以流窜不定的变化为其特点。根据审证求因的观点，其本质应归纳为时段的迅速变化。凡符合此抽象概念者均可用气来命名，例如气块、气瘤、疝气等。

痰：为病理产物，有两个主要表现形式：一为病性，是阴证，例如流痰；二为病形，或小而硬如果核，或大而软如绵馒，前者称之为痰核，例如甲状腺腺瘤、囊

腺瘤、囊肿等；后者称之为痰包，例如滑囊炎。以痰取名的疾病大致有疮雳性病变（如流痰、子痰等）和囊肿性病变（如痰包、痰核等）两类。

瘀：在中医外科学的学术范围内，瘀主要表现为两个方面：一为固定性疼痛，简称定痛；二为质硬之固定性肿（包）块，简称为定块。这里更多的是病机概念。

毒：是中医外科学病因学特点之一，表现为三个方面：第一，外科疾病与毒有关，主要是指外科疾病较内科疾病更为沉重，发展迅速；第二，部分具有传染性，例如秽毒（性病）、时毒（流行性腮腺炎）等；第三，恶性肿瘤的病机属性、当继发性病理因素（气、火、痰、瘀）胶结在一起时便可产生毒，这是良性肿瘤转化为恶性肿瘤的病机过程，其辨证依据是恶性肿瘤的多元性临床表现。

岩：指病变部肿块坚硬如石，高低不平，固定不移，形似岩石，破溃后疮面中间凹陷较深，状如岩穴。岩与癌相同。

第三节　中医学对普外科疾病病因病机的认识

一、病因

普外科疾病的病因不外内因和外因两类。外因有外感六淫、外来伤害、感受特殊之毒等因素，内因有情志内伤、饮食不节、劳伤虚损、痰饮瘀血等因素。

（一）外因

1.六淫

六淫是风、寒、暑、湿、燥、火（热）六种外感病邪的统称，六淫之邪具有地域性和季节性，多相合为病。六淫邪毒能直接或间接地侵害人体，导致各类外科疾病的发生。《外科启玄》云："天地有六淫之气，乃风寒暑湿燥火，人感受之则营气不从，变生痈肿疔疖。"六淫致病因素只有在人体抗病能力低下时才能成为发病的条件，但也可因六淫邪毒的毒力强盛超过了人体正常的抗病能力而造成外科疾病的发生和发展。**（1）风邪。**风为阳邪，性开泄，善行而数变，故发病迅速，多为阳证；风性躁烈，风性上行，多侵犯人体上部和肌表，如颈痈、头面丹毒等病。风邪致病的特点是病情变化快，病位游走不定，其肿宣浮，患部皮色或红或不变，痛无定处，走注甚速，伴汗出，恶风，游走性关节疼痛，皮肤瘙痒等症状。风为百病之长，其他邪气常依附于风而侵犯人体，如风寒、风湿、风热等。**（2）寒邪。**"寒主收引""寒胜则痛”，寒袭人体易致局部气血凝滞，血脉流行失常，故易生冻疮、脱疽、流痰等；寒为阴邪，其病一般多为阴证，常侵袭人体的筋骨关节。患部特点是：多为色紫青暗，不红不热，肿势散漫，痛有定处，得暖则减，化脓迟缓，常伴恶寒、四肢不温、小便清长等全身症状。（3）**暑邪。**暑热外受，蕴蒸肌肤，汗出过多，或汗出不畅，致暑湿逗留，易发生暑湿，甚至形成暑湿流注。皮肤常处潮湿环境，既影响阳气通达于肌表，又降低局部抵抗力，更易为外邪所侵。暑为阳邪，具有热微则痒、热甚则痛、热胜肉腐等特征，故其致病特点是：多为阳证，患部瘀红、肿胀、焮热，腐烂流脓或伴滋水，或痒或痛，其痛遇冷则减，常伴口渴胸闷、神疲乏力等全身症状。（4）**湿邪。**湿性趋下，重浊黏腻。冒雨涉水或居地潮湿等均可感受湿邪。在外科疾病中，湿热相兼尤为多见。外科疾病发于身体下部者多与湿邪有关。如湿热流注于下肢，可发源疮、脱疽以及急、慢性下肢丹毒等。湿热下注于膀胱则有尿频、尿急、尿痛、尿血等症，如血淋、石淋等；湿侵肌肤，郁结不散，与气血相搏，可发生湿疮、水疱、脓疱、渗液等损害。（5）**燥邪。**燥有凉燥与温燥之分。在外科疾病的发病过程中以温燥者居多。燥邪易致皮肤干燥皲裂，外邪乘机侵袭，易致生痈或引起手足部疔疮等病；燥邪易伤人体阴液，侵犯皮肤，致患部干燥、枯槁、皲裂、脱屑等，常伴口干唇燥、咽喉干燥或疼痛等全身症状。（6）**火邪。**火性属热，热为火之轻，火为热之重，两者仅在程度上有差别，其患病大多由于直接感受温热之邪所引起，如疔疮、有头疽、痈、药毒、丹毒等。火为阳邪，其病一般多为阳证，患部特点是：多为发病迅速，来势猛急，嫩红焮热，肿处皮薄光亮，疼痛剧烈，容易化脓腐烂，或有皮下瘀斑，常伴口渴喜饮、小便短赤、大便干结等全身症状。外科疾病的发生以“热毒”“火毒”最为常见，正如《医宗金鉴•外科心法要诀》所说：“痈疽原是火毒生。”

2.感受特殊之毒

特殊之毒包括虫毒、蛇毒、疯犬毒、药毒、食物、疫毒和环境因素所导致的中毒（包括过敏等）。在外科疾病中，可因虫兽咬伤，感受特殊之毒而发病，如毒蛇咬伤、狂犬病；接触疫畜如牛、马、羊而感染疫毒的疫疔；因虫螫咬伤后引起的虫咬皮炎；因禀性不耐，接触生漆后而发漆疮，或服用某种食物后中毒等等。此外，凡未能找到明确致病的病邪者也称为毒，如无名肿毒。由毒致病的特点是：一般发病迅速，有的具有传染性，常伴有疼痛、瘙痒、麻木、发热、口渴、便秘等全身症状。中医外科毒邪发病学说的内涵主要有两点：一是病势沉重，尤其是相对于内科而言是如此；二是某些毒邪具有传染性。例如疫毒、秽毒、时毒等。

3.外来伤害

外来伤害包括一切物理、化学、生物等因素对人体所造成的直接伤害，因果关系明确。如跌仆损伤、沸水、火焰、寒冷及金刃竹木创伤等理化因素都可直接伤害人体，引起局部气血凝滞，郁久化热，热盛肉腐等，导致瘀血流注、水火烫伤、冻伤、外伤染毒等外伤性疾病。同时也可因外伤而再感受毒邪，发生破伤风或手足疔疮等。或因损伤后致脉络瘀阻，气血运行失常，筋脉失养而发生脱疽等。

（二）内因

1.情志内伤

七情的过度刺激即当喜、怒、忧、思、悲、恐、惊等情志活动超过人体生理活动所能调节的范围时，可使体内的气血、经络、脏腑功能失调而发生外科疾病。如郁怒伤肝，肝气郁结，郁久化火，肝郁伤脾，脾失健运，痰湿内生，以致气郁、火郁、痰湿阻于经络，气血凝滞，结聚成块，形成痰核或引起疼痛等。很多肿块的发生与情志内伤有关，由情志内伤所致的外科疾病常发生在肝胆经循行部位，有夹郁夹痰的临床表现，如发生在乳房、胸胁、颈部两侧等肝胆经循行部位，表现为患处肿胀，或软如馒，或坚硬如石，常皮色不变，或伴精神抑郁、急躁易怒、喉间梗塞等症状。肿瘤的发病更与情志内伤密切关，多由于忧恚郁怒，情志内伤，以致肝脾气逆，脏腑失和而生。朱丹溪认为乳岩是由于“忧怒郁闷，朝夕积累，脾气消阻，肝气横逆”所致；失荣之病，《医宗金鉴•外科心法要诀•项部》指出是“由忧思、恚怒、气郁、血逆与火凝结而成”。《疡科心得集》所谓“发于脏者为内因，不问寒热虚实，皆由气郁而成”，即气郁是始动因素。

2.饮食不节

饮食不节是指恣意进食超越人体消化功能的各类食物包括肥甘厚腻、煎炸、辛辣刺激、过热生冷之品。恣食膏粱厚味、醇酒炙煿或辛辣刺激之品可使脾胃功能失调，湿热火毒内生，同时感受外邪则易发生痈、有头疽、疔疮等疾病，故《素问•生气通天论》说：“膏粱之变，足生大丁”。而且由于饮食不节、脾胃火毒所致的痈、有头疽、疔疮等病较之单由外邪所引起的更为严重，如消渴病合并有头疽。至于内痔的发生，也与饮食不节、过食生冷有关，故《素问•生气通天论》说：“因而饱食，筋脉横解，肠澼为痔”。皮肤病中的粉刺、酒渣鼻与过食醇酒炙煿、辛辣刺激之品有关。另外，消渴病患者易患疮疡也是对饮食因素是普外科疾病致病因素之一的有力证明。

3.劳伤虚损

劳伤主要是指过度劳力、劳神、房事过度等，劳伤虚损是指这些因素致脏腑气血受损，阴阳失和，使正气亏损而发生疾病。如肾主骨，肾虚则骨骼空虚，风寒痰浊乘隙入侵而生流痰。肾阴不足，虚火上炎，灼津为痰，痰火凝结而生瘰疬，且瘰疬治愈之后可因体虚而复发，尤以产妇更为多见。肝肾不足，寒湿外侵，凝聚经络，痹塞不通，气血运行不畅而成脱疽。"肾者封藏之本，精之处也"，过劳伤肾，可致阳痿。劳力过度，久立久行使肌肉劳损，可引起下肢筋瘤等。

4.痰饮和瘀血

痰饮和瘀血作为病理产物在一定的条件下又能成为致病因素，产生继发病症。临床上痰与瘀常相兼致病，互为因果。外科之痰主要指凝聚于肌肉、经络、骨节之间，有征可凭的有形之痰，致病具有起病缓慢、病程较长、早期症状多不明显等特点。至于具体表现，因痰凝部位和所致病证的不同而各异。痰阻阳明、少阳之经而致瘰疬；痰凝乳络而生乳核、乳癖；痰凝肌肤则肢体结节肿块；痰留骨节而发为流痰等。总之，由于某些疾病是由痰引起，故直接以痰命名，如子痰、流痰、阴茎痰核等；还有一些疾病虽非以痰命名，但其发病与痰有关，如气瘿、肉瘿、石瘿、气瘤、肉瘤、骨瘤等。西医所称的一些囊肿性病变，如甲状腺囊肿、腱鞘囊肿等，其发病亦与痰有关。瘀血致病范围广，病种多，症状复杂，涉及人体内外上下、脏腑经络、皮肉筋脉。除具有疼痛、结块、出血紫暗或夹有血块、面唇青紫、舌质紫暗或瘀斑、瘀点、脉涩或迟、沉、弦、结代等一般特点外，还因瘀血所在部位不同而各具特点。瘀阻皮肤可发生白疕、油风、瓜藤缠、中药毒等；血阻肌肤，营气不从，逆于肉理，乃生痈肿、疮疡等症；瘀阻趾端，血行闭塞，可发生脱疽；脉络滞塞不通，则发恶脉、胸痹；瘀血滞留肛门不散，脉络曲张，则发为痔；瘀血阻于肠胃，血热相结，则发肠痈或肠结。

二、普外科疾病的病因特点

纵观普外科疾病的致病因素，不难发现有以下两个特点：

（一）普外科疾病的上中下三部分因说

清代高秉钧根据大量的临床所见，运用审证求因的方法对外科疾病进行总结，在《疡科心得集》提出上中下三部分因的观点："疡科之证，在上部者，俱属风温、风热，以风性上行；在下部者俱属湿火湿热，以水性下趋故也；在中部者俱属气郁火郁，以其俱发于中故也。”当然，我们不能抛开审证求因的思辨方法仅凭部位辨病机，届时依然要根据审证求因的原则辨证，才能保持中医的基本属性不变。虽然这种以部位定属性的划分法不能机械地套用，但也在一定程度上说明了不同致病因素的特点，对人体的易感部位是不同的。

（二）普外科病因以火毒多见

外科感染性疾病无论是体表的还是体内的，在局部都可以看到红肿热痛甚者化脓的病灶，辨证属火热者多见。在全身可见发热、面红、口干苦、便结、溲赤，舌红苔黄，脉数，辨证属火热。这种病来势都很急骤，进展迅速，从局部与整体辨证相结合的角度，得出病机为火毒，外科疾病中以感染性疾病多见，所以外科病因也以火毒为多见。正是有这些临床所见，《内经》病机十九条作出了总结，“诸痛痒疮皆属于心”，心为火脏。金元四大家的刘完素将其发展为“诸痛痒疮皆属于心火”，清代《医宗金鉴•外科心法要诀》继承了上述的理论和实践，明确地提出：“痈疽原是火毒生，经络阻隔气血凝。”

三、病机

上述各种致病因素侵袭人体，邪正相争，引起气血凝滞、经络阻塞、营气不从、脏腑失和，导致阴阳失调，产生各种病理变化，从而导致各种普外科疾病的发生。而局部的气血凝滞，营气不从，经络阻滞，以致脏腑功能失调等，是普外科疾病总的发病机理。

（一）邪正盛衰

邪正盛衰是指疾病的发生发展过程中致病邪气与机体抗病能力之间相互斗争所发生的盛衰变化，关系到疾病的发生。决定病证的虚实变化，直接影响到疾病的发展与转归。邪气盛则实，精气夺则虚，所谓实证是以邪气盛为矛盾的主要方面，而正气未衰，正邪相搏，斗争激烈，反应明显，表现为一系列亢盛有余的证候。所谓虚证是以正气虚损为矛盾的主要方面，邪气已衰，或纯虚无邪，表现为一系列衰退虚弱，不足的证候。邪正的消长盛衰，不仅可产生单纯的实证、虚证，而且在某些长期的，复杂的疾病发展过程中，还会出现虚实之间多种变化。感邪后正气旺盛，则多见阳证、实证。全身症状有高热、烦躁、便结、溲赤、苔黄、舌红、脉实有力等；局部症状因病而异，如邪实正盛的阳证疮疡，局部高肿根束，焮热灼痛，脓出稠厚，易溃易敛。正气不足则表现为阴证、虚证，正虚邪实或正虚邪恋则容易逆变，预后不良。全身症状见面黄神倦，或潮热盗汗，舌红或淡，脉虚无力等；局部多见患处色白、平塌或坚硬结肿，不红不热，不痛或微痛，溃后脓水清稀淋漓，久不收口，迁延难愈，或毒盛内陷脏腑而为败证。明•张景岳在《类经•疾病类•诸卒痛》说“凡痛而胀闭者多实，不胀不闭者多虚。痛而拒按者多实，可按者为虚。喜寒者多实；爱热者多虚。饱而甚者多实，饥而甚者多虚。脉实气粗者多实，脉虚气少者多虚。新病壮年者多实，愈攻愈剧者多虚。痛在经者脉多强大，痛在脏者脉多沉微。必兼脉证而察之，则虚实自有明辨。”因此我们在面对普外科疾病时要明辨邪正盛衰，进而判断病证的寒热虚实。

（二）气血凝滞

气血凝滞是指气血生化不及或运行障碍而致其功能失常的病理变化。人身气血之所以能运行不息，畅通无阻，全赖一身阳和之气的温煦推动。若阴寒之邪偏盛，阳气受损，则经脉气血为寒邪凝闭阻滞不通，当致病因素造成了局部气血凝滞之后，可出现疼痛、肿胀、结节、肿块、出血、皮肤增厚、瘀斑等。气血阻滞于人体，因部位不同而各具临床特征。如阻于膀胱则淋浊、癃闭、血尿；阻于肌肤则刺痛、肿胀、瘀斑、血肿；阻于筋骨则酸胀疼痛；阻于筋脉则肢体拘急活动不利，甚则麻木冷痛。气血凝滞，郁而化热，热盛肉腐，血肉腐败，则酝酿液化为脓。气血盛者，即使外感六淫邪毒、内伤七情也不一定发病；反之则易发病。气血的盛衰还直接关系着外科疮疡的起发、破溃、收口等，对整个病程的长短有着一定的影响。如气血充足，外科疮疡不仅易于起发、破溃，而且也易于生肌长肉而愈合；如气虚则难于起发、破溃；血虚则难以生肌收口；气虚下陷可致脱肛；血虚不润可致皮肤干燥、脱屑、瘙痒。总之，气血的盛衰和通畅与否关系着普外科疾病的预后和转归。

（三）经络阻滞

经络阻滞指经络经气凝闭阻滞不畅。经络有通行气血、濡养脏腑组织、维持正

常生理功能的作用，经脉畅通，则气血调和，筋强骨壮，如因气病、血病、痰饮、瘀血以及寒、热等因素，使经脉阻塞，气血不畅，则诸病可致。其临床表现，视经络阻滞的部位和不同的病因病理而定，并须结合脏腑、气血辨证论治。局部经络阻塞是外科疾病总的发病机理之一，同时身体经络的局部虚弱也能成为外科疾病发病的条件，如外伤瘀阻后形成瘀血流注，头皮外伤血肿后常可导致斑秃的发生等。患处部位所属经络与外科疾病的发生发展有着重要的联系。如有头疽生于项的两侧者，为足太阳膀胱经所属，该经为寒水之经，也为多血少气之经，所以难以起发。臁疮本属难以愈合之病，而外臁与内臁相比，则较易收口，原因是外臁为足三阳经

所属，为多气多血之经，而内臁为足三阴经所属，为多气少血之经。经络也是传导毒邪的通路，它具有运行气血、联络人体内外各组织器官的作用，故体表的毒邪可由外传里而内攻脏腑，脏腑内在病变也可由里达表，均是通过经络的传导而形成的。由此可见，经络与普外科疾病的发生和发展有密切联系。

（四）脏腑功能失调

脏腑功能协调是维持人体正常生命活动的中心环节，正所谓“阴平阳秘，精神乃治”。如脏腑功能失调，或本脏受病，或受他脏所累，皆能形成正气虚亏。脏腑功能失调体现的是整体病理改变，人体是一个完整统一的有机体，外科疾病虽然绝大多数发于体表的皮、肉、脉、筋、骨的某一部位，但与脏腑有着一定的联系。如脏腑功能失调可以导致疮疡的发生。《素问•至真要大论》说：“诸痛痒疮，皆属于心。”《外科启玄〉亦云：“凡疮疡，皆由五脏不和，六腑壅滞，则令经脉不通而生焉。”故“有诸内必形诸外”“诸外必本诸内”之说。因此，外科疾病的发生与脏腑功能失调有关。脏腑内在的病变可以反映于体表，而体表的毒邪通过经络的传导也可以影响脏腑而发生病变。如有头疽、颜面疔疮、疫疔、毒蛇咬伤等，可因热毒、疫毒、蛇毒的毒邪炽盛，或因体虚正不胜邪而使毒邪走散，内攻脏腑。如毒邪攻心，蒙闭心包，扰乱神明，则出现神昏谵语；毒邪犯肺，可见咳嗽、胸痛、血痰等，重者形成走黄、内陷等危证。因此，普外科疾病的产生和脏腑功能失调密切相关。

第二章　普外科的现代医学概论

第一节　普外科的疾病范围和发展简史

一、普外科疾病的范围

在现代医学中，外科可分为实验外科和临床外科（也就是我们平时俗称的大外科）。而普外科一般是指临床外科（二级学科）除骨科、泌尿外科、神经外科、血管外科等人体系统外科之外的部分，属于三级学科。但在临床中由于医院的分科不同，范围也会有所不同。

随着医学的发展，微创和内镜诊疗技术已在内科和外科广泛应用，使内、外科交叉融合，一些疾病已很难区分内科和外科了。虽然普外科疾病是以需要手术或手法为主要疗法的疾病，但普外科疾病也不是都需要手术治疗的，一般在一定的发展阶段才需要手术。例如，化脓性感染，在早期一般先用药物治疗，形成脓肿时才需要施行引流术。而某些内科疾病发展到某一阶段也需要手术治疗，例如胃十二指肠溃疡引起穿孔或大出血时，常需要手术。而且，随着医学科学的发展，有的原来认为应当手术的疾病，现在可以改用非手术疗法治疗。原来不能施行手术的疾病，现在已创造了有效的手术疗法。所以内科疾病和外科疾病都是相对的。

二、普外科疾病的分类

根据病因的不同，普外科疾病可以分为以下几类：

感染：致病的微生物侵入人体，导致组织、器官的损伤和破坏，形成局限的感染病灶或脓肿，往往需要手术治疗，如化脓性阑尾炎、肝脓肿等。

损伤：由暴力或其他致伤因子引起的人体组织破坏，如烧伤等，多需要手术或其他外科方法处理，以修复组织和恢复功能。

肿瘤：绝大多数是良性肿瘤，手术切除后可以痊愈；对恶性肿瘤，手术可以根治、延长生存时间或者缓解症状。

畸形：畸形分为先天畸形和后天畸形。先天畸形如先天性心脏病、肛管直肠闭锁等，均需施行手术治疗。后天畸形如烧伤后瘢痕挛缩，同样需手术整复来改善外观和恢复功能。

内分泌功能失调：如甲状腺和甲状旁腺功能亢进症等。

其他：空腔器官梗阻，如肠梗阻；血液循环障碍，如下肢静脉曲张、门静脉高压症；结石病，如胆石症；不同原因引起的大出血等，常需手术治疗。

三、现代外科学的发展简史

（一）现代外科学奠基于19世纪40年代

这一时期先后解决了手术疼痛、伤口感染和止血、输血等问题。有以下几个具有里程碑意义的事件。

（1）麻醉剂的应用。手术疼痛曾是妨碍外科发展的重要因素之一。1846年美国Morton首先采用了乙醚作为全身麻醉剂，并协助Warren用乙醚麻醉施行了很多大手术。自此，乙醚麻醉就被普遍地应用于外科。1892年德国Schleich首先倡用可卡因作局部浸润麻醉，由于其毒性大，不久即由普鲁卡因所代替，而且至今仍在临床上应用。

（2）无菌术。伤口化脓是100余年前外科医生所面临的最大难题之一。当时，截肢后的死亡率高达40%～50%。1846年匈牙利Semmelweis首先提出在检查产妇前用漂白粉水将手洗净，遂使他所治疗的产妇死亡率自10%降至1%，这是抗菌技术的开端。1867年英国Lister采用石炭酸溶液冲洗手术器械，并用石炭酸溶液浸湿的纱布覆盖伤口，使他所施行的截肢术的死亡率自46%降至15%，从而奠定了抗菌术（antisepsis）的基本原则。1877年德国Bergmann对15例膝关节穿透性损伤伤员，仅进行伤口周围的清洁和消毒后即加以包扎，有12例痊愈并保全了下肢。他认为，不能将所有的伤口都视为感染的，而不让伤口再被玷污更为重要。在这个基础上他采用了蒸气灭菌，并研究了布单、敷料、手术器械等的灭菌措施，在现代外科学中建立了无菌术（asepsis）。1889年德国Furbringer提出了手臂消毒法，1890年美国Halsted倡议戴橡皮手套，这样就使无菌术臻于完善。

（3）从止血到输血。手术出血是妨碍外科发展的另一重要因素。1872年英国Wells介绍止血钳，1873年德国Esmarch在截肢时倡用止血带，他们是解决手术出血的创始者。1901年美国Landsteiner发现血型，从此可用输血来补偿手术时的失血。初期采用直接输血法，但操作复杂，输血量不易控制；1915年德国Lewisohn提出了混加枸橼酸钠溶液，使血不凝固的间接输血法，以后又有血库的建立，才使输血简便易行。

（二）青霉素的发现，为外科学的发展开辟了一个新时代

1929 年英国 Fleming 发现了青霉素，1935 年德国 Domagk 倡用百浪多息（磺胺类药），此后各国研制出一系列抗菌药物，再加以麻醉技术的不断改进，输血、补液和营养支持日益受到重视，这样就进一步扩大了外科手术的范围，增加了手术的安全性。

（三）外科学进入迅速发展阶段是在 20 世纪 50 年代初期

这一时期低温麻醉和体外循环的研究成功，为心脏直视手术开辟了发展道路。

（四）20 世纪 60 年代，显微外科技术的发展

这一时期推动了创伤、整复和器官移植外科的前进。

（五）近 30 年，外科疾病的诊断和治疗水平均有很大进步

（1）影像学不断发展，超声、计算机断层成像（CT）、磁共振成像（MRI）、数字减影血管造影（DSA）到单光子发射计算机断层（SPECT）、正电子发射断层显像（PET）等检查以及影像的三维重建技术，不仅可以准确地确定病变的部位，且有助于确定病变性质。（2）介入放射学的开展，特别是超选择性血管插管，为一些疾病提供了新的有效的治疗模式。（3）微创外科技术发展迅速，其优点是创伤小，患者痛苦少、恢复快，治疗效果好。（4）复合手术是将外科手术技术与血管腔内治疗技术相结合，发挥各自优势，患者可免除多次手术的痛苦，且临床效果很好。（5）免疫学、医学分子生物学的进展，特别是对癌基因的研究，已渗透到外科学各领域，使外科学不断向精准医学靠近。

（六）前沿学科的发展和挑战

循证医学以令人信服的临床证据，带来了临床实践革命性的改变，是临床研究的一大进展。循证医学的最大特点是评价治疗方式的有效性及安全性，必须以患者的“预后”为指标，进行大规模、随机、有对照的研究。人类基因组、蛋白质组计划、干细胞技术、纳米技术、组织工程等高新技术的广泛开展和完善，以及机器人外科和远程微创外科手术取得成功，使外科学面临着前所未有的挑战。在基础医学、生物学、物理学、化学、统计学、信息和网络技术等飞速发展的基础上，全球疾病谱也在不断改变，外科学乃至临床医学也在持续变革，其内容将会不断更新和深入。只有紧跟时代的发展方向，不断从这些前沿学科中吸取知识，勇于探索，才能抓住机会，进而有所创新，不断发展，以应对新的挑战。

第二节　普外科疾病的临床营养支持

一、普外科的临床营养支持

营养是维持人体正常生活必需的物质。临床营养支持是指根据患者的营养状况，在术前或术后进行必要的营养补充。临床营养支持（NS）理论在20世纪60年代的欧洲被外科使用于临床，1967年Dudrick等将静脉营养实验于小鼠，也提出了当时热极一时的错误名称“静脉高营养”。十多年后，学者们逐步发现，静脉高营养会使机体器官负荷加重而引起代谢紊乱，便不再用“高营养”一词。由于当时的临床营养支持主要由外科医师率先使用，所以又称为“外科营养”。外科患者通常有大创伤、手术或感染，此时患者处于高分解代谢状态，代谢的改变是以早期的应激引起的营养不良到后期应激和饥饿引起的营养不良。围手术期营养状况对手术结果的影响更容易被忽视。虽然营养支持治疗的研究已经发展数十年，但外科患者的营养不良发生率远比我们想象得高。近年来，随着医师、护士、营养师、患者以及陪护都意识到临床营养的重要性，营养状态决定营养支持，营养支持又决定着患者的预后。随着营养支持技术的发展，已经慢慢地从单一的辅助营养支持变成外科治疗中必不可少的重要救治措施。

（一）营养方式

外科营养包括肠外营养和肠内营养。供给营养的途径有口服、管饲和静脉途径，静脉途径又有浅静脉注射及深静脉高营养注射。

（1）肠内营养

肠内营养（EN）是通过口或胃肠道提供全面的营养素的方式。如果胃肠道完整无损，功能正常，那么肠道供应是首选的，肠道供应对以下患者是禁忌的：肠梗阻、肠麻痹、伴有呕吐和腹泻的患者、患有高输出量的肠内瘘的患者或者患有严重腹内感染的患者。动物实验已表明当肠腔内缺乏营养供应时，肠黏膜会发生变化：绒毛高度降低、细胞的增殖减少、黏膜萎缩。另外，营养物对肠道的刺激对于许多与肠有关的激素的释放很重要，包括负责胃肠运动的激素和刺激分泌的激素，而这些对于维持肠黏膜正常却是很必要的。与肠黏膜有关的酶的活动减少，肠黏膜对大分子的通透性提高了。肠道通过物理的方法或释放化学物质和免疫性物质对细菌还起到了屏障作用。实验研究提供证据表明肠黏膜的萎缩和细胞间失去黏附及细胞间通道开放有关，这更有利于细菌的移位和来自肠腔的内毒素进入门静脉和淋巴系统。因此人们相信肠道失去完整性是相当比例的危重患者患上败血症的原因。然而情况是否真是如此，它在多大程度上导致了败血症的发生目前还不十分清楚。胃肠道还起到了改变和传输所吸收营养物的作用，而不仅仅是一个消化和吸收器官。通过肠腔表面到达细胞内的葡萄糖被完整地通过肝门系统运送到肝脏。与之形成对照的是通过肠系膜动脉到达的葡萄糖被代谢成乳酸并以这种形式到达肝脏。与此相似的是，通过肠腔表面到达细胞内的谷氨酸被细胞用作能量物质，而通过动脉供应到达的谷氨酸情况却不一样。肠内营养根据组分不同分为整蛋白型，如能全素、能全力等；短肽型，如百普力、百普素等；氨基酸型，如维沃、爱伦多等。肠内营养支持的路径有鼻肠管、胃造瘘术和空肠造瘘术等。

（2）肠外营养

肠外营养（PN）是通过胃肠道以外的途径（即静脉输注）将营养物质供给有肠内营养禁忌证的患者。胃肠道有异常，不能正常摄取营养物满足自身能量代谢的患者包括：胃肠道无功能或不能使用的患者；有高排出量肠瘘的患者（肠内营养可刺激胃肠道分泌）；不能经肠道提供充足营养的患者（如因为剩余肠管过短或吸收不良，严重烧伤，大创伤）。肠外营养的途径有中心静脉通道和周围静脉途径。中心静脉通道可通过自锁骨下静脉或颈内静脉放置导管进入上腔静脉。导管可直接穿过皮肤（通常在皮下脂肪层做一短的通道）或与前胸壁皮下脂肪层的阀门相连接。目前有一系列中心静脉插管技术应用于临床。例如，导管可经皮盲穿或用切开技术经头静脉进入锁骨下静脉。还可通过放射医师在造影监控下置管。周围静脉途径是用无菌技术建立周围静脉通道，可用于提供静脉营养，避免中心静脉插管导致的损伤和并发症。周围静脉内营养可用于不需长时间应用营养支持的患者或中心静脉置管有禁忌者（如插管位置有创伤，有增加感染性并发症的风险，中心静脉有血栓形成，或有明显的血凝障碍）。静脉通道的应用为那些极度衰弱、不能进食的患者的康复提供了可能。

（二）必需营养素

外科患者容易发生营养紊乱，营养不良可增加手术的危险性，降低患者对手术的耐受性和抗感染能力，并影响术后康复过程。营养不良导致不良的临床结局一直备受关注，有研究发现发生溃疡并伴随营养不良的患者手术死亡率会较正常溃疡患者手术死亡率高近 10 倍左右。营养不良在住院人群中高达 40%～55%。因此，术前和术后必须重视营养的补充，尤其在危重患者的处理上，营养支持更成为一项必不可少的治疗措施。

（1）蛋白质和氨基酸

要保持健康状况，维持细胞的正常功能，蛋白质的摄取是必要的。蛋白质有许多作用，例如它们是构成细胞的必要组成成分，许多器官合成各种各样的分泌性蛋白质。在英国平均每天的蛋白质摄取量大约为80g，而推荐日摄取量为每公斤体质量0.8g，其中氮的含量大约占其总重量的16%。然而有趣的是世界上50%的人蛋白质日摄取量达不到这个标准却也生存着。通常氨基酸被分成“必需”和“非必需”两类。必需氨基酸不能在体内合成而必须从饮食中摄入，非必需氨基酸可以被人体合成。然而这两种氨基酸对于正常的组织生长和新陈代谢都是必不可少的。从饮食中摄取的和在体内合成的氨基酸共同维持着体内氨基酸库的适宜含量，并用于补充那些通过尿液排出，通过皮肤和胃肠道而损失掉的氨基酸，用作非蛋白质合成途径的前体，用于补充不可逆转的修饰作用和不能减缩的氧化作用而损失掉的氨基酸。

人们已认识到在体内合成的一些氨基酸通常情况下被认为是不必要的，在一定情况下（如败血症，创伤和生长期），由于体内氮的异常流失而变得不足。因此，这些氨基酸必须从饮食中摄入，否则就会出现异常的组织蛋白质代谢。这类氨基酸被称作条件必需氨基酸。似乎实际上只有3种氨基酸是非必需的：L-丙氨酸、L－谷氨酸和L-天冬氨酸。这些氨基酸都是通过一种简单的转氨基反应产生的。

（2）能量需要

能量传导是通过糖、脂肪和蛋白质的分解完成的。可从各种常见营养素中获得的能量如下：脂肪9.3kcal/g（38.9kJ/g），葡萄糖4.1kcal/g（17.1kJ/g），蛋白质4.1kcal/g（17.1kJ/g），乙醇7.1kcal/g（29.7kJ/g）。饮食中主要的碳水化合物有多聚糖（淀粉和膳食纤维）、糊精和游离蔗糖（单糖）、双糖、低聚糖和糖醇。与食品有关的脂肪包括甘油三酯、长链脂肪酸（C16至C18甘油三酯）、中链脂肪酸（C6至C12甘油三酯）和胆固醇。如果一个人摄入的能量比消耗掉的能量多，多余的糖就会被合成肝糖原；当肝糖原饱和时，葡萄糖就被代谢变成脂肪酸，进而合成脂肪。多余的脂肪作为甘油三酯被储存在多脂肪组织中。反之，如果消耗掉的能量超过了摄入的能量，则脂肪、肝糖和蛋白质被分解来提供所需的能量。

（3）微量营养素

① 维生素。维生素是对于正常生长和维持机体功能都必不可少的有机化合物。

无论对于健康人还是患者来说，维生素都在许多不同的代谢过程中起着关键的作用。总的来说，维生素可被分成下面几种：脂溶性维生素（A、D、E 和 K），水溶性维生素、维生素 C 和 B（叶酸、Bi2、Bi、B2、B3、泛酸、生物素和 Ba）。

② 微量元素。微量元素是无机元素，它们在许多代谢过程中都起着重要的调节作用。例如锌作为蛋白质和核酸合成酶中的一种辅助因子，对于伤口的愈合必不可少。对于手术患者来说其他的重要微量元素包括铁（参与能量传递）、铜（在糖原合成中必不可少）和硒（在合成抗氧化酶系统中作用重大，能对抗过氧化作用）。对其他微量元素的详细描述，它们的必要性和结构在普通教材中都能找到。然而应该记住的是，微量元素如果剂量过大，对于组织和器官是有害的。特别是过量的维生素 A 和 D、铁、硒、锌和铜的毒性都很强。当患者长期服用这些微量元素时一定要当心。

第三章 普外科疾病的中西医诊疗特点

第一节 普外科疾病的中医诊法与辨证

一、普外科疾病的诊法

外科疾病的诊法同样是通过应用望、闻、问、切四诊，完整、全面、准确地收集临床第一手资料，并对这些资料进行综合分析，进行辨病和辨证。中医外科自古以来就注重辨病和辨证相结合，高锦庭在《疡科心得集》中说："凡治痈肿，先辨虚实阴阳（辨证）。经曰：诸痛为实，诸痒为虚；诸痈为阳，诸疽为阴。又当辨其是市、是痈、是疽、是发、是疔等证（辨病）。"早在《灵枢•痈疽》篇就列举了人体不同部位的18种痈疽疾病，对其各自的临床特点作了扼要的阐述，并对痈疽进行了鉴别。外科临床中要准确地进行辨病、辨证，必须详询病史、全面体检，注重局部症状与体征，合理选用新技术和辅助检查方法，抓住疾病的特殊表现，尽最大可能地避免误诊和漏诊。

二、普外科疾病的辨证

普外科疾病的中医辨证包括全身症状的整体辨证和局部症状的局部辨证。根据普外科疾病的局部表现和全身症状，可分为阴证、阳证。

（一）辨阴阳

阴阳辨证是八纲辨证的总纲，同时也是普外科辨证的总纲。外科正宗《外科大成》《医宗金鉴》等科著作在论述外科疾病辨证时，重点论述阴证阳证，略于表里、寒热、虚实辨证。《外科证治全生集》则仅以阴阳为辨证论治法则，从而说明外科疾病的阴证、阳证确有一定的独立性。所以，后世医家将阴阳辨证放在外科八纲辨证的第一位，如《外科正宗》中的"痈疽阳证歌""痈疽阴证歌"等，则明确系统地把阴阳学说作为外科疾病的辨证原则。《洞天奥旨•阴阳论》指出："疮疡最要分别阴阳，阴阳不明，动手即错"。《疡医大全•论阴阳法》强调："凡诊视痈疽施治，必须先审阴阳，乃医道之纲领。阴阳无谬，治焉有差？"反复强调了辨阴阳的重要性。当然，辨证时还应结合表里、寒热、虚实、脏腑、经络、气血、营卫等其他八纲辨证。

（1）阴证和阳证的辨证要点

关于阴证和阳证的辨证要点，详见下表 1。从表 1 的阴证和阳证中可以看出，不仅包括阴阳辨证，也包括了表里、寒热、虚实的辨证。而局部辨证是普外科疾病辨证的重点。

表 1　阴证和阳证的辨证要点

	阳证	阴证
发病缓急	急性发作	慢性发作
皮肤颜色	红赤	苍白或紫暗或皮色不变
皮肤温度	嫩热	凉或不热
肿胀形势	高肿突起	平塌下陷
肿胀范围	根盘收束	根盘散漫
肿块硬度	软硬适度	坚硬如石或柔软如棉
疼痛感觉	疼痛剧烈、拒按	疼痛和缓、隐痛、不痛或酸麻
病位深浅	皮肤、肌肉	血脉、筋骨
脓液质量	脓质稠厚	脓质稀薄
溃疡形色	肉芽红活润泽	肉芽苍白或紫暗
病程长短	病程比较短	病程比较长
全身症状	初期常伴形栗发热、口渴、纳呆、大便秘结、小便短赤，溃后渐消	初期无明显症状，或伴虚寒症状，酿脓时有虚热症状，溃后虚象更甚
舌苔脉象	舌红、苔黄、脉有余	舌淡、苔少、脉不足
预后顺逆	易消、易溃、易敛，多顺	难消、难溃、难敛，多逆

（2）普外科疾病阴阳辨证的注意事项

辨阴证、阳证需注意的几个问题要正确地分辨阴证、阳证，应注意以下几个方面：

① 注意局部辨证和全身辨证的结合。《疡科纲要•论阴证阳证》指出："要之见证论证，分别阴阳，必审其人之气血虚实及病源深浅而始有定论，望色辨脉，兼验舌苔，能从大处着想，为阴为阳，属虚属实，辨之甚易。若仅以所属地位（局部）为据，已非通人之论。"所以，虽然阴阳辨证以局部症状为主，但我们在对普外科疾病辨阴阳时，绝不能孤立地以局部症状为依据，需要整体辨证和局部辨证相结合。

比如乳痈，虽病位深，初期时表现多为阴证，但如有发热、舌红、脉数等全身症状者，则为阳证。

② **注意抓疾病的本质。**疾病往往比较复杂，不会像教科书一样阴证阳证那么明显，在多数情况下，往往是阴中有阳、阳中有阴。如丹毒、皮肤红赤、焮热、痛甚者属阳，但如肿势平塌者则属阴，即谓阳中有阴。瘰疬初起局部不红不热，不痛或微痛属阴证，但如肿而有块、范围局限则属阳，所谓阴中有阳。如流注，初期多为局部色白、漫肿、隐痛，到了化脓的时候才微红微热，容易误作阴证。其实流注病灶深在肌肉，红热虽不显露，但化脓很快，脓质稠厚，溃后也易收口，同时伴有急性热病的全身症状。因此，我们在临床辨证时应掌握抓住疾病的本质，分清主次，从局部和全身的主要方面去分析判断，不要被局部的、次要的症状蒙蔽。

③ **阴阳的消长与转化。**疾病在发展变化过程中阴证和阳证之间常互相转化。病位之深浅，邪正之盛衰，寒热之转化是正气、邪气及治疗之间相互作用而产生的变化。总之，阳证失治或误治容易转化为阴证或半阴半阳证，临证中凡不能归属于典型的阴证或阳证，介于两者之间者，称为半阴半阳证。

（二）辨经络

辨经络的目的是根据外科疾病所在的经络部位，联系其所属脏腑，可以了解疾病与脏腑的关系、体表部位与经络的关系。

体表部位与经络的关系如下：头顶—膀胱经，头侧—三焦、胆经，额—胃经，颊—胃经，颐—胃经，髭—胃经，项侧—三焦、胆经，颈后—正中、督脉，两侧、膀胱经，胸—肺经，胁—胆经，腋—肝经，腹—脾经，脐—小肠经，背正中—督脉，两侧：膀胱经，上肢外侧—小肠、三焦、大肠经，上肢内侧—心、肺、心包经，下肢前外后侧—膀胱、胆、胃经，下肢内侧—脾、肝、肾经。

组织、器言与脏腑的关系如下：皮肤—肺，肌肉—脾，筋—肝，血脉—心，骨骼—肾，器官、脏腑：目—肝，鼻—肺，耳—肾，舌—心，口—脾，唇—胃，咽—胃，喉—肺，乳头—男肾、女肝，阴茎—肾，尿道—小肠，阴囊—肝，睾丸—肾，肛门—大肠。

在进行经络辨证时应从以下三方面着手：

（1）根据局部病变与脏腑器官的内在联系了解疾病的传变规律。体表病变在多数情况下是脏腑病变的反映，即所谓“有诸内，必行诸外。”如肝病见少腹痛，胃火见牙痛等。根据体表的局部症状，通过经络辨证，测知脏腑功能的状态。

（2）根据疾病部位和经络在人体的循行分布了解脏腑的病变。在经络循行的部位或经气聚集的某些穴位处存有明显压痛或局部形态的变化，反映了不同脏腑的病变，亦有助于诊断，如胆囊炎在右肩胛处压痛，肠痈在阑尾穴处压痛。人体各部与经络的联系是：头顶正中属督脉经，两旁属足太阳膀胱经；面部、乳部属足阳明胃经（乳房属胃经，乳外属足少阳胆经，乳头属足厥阴肝经）；耳部前后属足少阳胆经和手少阳三焦经；手心属手厥阴心包经；足心属足少阴肾经；背部总属阳经（背为阳，中行为督脉之所主，两旁为足太阳膀胱经）；臀部外侧属足三阳经，内侧属足三阴经；腿部外侧属足三阳经，内侧属足三阴经；腹部总属阴经（腹为阴，中行为任脉之所主）；目为肝经所主；耳内为肾经所主；鼻内为肺经所主；舌部为心经所主；口唇为脾经所主等等。

（3）根据气的血盛衰了解疾病的性质。气血盛衰可关系到疾病的发生与转归，依据疾病所属经络，结合疾病发展特点、性质等情况，可以明确地指导用药原则。如《灵枢•官能》篇谓："察其所痛，左右上下，知其寒温，何经所在。"手足十二经脉气血多少的情况是：手阳明大肠经、足阳明胃经为多气多血之经；手太阳小肠经、足太阳膀胱经、手厥阴心包经、足厥阴肝经为多血少气之经；手少阳三焦经、足少阳胆经、手少阴心经、足少阴肾经、手太阴肺经、足太阴脾经为多气少血之经。凡外疡发于多血少气之经，血多则凝滞必甚，气少则外发较缓；发于多气少血之经，气多则结必其，血少则收敛较难；发于多气多血之经，病多易溃易敛，实证居多。

（4）了解经络与普外科疾病的关系，还可以指导立法与用药。凡外疡发于多血少气之经，治疗时当注重破血、补托；发于多气少血之经，治疗时当注重行气、滋养；发于多气多血之经，治疗时当注重行气、活血。如乳痈所患部位属足阳明胃经，治宜行气通乳；瘰疬属足少阳胆经，治宜行滞、滋养；有头疽发于颈部属足太阳膀胱经，治宜重破血、补托，等等。根据经络之所主不同，循经用药可使药力直达病所，从而收到显著的治疗效果。

十二经引经药及上下对应关系：太阳经—羌活（上）—黄柏（下），阳明经—白芷、升麻（上）—石膏（下），少阳经—柴胡（上）—青皮（下），太阴经—桔梗（上）—白芷（下），少阴经—独活（上）—知母（下），厥阴经—柴胡（上）—青皮（下）。

人体各部组织器官的引导药：巅顶—羌活，头脑—藁本，鬓—川芎，额面—白芷，胸部—桔梗，颈—夏枯草，项背—羌活，乳房—蒲公英，鼻窍—辛夷，耳窍—石菖蒲，胁肋—柴胡、青皮，腹部—香附，腰骶—杜仲、独活，上肢—桂枝、姜黄，手指—桂枝尖、金银花藤，睾丸—橘核，肛门—枳壳。

（注：以上体表部位与经络的常见关系、组织、器言与脏腑的常见关系、引经药物等络属或对应关系仅供参考，不妥之处敬请指正。）

（三）局部症状的辨证

肿、痛、痒、脓是普外科疾病常见的局部症状，临床上常根据这些症状分析疾病的原因和性质，以便于诊断和治疗。当然这些症状不是孤立存在的，需结合全身症状综合辨证。

（1）肿。根据肿的局部症状，辨析肿的阴阳属性。若肿势局限，红肿高起，焮热疼痛，根脚收束为气血充足，能托毒外出，约束毒气，多属阳证、实证。常见如暑疔、有头疽等。若肿势平塌，根脚散漫，边界不清，在阳证则为热毒炽盛，毒势扩散；在阴证则为气血不充，不能束毒、聚毒、托毒，常见如疔疮走黄、有头疽陷症等。局部肿而发凉，色白或青紫为寒肿，如脱疽。肿而发热，色红有光泽，如丹毒。肿而坚硬如石，高低不平为郁肿、如石瘘。色暗青紫、持续胀痛，为瘀血肿，如筋瘤。肿而游走不定，或肿起、消退迅速为风肿，如瘾疹。肿胀软棉或如硬核为痰肿，如瘿肿。肿而有块者，还应检查肿块大小、硬度、位置、形态、活动等情况。

（2）痛。普外科疾病疼痛的原因很多，疼痛的特点也不同。如虚痛喜按，按则痛减，如流痰初期；实痛拒按，按则痛剧，如乳痈、流注等；寒痛局部发凉，遇凉疼痛加重，得热则疼痛缓减，如脱疽初起；热痛局部发红，焮热疼痛，遇冷则痛减，如丹毒、疔疮等；风痛则痛无定处，遇风而作，走窜迅速，如破伤风等；气痛则疼痛阵阵而作，痛无定处，如肠梗阻等；瘀血痛则皮色暗褐或青紫，痛有定处，持续疼痛、胀痛或刺痛，如筋瘤等。

（3）痒。痒是皮肤疾病的常见症状，肿疡、溃疡也时有发生，常因气血不畅或风、湿、热、血虚等引起。以原因辨痒，风甚作痒，常突然发生，蔓延迅速，遍体作痒，如瘾疹等；湿甚作痒，皮肤水疱或糜烂，滋水淋漓，越腐越痒，如湿疹等；热甚作痒，皮肤荨麻疹，嫩红而痒，遇热更盛，如药疹等；虫淫作痒、状如虫行皮中，最易传染，如疥疮等；血虚作痒、常皮肤干燥、脱屑、搔破津血、如鱼鳞病、牛皮癣等。以病变过程辨痒、肿疡初起，热微作痒，为病变有发展的趋势。肿疡消散时作痒为毒势已衰，气血畅通，将愈之征。疮疡溃后皮肤作痒，可由护理不善、脓液不洁所致，或因敷贴的药物刺激、过敏所致。溃疡腐肉脱净、新肌渐生之际、皮肤作痒为气血渐充、助养新肉，将要收口之兆。

（4）脓。 脓为血肉所化，从其质地、气味、色泽可以反映气血的盛衰、邪势的轻重等。脓的有无可通过手指法、透光法和穿刺法等得到明确的诊断。脓的质地宜稠不宜稀，稠厚者为元气充足，稀薄者为元气虚弱。若先出稠厚脓，次出黄稠滋水，为将敛佳象。若薄脓转为稠脓、为体虚渐复、收敛佳象。厚脓转为稀薄，为体质渐衰，一时难敛。若脓肿日久不予切开，一旦破溃，脓稀如水，其色不晦，其气不臭者，不属败象。如溃后稀脓不止，为气血衰竭，称为“败浆”。脓的色泽宜明净，不宜污浊。黄白质稠、色泽净洁者，气血虽虚，不是败象。脓色绿黑、稀薄者，为蓄毒日久，有损伤筋骨的可能。脓中夹有瘀血紫块者，为血络受伤。脓的气味略带腥味、其质稠厚、大多是顺证。脓液腥秽，其质稀薄，多为逆证。胸腹部疮口、脓中混有气泡如蟹沫者，为内膜穿透，应予注意。

（四）辨普外科疾病的善恶顺逆

宋代东轩居士的《卫济宝书》首提五善五恶，而后由宋政府出版的《圣济总录》发展为五善七恶。这是中医学在疾病预后判断方面的首次尝试，充分体现出整体观思想在外科理论体系中的主导地位。善恶顺逆代表的是疾病的转归，在普外科辨证中有重要的意义。善恶是指全身情况及脏腑功能而言。善是佳兆，好的现象，表示脏腑功能正常，预后好。恶是坏的现象，表示脏腑功能紊乱、衰竭，预后差。

五善：“善”是指预后较好的征象。在病程中出现善的症状表示预后较好。“五善”包括心善、肝善、脾善、肺善、肾善。五脏善证的表现如下：心善：精神爽快，言语清亮，舌润不渴，寝寐安宁。肝善：身体轻便，不怒不惊，指甲红润，二便通利。脾善：唇色滋润，饮食知味，脓黄而稠，大便调和。肺善：声音响亮，不喘不咳，呼吸均匀，皮肤润泽。肾善：口和齿润，小便清长，夜卧安静，身无潮热。

七恶：“恶”是指预后较差的征象。在病程中出现恶的症状表示预后较差。“七恶”包括心恶、肝恶、脾恶、肺恶、肾恶、脏腑败坏、气血衰竭（脱证）。五脏恶证的表现为：心恶：神志昏糊，烦躁谵语，舌体干燥，疮色紫黑。肝恶：身体强直，目难正视，疮流血水，惊悸时作。脾恶：形容消瘦，疮陷脓臭，不思饮食，服药呕吐。肺恶：皮肤枯槁，痰多音哑，呼吸喘急，鼻翼煽动。肾恶：时渴时饮，面容惨黑，咽喉干燥，阴囊内缩。脏腑败坏为身体浮肿，呕吐呃逆，肠鸣泄泻，口糜满布。气血衰竭（脱证）则表现为疮陷色暗，时流污水，汗出肢冷，嗜卧语低等。

顺证：是指普外科疾病在发展过程中，按照顺序出现应有的症状者，称为“顺证”。不同发展阶段，顺证有不同的发展表现：脓肿初起时：由小渐大，肿势高突，根脚不散，嫩红疼痛者为顺证。脓肿已成时：红肿高突，根脚收束，皮薄光亮，易脓易腐者为顺证。脓肿溃后时：脓液稠厚，色鲜不臭，腐肉易脱，肿消痛减者为顺证。脓肿收口时：疮面红活鲜明，新肉易生，疮口易敛，感觉正常者为顺证。

逆证：是指普外科疾病在发展过程中，不按顺序出现应有的症状者，称为“逆证”。如阳证疮疡表现为初起时疮顶平塌，根脚散漫，且不痛不热；脓成疮顶软陷，肿硬紫暗，不脓不腐；溃后皮烂肉坚无脓，时流血水，肿痛不减；收口期脓稀淋湾，新肉不生，色败臭秽，疮口难敛。

善证与恶证多指整体表现；顺证与逆证多指局部表现。善恶、顺逆之间可以相互转化，我们要密切观察病情变化，及时调整治疗和护理措施，尽可能地使恶转为善或使逆转为顺。

第二节　普外科疾病的中医疗法

普外科疾病的中医疗法分为内治法和外治法。

一、内治法

普外科疾病的发展阶段一般可分为初起、已成、溃后3个阶段。治疗可分为消、托、补三大治疗原则。根据疾病的病种、病因、病机、病位、病性、病程等的不同，在三大治疗原则的指导下采用不同的治法，如解表、通里、清热、温通、祛痰、理湿、行气、和营、内托、补益、调胃等具体治法。

（一）普外科疾病内治法的三大治疗原则

（1）消法：消法是通过内服药物，达到祛除病邪，使初起肿疡消散于无形的一种治法。它是一切肿疡初起的常用治疗方法。普外科疾病的发生原因很多，病机也不一致，应针对不同的病因病机进行辨证治疗。解表、泻下、行气、活血、清热、温寒、化痰、除湿等法的目的都是祛除病邪，因此均属于消法的范畴。具体疗法详见下文“普外科疾病的常用治法”。

（2）托法：托法是指用补益和透脓的药物扶助正气，托毒外出，使疮疡毒邪移深居浅，早日液化成脓，或使病灶趋于局限化，使邪盛者不致脓毒旁窜深溃，正虚者不致毒邪内陷，从而达到脓出毒泄，肿痛消退的目的的一种治法。寓有“扶正达邪”之意，是疮疡中期的常用治法。临床根据虚实情况，托法可分为透托法和补托法两类。补托法根据气、血、阴、阳、脏腑所虚之不同，采用不同的托法。疮疡中期，毒邪方盛，正气已虚，不能托毒、束毒，以致疮形平塌，根盘散漫、难溃、难腐或溃后脓稀难敛，精神不振，面色少华、脉数无力等，气虚者用补气托法，如托里消毒散。发热、烦渴、饮冷、舌红、苔黄，阴虚内热者用滋阴托里法，如竹叶黄芪汤。精神萎靡、形寒肢冷、脉细、舌淡、苔白等阳气虚弱者，用益气补阳之托法，如神功内托散。但需要注意的是补托法在正实毒盛的情况下不可用。否则不但无益，反而滋长毒邪，使病势加重，犯了“实实”之戒。而透脓法宜在酿脓阶段使用，不可用之过早，否则有害无益。

（3）补法：补法是指用补虚扶正的药物，使病者早日恢复健康或者延长生命的一种治法。它是疾病的后期，毒邪已解，正气亦虚者的常用治法。气血不足，脓水清稀，疮面苍白，肉芽水肿，神倦乏力，面色少华，舌淡，脉弱无力者，采用补益气血法，方用十全大补汤。热甚伤阴，口舌干燥、烦渴引饮、大便燥结、舌红质干者，采用滋阴清热法，方用增液汤。虚热不退，虚烦不眠，口干咽燥，头目眩晕，脉象虚数，舌红少苔者，采用补阴法，方用六味地黄丸。畏寒肢冷，自汗，大便溏薄，小便频数，脉沉细弱者，采用补阳法，方用桂附八味丸等。脾胃虚弱，恶心，呕吐，食少，便溏者，采用调补脾胃法，如六君子汤。舌红，口干，不思饮食者，采用益胃法，如益胃汤。补法是专为虚证而设，无虚证者忌用。若邪毒未清而见虚象者，当以解毒为主，再佐以补益，切不可纯补。

（二）普外科疾病的常用治法

（1）解表法

解表散邪法是运用发散的方药，使在表的毒邪从汗而解，使外证得以消散的治法。即《内经》所说的“汗之则疮已。”本法适用于疮疡初起及一些皮肤疾病、有外感表证者。通过发汗开泄腠理，使壅阻于皮肤血脉之间的毒邪随汗而解。外邪有风热、风寒之分，故解表法有辛凉、辛温之别。风热证见疮疡红肿痛，恶寒轻，发热重，汗少，口渴，小便黄热，舌苔黄，脉浮数。宜辛凉解表，可用牛蒡解肌汤。风寒证见疮疡肿痛，恶寒重，发热轻，无汗，头身疼痛，口不渴，舌苔白，脉浮紧。宜辛温解表，可用荆防败毒散。对于疮疡溃后，日久不敛，体质虚弱者，即使有表证存在，也不宜发汗太过，以免引起痉厥、亡阳之变。这和《伤寒论》所论：“疮家，身虽疼痛，不可发汗，汗出则痉。”的论述不谋而合。

（2）清热法

清热法是指用寒凉的药物使体内所蕴之热毒得以清解的疗法，也即《内经》所论“热者寒之”之法。由于普外科疮疡多因火毒所生，所以清热法是普外科的常用疗法。具体运用时，首先要分清热之盛衰，火之虚实。实火宜清热解毒，热在气分者当清气分之热，邪在营血分者当清营血分之热，阴虚火旺者当养阴清热。清热解毒法用于热毒之证，症见局部红、肿、热、痛，伴发热烦躁，口咽干燥，舌红苔黄、脉数等，如疔疮、疖、病等诸疮疡，可用五味消毒饮等；清气分热适用于局部色红或皮色不变、焮热肿痛的阳证，或皮肤病之皮损燥红焮热，脓疱、糜烂并伴壮热烦躁，口干喜冷饮，溲赤便干，舌质红，苔黄腻或黄糙，脉洪数者，如颈痈、流注、接触性皮炎、脓疱疮等，可用黄连解毒汤等。清热解毒与清气分热有时不能截然分清，常相互合并应用。清血分热适用于邪热侵入营血，症见局部焮热的外科疾病，如烂疔、发、大面积烧伤；皮肤病出现红斑、瘀点、焮热，如丹毒、白疕（血热型）、红蝴蝶疮等，可伴有高热，口渴不欲饮，心烦不寐，舌质红绛、苔黄、脉数等，可用犀角地黄汤、清营汤等。以上三法在热毒炽盛时可相互同用。若热毒内传、邪陷心包而见烦躁不安，神昏谵语，身热，舌质红绛，苔黑褐而干，脉洪数或细数，是为疔疮走黄、疽毒内陷，又当加清心开窍法，可应用安宫牛黄丸、紫雪丹、至宝丹等。养阴清热用于阴虚火旺的慢性病证，如红蝴蝶疮、有头疽溃后、蛇串疮恢复期，或走黄、内陷后阴伤有热者，方如知柏八味丸，药如生地黄、玄参、麦冬、龟甲、知母等；清骨蒸潮热一般用于瘰疬、流痰后期虚热不退的病证，方如清骨散，药如地骨皮、青蒿、鳖甲、银柴胡等。

应用清热药切勿太过，必须兼顾胃气，如过用苦寒，势必损伤胃气而致纳呆、呕恶、泛酸、便溏等症状。需要注意的是疮疡溃后体质虚弱者不可过投寒凉。清热解毒药多性质寒凉，过服苦寒易伤胃气，引起恶心、呕吐、纳呆等症状，故脾胃虚寒者慎用。忌食辛辣温燥的助火生热之品。清热法常与内托法同用，因热盛则肉腐，肉腐则为脓，故透脓的同时要酌加清热药物，火热熄则脓腐尽。

（3）攻下通里法

攻下通里法是指用泻下的药物使毒邪、积滞从大便而解，从而达到除积导滞、逐瘀散结、泻热定痛、邪去毒消的目的的一种疗法。即《外科枢要•论疮疡用汗下药》所说：“其邪在内，法当疏其内以下之。”疮疡表证已解，但热毒炽盛，热结里实者，症见高热、烦躁、口渴、便秘、溺赤、舌红苔黄脉数者，可用内疏黄连汤、凉膈散等。里热实证症见急腹症，腑失通降、大便秘结，可用大承气汤、大柴胡汤等。普外科运用攻下通里法，不仅用于阳明腑实的里证，凡热毒炽盛，浊痰胶结，瘀血凝聚等均可攻逐。运用通里攻下法必须严格掌握适应证，尤以年老体衰、妇女妊娠或月经期更宜慎用。服药过程中应了解大便泻下的情况，中病即止，不宜过剂，否则会损耗正气。尤其在化脓阶段，过下之后，正气一虚，则脓腐难透，疮势不能起发，反使毒邪内陷，病情恶化。若用之不当，能损伤脾胃，耗伤正气，致疾病缠绵难愈。泻下药物虽然可以直接泻下壅结之热毒，但在使用时可适当加清热解毒之品，以增强清泻热毒之效果。攻下通里剂宜食前服，以免损伤脾胃。

（4）温阳散寒法

温阳散寒法是指用温经通络、散寒化痰的药物以驱散阴寒凝滞之邪，治疗寒证的一种疗法。即《内经》所说“寒者热之”之意。主要有温经通阳、散寒化痰和温经散寒、祛风化湿两法。温经通阳、散寒化痰法适用于体虚寒痰阻于筋骨，患处隐隐作痛，漫肿不显，不红不热，面色苍白，形体恶寒，小便清利，舌淡苔白，脉迟或沉等内寒证，如流痰、脱疽等病，可用阳和汤等方。温经散寒、祛风化湿法适用于体虚风寒湿邪侵袭筋骨，患处疼痛麻木，漫肿，皮色不变，恶寒重发热轻，苔白腻，脉迟紧等外寒证者，可用独活寄生汤等方。上述两法之中阳和汤以温阳补虚为主，一般多用于体质较虚者，为治疗虚寒阴证之代表方；独活寄生汤祛邪补虚并重，如体质较强者，只要去其补虚之品，仍可应用。证见阴虚有热者，不可施用本法，因温燥之药能助火劫阴，若用之不当，能造成其他变证。临床上应用温通法多配以补气养血、活血通络之品，能提高疗效，因为元气充足，血运无阻，经脉流通，阳气自然畅达。温阳散寒药性质温燥，易助火劫阴，故阴虚有热者忌用。同时须忌食瓜果生冷等寒凉食物。

（5）理气解郁法

理气解郁法是指用行气的药物调畅气机，流通气血，以达解郁散结、消肿止痛的一种治法。气血凝滞是外科病理变化中的一个重要环节，局部肿胀、结块、疼痛都与气机不畅、血脉瘀阻有关。因气为血帅，气行则血行，气滞则血凝，故行气之时多与活血药配合使用；又气郁则水湿不行、聚而成痰，故行气药又多与化痰药合用。疏肝解郁、行气活血法适用于肝郁气滞血凝而致肿块坚硬或结块肿痛，不红不热，或痈疽后期，寒热已除、毒热已退而肿硬不散者，伴胸闷不舒、口苦、脉弦等，如乳糖、乳岩等，方如逍遥散、清肝解郁汤等；理气解郁、化痰软坚法适用于肿势皮紧内软，随喜怒而消长，伴性情急躁、痰多而黏等，如肉瘿、气瘿等病，方如海藻玉壶汤、开郁散等。辛香理气药多含有挥发油，不宜久煎，煎好后不宜久置，以免降低药效。行气药物的香燥辛温之性，容易耗气伤阴，若气虚、阴伤或火盛者须慎用或禁用。此外，行气法在临床上单独使用者较少，常与祛痰、和营等方法配合使用。

（6）活血化瘀法

活血化瘀法是指用调和营血或攻逐瘀血的药物使血活瘀散，经络疏通，血脉流畅，从而达到疮疡肿消痛止目的的一种疗法。普外科疾病中疮疡的形成多因“营气不从，逆于肉理”而成，所以和营法在内治法中应用还是比较广泛的，大致可分活血化瘀和活血逐瘀两种治法。活血化瘀法适用于经络阻隔、气血凝滞引起的外科疾病，如肿疡或溃后肿硬疼痛不减、结块、色红较淡或不红或青紫者，方如桃红四物汤等；活血逐瘀法适用于瘀血凝聚、闭阻经络所引起的外科疾病，如乳岩、筋瘤等，方如大黄䗪虫丸等。和营法在临床有时需与其他治法合并应用，若有寒邪者，宜与祛寒药合用；血虚者，宜与养血药合用；痰、气、瘀互结为患，宜与理气化痰药合用等。和营活血的药一般性多温热，所以火毒炽盛的疾病不应使用，以防助火；对气血亏损者，破血逐瘀药也不宜过用，以免伤血。还应注意患者有无容易出血及出血不易停止的病史。女性妊娠及月经期间应禁用或慎用。

（7）化痰散结法

化痰散结法是用咸寒软坚化痰的药物，使因痰凝聚之肿块得以消散的一种治法。此法适用于痰饮凝结引起的疾病，如瘰疬、瘿肿、局部具有肿块柔软如棉或硬如果核特征的皮肤或皮下肿块。一般来讲，痰不是疮疡的主要发病原因，因为外感六淫或内伤七情以及体质虚弱等多能使气机阻滞、液聚成痰。因此，祛痰法在临床运用时，大多数是针对不同的病因，配合其他治法使用，才能达到化痰、消肿、软坚的目的。故分为疏风化痰、清热化痰、解郁化痰、养营化痰等法。疏风化痰法适用于风热挟痰之病证，如颈病结块肿痛，伴有咽喉肿痛，恶风发热，方如牛蒡解肌汤合二陈汤等。清热化痰法适用于痰火凝聚之证，如锁喉痈红肿坚硬、焮热疼痛，伴气喘痰壅，壮热口渴，便秘溲赤，舌质红绛苔黄腻，脉弦滑数，方如清咽利膈汤合二母散等。解郁化痰法适用于气郁夹痰之病证，如瘰疬、肉瘿等，结块坚实，色白不痛或微痛，有胸闷憋气、性情急躁等，方如逍遥散合二陈汤等。养营化痰法适用于体虚夹痰之证，如瘰疬、流痰后期，形体消瘦、神疲肢软者，方如香贝养营汤等。

因痰而致的外科病每与气滞、火热相合，应注意辨证。临床应用可根据病变部位经络脏腑之所属而随经用药，如病在颈项腮颐加疏肝清火之品，又如病在乳房加清泄胃热之品。需要注意的是，服化痰药物需注意心情舒畅，因气郁易于生痰，痰阻则气机更易阻滞。还要少食滋腻峻补的食物，以免助湿生痰。

（8）祛湿法

祛湿法是指用燥湿或淡渗利湿的药物祛除湿邪的一种治法。湿邪停滞能阻塞气机，病难速愈。上焦宜化，中焦宜燥，下焦宜利。且湿邪致病常与其他邪气结合为患，最多为挟热，其次为挟风。因此，理湿之法在外科中一般不单独使用，多结合清热、祛风等法，才能达到治疗目的，常用的有燥湿健脾法、清热利湿法和祛风除湿法。燥湿健脾适用于湿邪兼有脾虚不运之证，如外科疾患伴有胸闷呕恶、脘腹胀满、纳食不佳、舌苔厚腻等，方如平胃散等。清热利湿法适用于湿热兼并之证，如湿疮、漆疮、廉疮等见肤红作痒、滋水淋漓或肝胆湿热引发的子痈、囊痈等，方如二妙丸、草薢渗湿汤、五神汤、龙胆泻肝汤等。祛风除湿法适用于风湿袭于肌表之证，如白驳风，方如稀莶丸等。湿为黏滞之邪，易聚难化，常与热、风、暑等邪相合而发病，故治疗时必须结合清热、祛风、清暑等法合并应用。理湿之药过用每能伤阴，故阴虚、津液亏损者宜慎用或一般不用，同时应忌食壅补的食物。

二、外治法

外治法是指运用药物或配合一定的器械等直接作用于人体病变部位的一种治法。《理瀹骈文》说："外治之理，即内治之理，外治之药，即内治之药，所异者法耳。"指出了外治法与内治法治疗机理相同，但给药途径不同。由于能在局部直接发挥治疗作用，不但可以配合内治法提高疗效，而且，有些疾病必须用外治法才能治愈。因此外治法有它的独特作用，是内服药所不能代替的。中医外治法中的手术法由于历史的限制多已失传。但是，适应当时社会历史条件而发展起来的药物外治法，却取得了很大的发展、由于剂型多、种类多、疗效好，在临床上发挥了很大的作用，是中医外科的宝贵遗产。外治法的使用与内治法一样也要辨证施治，根据疮疡早、中、后不同阶段及阴证、阳证属性的不同，而选用不同的剂型、不同的方药。常用的外治方法有药物疗法、手术疗法和其他疗法三大类。

（一）药物疗法

普外科疾病外治法中的药物疗法是根据疾病所在的部位不同，以及病程进展变化所需，把药物制成不同的剂型施用于患处，使药力直达病所，从而达到治疗目的的一种方法。常用的外治药物类型有膏药、油膏、箍圈药、草药、掺药、酊剂、洗剂等。

（1）膏药。膏药古代称薄贴，现称硬膏，唐•李绰《尚书故实》载述："虞元公镇南海，疽发于鬓，相国姬遂取膏药贴于疮上，数日平复。"有按配方用若干药物浸于植物油中煎熬，去渣存油，加入黄丹再煎，利用黄丹在高热下发生物理变化凝结而成的制剂；也有不用煎熬，经捣烂而成的膏药制剂，再用竹签将药肉摊在纸或布上。通过剂型改革，有些已制成胶布型膏药。膏药总的作用是因其富有黏性，敷贴患处能固定患部，使患部减少活动；保护溃疡疮面，可以避免外来刺激和毒邪感染。膏药使用前加温软化，趁热敷贴患部，可使患部得到较长时间的热疗，改善局部血液循环，增加抗病能力。对肿疡起到消肿定痛作用，对溃疡起到提脓祛腐、生肌收口的作用。适用于一切外科疾病初起、成脓、溃后各个阶段。用法：太乙膏、千捶膏均可用于红肿热痛明显之阳证疮疡，为肿疡、溃疡的通用方。初起贴之能消，已成贴之能溃，溃后贴之能祛腐。太乙膏性偏清凉，能消肿、清火、解毒、生肌。千捶膏性偏寒凉，能消肿、解毒、提脓、祛腐、止痛。阳和解凝膏用于疮形不红不热、漫肿无头之阴证疮疡未溃者，能温经和阳、祛风散寒、调气活血、化痰通络。咬头膏具有腐蚀性，能蚀破疮头，适用于肿疡脓成、不能自破，以及患者不愿接受手术切开排脓者。此外，膏药摊制的形式有厚薄之分，在具体运用上也各有所宜。如薄型的膏药多适用于溃疡，宜于勤换；厚型的膏药多适用于肿疡，宜于少换，一般5～7d调换一次。膏药在使用过程中可能会引起皮肤焮红，或起丘疹，或发生水疱，瘙痒异常，甚则溃烂等现象，这是因为皮肤过敏形成膏药风（接触性皮炎）；或因溃疡脓水过多，膏药不能吸收脓水，淹及疮口，浸淫皮肤而引起湿疮。当出现这些情况时，可以改用油膏或其他药物。

（2）油膏又名软膏。用油类基质与药物均匀混合制成易涂于皮肤、黏膜的半固体外用制剂。其常用基质为猪脂、羊脂、松脂、麻油、黄蜡、白蜡及凡士林等。具有消肿定痛、提脓祛腐、生肌收口的作用。适用于肿疡、溃疡、皮肤病的糜烂结痂渗液不多者，肛门病也可应用。尤其对病灶凹陷折缝之处、大面积溃疡更为适宜。故近代常用油膏来代替膏药。适用于肿疡、溃疡、皮肤病糜烂结痂渗液不多者，以及肛门病等。用法：肿疡期用金黄膏、玉露膏清热解毒、消肿止痛、散瘀化痰，适用于疮疡阳证。金黄膏长于除湿化痰，对肿而有结块，尤其是急性炎症控制后形成的慢性迁延性炎症更为适宜；玉露膏性偏寒凉，对嫩红焮热明显、肿势散漫者效果较佳；冲和膏有活血止痛、疏风祛寒、消肿软坚的作用，适用于半阴半阳证；回阳玉龙膏有温经散寒、活血化瘀的作用，适用于阴证。溃疡期可选用生肌玉红膏、红油膏、生肌白玉膏。生肌玉红膏功能活血祛腐、解毒止痛、润肤生肌收口，适用于一切溃疡腐肉未脱、新肉未生之时，或日久不能收口者；红油膏功能去腐生肌，适用于一切溃疡；生肌白玉膏功能润肤生肌收敛，适用于溃疡腐肉已净、疮口不敛者，以及乳头皲裂、肛裂等病；疯油膏功能润燥杀虫止痒，适用于牛皮癣、慢性湿疮、皲裂等；青黛散油膏功能收湿止痒、清热解毒，适用于蛇串疮及急、慢性湿疮等皮肤嫩红痒痛、渗液不多者，亦可用于痒腮以及对各种油膏过敏者；消痔膏、黄连膏功能消痔退肿止痛，适用于内痔脱出、赘皮外痔、血栓外痔等出血、水肿、疼痛之症。使用注意：凡皮肤湿烂，疮口腐肉已尽，摊贴油膏应薄而勤换，以免脓水浸淫皮肤，不易干燥。目前调制油膏大多应用凡士林，凡士林系矿物油，也可刺激皮肤引起皮炎，如见此现象应改用植物油或动物油；若对药物过敏者则改用其他药。油膏用于溃疡腐肉已脱、新肉生长之时，摊贴宜薄，若过于厚涂则使肉芽生长过度而影响疮口愈合。

（3）箍围药。箍围药古称敷贴药，是指将药粉和液体调制成的糊剂，在初起的肿疡周围敷一圈湿润的药泥，使疮形缩小高突，容易化脓和溃破。具有箍集围聚、收束疮毒的作用，用于肿疡初期，促其消散；若毒已结聚，也能促使疮形缩小，趋于局限，早日成脓和破溃；即使肿疡破溃，余肿未消，也可用它来消肿，截其余毒。适用于外疡不论初起、成脓及溃后，肿势散漫不聚而无集中之硬块者。药性寒热不同。例如金黄散（大黄、黄柏、姜黄、白芷、南星、陈皮、苍术、厚朴、甘草、天花粉，作散剂），药性偏凉，能清热消肿，适宜于肿疡阳证，可选用葱汁、酒、麻油、菊叶或丝瓜叶捣汁，调药外敷。回阳玉龙膏（草乌、干姜、赤芍、白芷、南星、肉桂），药性温热，适用于阴证，热酒调敷。玉露散可用于红肿热痛明显的阳证疮疡；疮形肿而不高，痛而不甚，微红微热、属半阴半阳证者，可用冲和膏；疮形不红不热、漫肿无头，属阴证者，可用回阳玉龙膏。箍胃药的调制液体多种多样，临床应根据疾病的性质与阶段不同，正确选择使用。以醋调者可散瘀解毒；以酒调者可助行药力；以葱、姜、韭、蒜捣汁调者可辛香散邪；以菊花汁、丝瓜叶汁、银花露调者可清凉解毒，其中用丝瓜叶汁调制的玉露散治疗暑天疖肿效果较好；以鸡蛋清调者可缓和刺激；以油类调者可润泽肌肤。如上述液体取用有困难时，则可用冷茶汁加白糖少许调制。总之，阳证多用菊花汁、银花露或冷茶汁调制，半阴半阳证多用葱、姜、韭捣汁或用蜂蜜调制、阴证多用醋、酒调敷。用于外疡初起时、箍围药宜敷满整个病变部位；若毒已结聚，或溃后余肿未消，宜敷于患处四周。

凡外疡初起、肿块局限者，一般宜用消散药。阳证不能用热性药敷贴，以免助长火毒，阴证不能用寒性药敷贴，以免寒湿凝滞不化。箍围药敷后感觉干燥时需时时用液体湿润，以免药物剥落和干板不舒。

（4）鲜草药。鲜草药又称生药，是指采集的新鲜植物药。其药源丰富，使用方便，价格低廉，疗效较好，民间使用草药治疗外科疾病积累了很多的经验。适用于一切外科疾病之阳证，具有红肿热痛者；创伤浅表出血；皮肤病的止痒；毒蛇咬伤等。如蒲公英、紫花地丁、马齿苋、芙蓉花叶、七叶一枝花、丝瓜叶等，有清热解毒消肿之功，适用于阳证肿疡。将鲜草药洗净，加食盐少许，捣烂敷患处，每日调换1～2次；旱莲草、白茅花、丝瓜叶等有止血之功，适用于浅表创伤之止血。洗净、捣烂后敷出血处，并加压包扎，白茅花不用捣烂可直接敷用；徐长卿、蛇床子、地肤子、泽漆、羊蹄根等有止痒作用，适用于急、慢性皮肤病，用时洗净，凡无渗液者可煎汤熏洗，有渗液者捣汁或煎汤冷却后作湿敷；泽漆捣烂后加食盐少许用纱布包后涂擦白疕皮损处；羊蹄根用醋浸后取汁外搽治牛皮癣；半边莲捣汁内服，药渣外敷伤口周围，治毒蛇咬伤等。使用注意：用鲜草药外敷时必须先洗净，再用1∶5000高锰酸钾溶液浸泡后捣烂外敷，敷后应注意湿度，干后可用冷开水时时湿润，以免患部干绷不舒。

（5）掺药。掺药古称散剂，现称粉剂。掺药是将药物碾成细小粉末，直接掺在伤口上，或掺在软膏上敷贴患部的一种外治法，为传统外治法之一。《肘后备急方》卷七载："末矾石内疮中裹之。"记载了用白矾末掺药治疮。《仙授理伤续断秘方》《世医得效方》《普济方》等都记载了许多掺药治伤的方药。将各种不同的药物根据制方规律，并按其不同的作用配伍成方，用时掺布于膏药或油膏上，或直接掺布于病变部位，用于治疗疾病，掺药的种类很多，治疗外科疾患应用范围很广，不论肿疡和溃疡等均可应用。其他如皮肤病、肛门病等也同样可以施用。可掺布于膏药上、油膏上，或直接掺布于疮面上，或黏附在纸捻上插入疮口内，或将药粉时时扑于病变部位，以达到消肿散毒、提脓祛腐、腐蚀平衡、生肌收口、定痛止血、收涩止痒、清热解毒等目的。本法具有止血收口作用者，如桃花散、花蕊石散、金枪铁扇散、如意金刀散等，用于表浅伤口出血；具有生肌长肉作用者，如生肌八宝散（丹）、生肌散等，用于脓性分泌物较少的创面；具有去腐拔毒作用者，如白降丹、红升丹等，用于创面腐肉未去或肉芽过长；具有温经散寒作用者，如丁桂散、桂麝散等，用于局部寒湿停滞、气血凝滞的损伤后期；具有清凉散风作用者，如冰硼散，用于早期损伤有表浅溃疡者；具有祛寒散毒作用者，如四生散，用于伤损局部瘀毒结聚肿痛。掺药配制时应研极细，研至无声为度。其中植物类药品宜另研过筛；矿物类药品宜水飞；麝香、樟脑、冰片、朱砂粉、牛黄等香料贵重药品宜另研后再与其他药物和匀，制成散剂方可应用，否则用于肿疡药性不易渗透，用于溃疡容易引起疼痛。有香料的药粉最好以瓷瓶贮藏、塞紧瓶盖，以免香气走散。近年来经过剂型的改革，将药粉与水溶液相混合制成洗剂，将药物浸泡于乙醇溶液中制成酊剂，便于患者应用。

（6）酊剂。酊剂是指药材用规定浓度的乙醇浸出或溶解而制成的澄清液体剂型。它同药酒的区别在于用一定浓度的乙醇而不是白酒或黄酒为溶媒且有一定的含药浓度。酊剂多数供内服，少数作外用。一般药材制成的酊剂浓度为20%（即100ml酊剂中含药材20g）；含剧毒药的酊剂浓度为10%（即100ml酊剂中含剧毒药材10g）。酊剂的优点是制备方法简便，无需加热，尤其适用于含挥发性成分或不耐热成分的药材；乙醇溶解有效成分范围广，蛋白质、黏液质等大分子杂质不易溶出，药液澄明度好，且贮存时间较长。适用于疮疡未溃及皮肤病等。红灵酒有活血、消肿、止痛之功，用于冻疮、脱疽未溃之时；10%土槿皮酊、复方土槿皮酊有杀虫、止痒之功，适用于鹅掌风、灰指甲、脚湿气等；白屑风酊有祛风、杀虫、止痒之功、适用于面游风。一般酊剂有刺激性，所以凡疮疡破溃后或皮肤病有糜烂者均应禁用。酊剂应盛于遮光密闭容器中，宜装满，放置阴凉处保存。且因乙醇本身有一定的药理作用，尤其不适合对乙醇过敏者或儿童。

（7）洗剂。中医洗剂是将各种不同的药物研成细末，与水溶液混合在一起而成。因加入的粉剂多系不溶性，故呈混悬状，用时须加以振荡。适用于急性、过敏性皮肤病，如酒渣鼻和粉刺等。三黄洗剂有清热止痒之功，用于一切急性皮肤病，如湿疮、接触性皮炎，皮损为潮红、肿胀、丘疹等；颠倒散洗剂有清热散瘀之功，用于酒皶鼻、粉刺。上述方剂中常可加入1%～2%薄荷脑或樟脑，增强止痒之功。用毛笔或棉签蘸之涂于皮损处，每日3～5次。凡皮损处糜烂渗液较多、脓液结痂的深在性皮肤病应禁用。在配制洗剂时药物粉末应先研细，以免刺激皮肤。

（二）中医手术疗法

手术疗法是运用医疗器械，配合手法操作进行治疗的方法。如砭镰法、挂线法、切开法等。在外科治疗中占有重要的地位。手术操作过程中，必须严格消毒，注意出血等。下面选以下几种疗法做简要介绍：

（1）砭镰法。又名砭法、飞针。见《疡医准绳》卷一。此外治法在古代包括排脓及截法两方面。《灵枢•玉版》："已成脓血者，其惟砭石铍锋之可取也。"即用砭石之尖锋，或刀锋在疮疡患处，浅浅刺破，使内蕴热毒及脓血得以外泄，以达消肿、排脓、止痛之目的。此法适用于红丝疔、丹毒等阳证、热证。应先消毒皮肤，并且不可刺得太深，以免损伤血管而出血不止。如丹毒可用砭石浅刺患处，放去恶血；红线疔可沿红线消毒后，常用三棱针先挑断红线近心端，而后沿红线每隔一寸挑断之，且以拇指和食指轻捏针孔周围皮肤，微令出血，以此阻止毒邪向心扩散。

（2）挂线法。采用普通丝线、药制丝线、纸裹药线、橡皮筋线等挂断瘘管、窦道的治疗方法，见《古今医统》。适用于乳房及肛门瘘管。此法操作简便，出血少，但比较疼痛其原理是利用线的紧力，促使气血阻绝，肌肉坏死，达到切开的目的。凡疮疡溃后，脓水不净，经内服、外敷等治疗无效而形成瘘管、窦道，疮口过深，生于血络丛处，而不宜采用切开手术者，均可使用。（操作方法详见下文肛肠病）。

（3）切开法。是指运用手术刀切开脓肿病灶，使脓液排出，以使毒随脓泄，肿消痛止的方法，适用于一切外疡，不论阴证、阳证，确已成脓者，均可使用。应用切开法之前，须辨清脓成的程度、脓之深浅、患部的经络位置等情况，然后决定切开与否。切开时应在麻醉下，使消毒皮肤，选波动最明显处进行，切口要足够大，以利引流。浅部脓肿可顺皮纹方向切开，深部脓肿应按解剖层次，逐层切开，以免损伤血管和神经。切开引流后，脓腔深大者，用黄连油膏纱布条引流；脓腔浅小者，用药线引流。

（4）结扎法又名缠扎法。是指利用特制的线将脉管结扎，利用线的张力，致使患部经络阻塞，气血不通，从而使局部组织坏死脱落，达到治疗目的的治法。源自《外科正宗•绷缚背疮》。具有制止出血和促进病变逐渐坏死脱落的作用。适用于瘤、赘、疣、痔、脱疽、痔脱疽、息肉以及脉络断裂引起出血之症。但需注意施治时应在无菌操作下进行。结扎线要结实，结扎时用力适度，过松达不到治疗要求。组织坏死应待其自然脱落，否则，强力扯拉可增加患者痛苦，甚至引起出血。

（三）其他疗法

其他疗法有针刺法、灸法、熏法、熨法、洗涤法、垫棉法等。现介绍如下：

（1）针刺法

是指用毫针在人体经络或经外腧穴等部位，施以一定的操作方法，疏通经络，调和气血，达到治疗目的的一种治法。一般用左右手配合进针。右手拇、食、中三指挟持针柄（刺手），左手爪切按压所刺部位或辅助针身（押手）。进针时，右手运指力于指尖，使针刺入皮肤；左手固定腧穴位置、夹持针身协助刺手，使针身有所依附、力达针尖，减少刺痛。进针法有指切、夹持、舒张、提捏进针法等。进针角度有直刺、斜刺、平刺三种，应根据腧穴位置和针刺目的而定；进针深度亦应根据腧穴部位、病情、体质来掌握。留针时间一般 10～20 分钟，特殊病证如急性腹痛、破伤风、顽固性疼痛等，可达数小时。在针留过程中还可作间歇性行针。若不得气，亦可静留以待气至。针刺的意外处理：由于医者技术不熟练，患者精神紧张，或针具不良等原因，针刺过程中出现晕针、滞针、弯针、折针、血肿、针刺后遗感等异常情况。患者眩晕、恶心甚至晕厥，称晕针，应停止针刺，并取出已刺针具，让患者休息，饮温开水；重者可针刺人中、内关，灸百会、气海。行针、出针涩滞困难称滞针，应轻捻反转，或在邻近加刺一针。弯针和折针，多是针具不良，或患者体位急剧变动，或医者针刺过猛，弯针时应使患者顺其体位，轻轻分段取出；折针用镊子慢慢夹出，或手术取出。出现血肿时，应轻揉，或热敷。此外，医者应掌握腧穴的解剖结构和针刺方向，谨防刺中重要脏器。此法适用于疮疡初期、乳痈、瘰疬、胆道蛔虫病、胆囊炎等。针刺时施针部位应先消毒，冬天针刺时，对暴露部位应做好保暖工作。

（2）灸法

灸法是指用艾炷或艾条在体表穴位上烧灼、熏熨防治疾病的方法。我国最早的针灸经络学文献是 1973 年马王堆汉墓出土的《足臂十一脉灸经》《阴阳十一脉灸经》，其中记载了经络的循行路线、证候和灸法，可见灸法在两千年前就已得到应用，目前尚未发现那个时期关于针法的记载。《汉书•艺文志》中总结了我国古代的治病方法为“箴、石、汤、火”，“火”即包括现在的灸法。灸法在历史上曾列于箴、石、汤三法之前，治疗以灸为主，以针为辅。唐代已有专职的“灸师”，此时灸法已发展为一门独立学科。王焘在《外台秘要》中云：“其针法古来以为深奥，令人卒不可解”“针能杀生人，不能起死人，若录之，恐加性命，今不录针法，唯取灸经”，当然其所言过于绝对，但至少说明了作者对灸法的重视和灸法所具有的独特疗效。常用的灸法分为艾炷灸、温针灸、艾条灸 3 种。艾炷灸：取艾炷 1 壮，放在应灸的穴位上实行点燃灸治，艾炷的大小和壮数的多少应根据病情、体质、部位和灸法的不同而决定。如隔姜灸（即将鲜生姜切成如五分币厚的1片，上放艾炷点燃），可用较大型艾炷烧至患者感到温热灼痛时把姜片稍微提高再放下，直至皮肤发红为止。直接灸：可用较小的艾炷放在穴位上燃烧，直至局部皮肤发热或灼伤起泡、结痂，灸时较为疼痛。温针灸即针刺和温灸同时进行的1种方法，先针刺穴位产生酸、胀、麻感，后在针柄上裹装艾绒燃烧，使温热感传至穴位深部起到温经通脉的作用。艾条灸：将艾条一端燃起，在选定的穴位上熏灸，皮肤的距离、高度从患者感到温热而能忍受灼痛为宜，须灸至局部皮肤发热、红润为度。灸法注意事项：（1）当直接灸使皮肤灼伤起泡时要防止感染。（2）温针灸要防止燃烧的艾绒落下烧伤皮肤及烧坏衣物。（3）颜面部、腋窝、血管经过处，孕妇之腹部、腰部及高血压患者，热性疾病均不宜用灸法治疗。普外科疾病用药物在患处烧燃，借药力的温热，以温阳祛寒，活血散瘀，拔引郁毒，使阴证肿疡初期者易于消散，已成者易于溃脓，既溃者易于生肌收口。适用于阴证疮疡，正气虚弱、难以起发，不能托毒外出，或溃久不愈，脓水稀薄，新肉生长迟缓者。

（3）熏法

熏法是指借助于药力和热力的作用，以促进腠理疏通，气血流畅，达到消肿，止痒，止痛，祛风目的的一种疗法。可使疮疡未成者消散，已成脓者自溃出脓，已溃者生肌收口。出自《五十二病方》。该法多用于肿疡初起、痔疮或皮肤病等诸多疾患。普外科所用熏法可分热气熏和烟熏2种。具体而言，热气熏法：以药水煎沸于小口锅中，使患处直接对准锅口熏之。烟熏法：亦名药拈子熏、神灯照法，即按证用药，将药研为细末，以棉纸裹药搓捻，或以油浸之，用时燃点烟熏患处。有的烟熏法有杀虫止痒的作用，适用干燥无脂水的各种顽固性皮肤病。有的热烘法，有润燥止痒作用，适用于牛皮癣、皲裂、象皮肿等。治疗时应掌握熏烘的时间，并应经常向患者了解治疗部位热感的程度，以免局部皮肤烧伤。

（4）熨法

选用适当的药物，炒热后在患处或有关部位进行温熨的方法，称为“熨法”。因其用药不同，名称与作用亦异。酒能升阳发散，故暴寒袭入肌肤，采用酒熨。米醋能消坚破结，故疽毒初生，则用醋熨。还有盐熨、葱熨、姜熨、橘叶熨、蚕砂熨、紫苏熨等，都是将药加入布包。早在《素问•血气形志篇》中就载有熨引疗法。其作用是通过在局部加温及所用药物的功能，使患处气血流畅，玄府疏利，濡养充旺，有驱邪外达，宣流止痛，散瘀消肿之功。熨法又有“湿熨”和“干熨”之分，如用鲜艾或鲜葱捣烂加热而熨者为“湿熨”。如用食盐、大豆等炒热后而熨者称“干熨”。都是借药物的热力直接作用于病变部位，以温阳散寒，行气活血、消肿止痛。治疗时常用茴香、肉桂、川椒与盐粒炒热、胃布袋中，温熨患处。此法适用于阴证肿疡的虚寒性肠梗阻等。

（5）垫棉法

见《外科正宗•痈疽内肉不合法》。是将棉花和纱布折叠成一定的厚度，置放在患处的一定部位，加压包扎，以促使疮口愈合的一种辅助治疗方法。它是借着加压的力量，使溃疡脓液不致下袋而潴留，或使过大的溃疡空腔皮肤与新肉得以黏合而达到愈合的目的。适用于溃疡脓出不畅而有袋脓、疮孔窦道形成脓水不易排尽、溃疡脓腐已尽，新肉已生，但皮肉一时不能黏合者。施治前，应用消毒药液或生理盐水反复冲洗脓腔，并尽量吸尽残液.垫棉物的大小和厚薄，应视脓腔大小而定，通常置于脓腔最低位置，并用纱布或绷带固定，加压包扎，方可达到满意的治疗效果。

（6）溻渍法

又称浸渍法，见《外科精义•溻渍疮肿法》，又名浸洗疗法。溻是将饱含药液的纱布或棉絮湿敷患处，渍是将患处浸泡在药液中。溻渍法是通过湿敷、淋洗、浸泡对患处的物理作用，以及不同药物对患部的药效作用，从而达到治疗目的的一种方法。将处理过的药材，用适当的溶剂在常温或温热（60～80℃）的情况下浸渍以溶出其中成分，用药物煎汤浸泡，淋洗疮面，祛除脓毒，促进疮面愈合，或淋洗患处，促其肿消痛止，从而达到治疗目的。此法适用于疖、痈初起或溃后，血栓性外痔、脱肛等。施治时，药液温度、浓度应适中，动作轻柔，切忌用力擦洗，以免损伤组织，导致出血，影响肉芽生长。近年来，溻渍法除了治疗疾病外，在用途上有了新的发展，如药浴美容、浸足保健防病等。常用方法有溻法和浸渍法。溻法是用6～8层纱布浸透药液，轻拧至不滴水，湿敷患处，有冷溻、热溻和罨敷之分。冷溻是待药液凉后湿敷患处，30分钟更换1次，适用于阳证疮疡初起，溃后脓水较多者；热溻是趁热湿敷患处，稍凉即换，适用于脓液较少的阳证溃疡、半阴半阳证和阴证疮疡；罨敷是在冷或热溻的同时外用油纸或塑料薄膜包扎，可减缓药液挥发，延长药效。浸渍法包括淋洗、冲洗、浸泡等。淋洗多用于溃疡脓水较多、发生在躯干部者；冲洗适用于腔隙间感染，如窦道、瘘管等；浸泡适用于疮疡生于手、足部及会阴部的患者，亦可用于皮肤病全身性沐浴。

第三节 普外科疾病常用的现代医学诊断方法

一、透光试验

常用于协助诊断睾丸鞘膜积液、囊肿型淋巴管瘤、手部脓肿等的一种检查方法。此法操作简便易行，实用，宜在光线较暗处进行。一般用直流电光源；将光源紧贴肿物之一侧皮肤（或置于口腔内），并注意勿使边缘漏光，检查时用报纸卷成圆筒状，置检查部位的上方，然后拧亮手电筒，从检查部位下方向上照射，如有暗影出现，即为透光试验阳性。此时可见肿物呈微黄红色的透亮区，说明被检肿物中含有丰富的液体。

二、肛门指检

是医生用一个手指伸进患者的肛门，以检查疾病的一种简便易行却非常重要的临床检查方法。常用于前列腺、肛管及其周围疾病的检查。指诊之前的望诊，可明确有无外痔、肛门周围脓肿等；指诊可触及直肠肿块等。患者体位可以采取膝胸式、左侧卧式、仰卧式。检查者置患者身后，戴上消毒手套，食指涂以液状石蜡或凡士林油膏，令患者轻轻哈气，在松弛肛门的同时食指伸入肛门，边向前推进，边注意观察肛管壁的质地，是柔软或僵硬，有无狭窄或肿块，有无压痛、继而注意观察前列腺的大小、质地，中央沟是否存在、变浅或消失，有无压痛等。

三、静脉造影检查

本检查常用于判断下肢静脉曲张瓣膜功能和有无血栓形成的可靠的检查方法。其顺行造影法，从足背静脉穿刺，快速注射造影剂后迅速摄片或经股静脉穿刺、插入导管，至股骨头平面后，取 60° 头高足低位，快速注入造影剂后，迅速摄片。

四、Buerger 试验

常用于检查血管疾病。检查时患者平卧，下肢抬高 45° ，若 3 分钟后足部特别是足趾、掌部皮肤呈黄白或蜡黄色，有自觉麻木或疼痛，继而患者坐起，下肢自然下垂于床边，足部皮肤色泽逐渐出现潮红或斑块状发绀，提示患肢动脉有血管病变，供血不足。

五、解张试验

本试验常用于检查血管疾病，如血栓闭塞性脉管炎。检查时采用蛛网膜下腔或硬脊膜外阻滞麻醉阻滞腰交感神经节（即解除交感神经的“张力”），然后用皮肤测温仪在双下肢同一位置对比麻醉前后温度的变化。如阻滞麻醉后，皮肤温度升高明显，多为动脉血管痉挛所致；如皮肤温度没有明显改变，说明动脉血管为闭塞性病变，宜采用手术治疗。

六、肿块穿刺脱落细胞检查

常用于甲状腺、乳腺等身体表浅肿块检查。确定检查肿块部位后，检查者戴上消毒手套，以碘伏消毒皮肤，铺无菌洞巾，取 20ml 消毒针筒接上 8 号穿刺针头，用左手拇、食指固定肿块，右手持注射器，排净空气，针头对准肿块中央皮肤迅速刺入，直达肿块中央，然后缓慢用力抽出针芯，形成负压，边抽边退，直至针头全部退出肿块，继而将针筒在保持负压的情况下，连同针头一并迅速退出皮肤，用碘伏棉球消毒穿刺部位，稍加按压，外贴消毒纱布，并用胶带固定。然后，将针芯轻轻推进，使针头内抽吸的组织挤在事先准备好的玻片上，并推成薄片，送病理科镜检。

七、中心静脉压测量法

中心静脉压可反映患者血容量，心功能和血管张力的综合情况。临床上常借助中心静脉压测量法来鉴别低血容量休克和非低血容量休克，鉴别少尿或无尿是由于血容量不足还是由于肾功能不全引起。操作时，患者取仰卧位，如呼吸困难者可取半卧位，休息一刻钟后进行。先将玻璃测压管与针头相连，并用生理盐水冲洗，然后向管内注入生理盐水至 100mm 刻度处。患者手臂自然伸直，放平、外展 45°，肘静脉与右心房在同一水平高度。半卧位时，肘静脉应与第 4 肋骨同～高度。上臂置止血带，将肘静脉处皮肤用碘伏消毒后，作静脉穿刺、松去止血带、使测压玻璃管保持直立，下端为零点刻度，待管内的液体流入血管内至不再下降时，水柱显示的高度即为中心静脉压，其正常值为 5.88～11.76kP，（60～120mmHg）。

八、造影

（1）静脉肾盂造影

此法是根据造影剂经静脉注射后，经肾小球过滤后，进入肾小管，最后排入肾盏、肾盂而使之显影。用于检查肾、输尿管等疾病。对确过敏、全身衰竭等患者应视为禁忌。造影前一日进少渣饮食，并服用缓泻剂，以清洁肠腔。术前限制饮水 6～12 小时。检查时，患者仰卧，伸展右手臂，用碘伏消毒肘静脉处皮肤后，将造影剂 60%～70%泛影葡胺 20ml 作静脉注射，注毕以腹压带充气，加压输尿管，分别于 5、15、30min 摄片，肾盂肾盏显影满意，除去腹压带，再摄全尿路片。

（2）膀胱造影

膀胱造影检查常用顺行或逆行的方法使造影剂排泄或注入膀胱，使其显影，以了解膀胱的大小、形态、位置及其毗邻关系。顺行造影法同静脉肾盂造影。这里仅介绍逆行造影法。造影剂有6.25%碘化钠、复方碘化钠溶液、10%～15%泛影葡胺等。

按无菌操作要求，将导尿管插入膀胱，用手轻压膀胱放尽尿液后，在透视下经导尿管注入造影剂，至充盈满意后摄片。

（3）乳腺导管造影

常用于诊断乳腺导管内乳头状瘤、乳腺导管扩张症等。对乳头溢液或血性液者均可采用。造影前，应根据病变所在的大体部位选择适当的乳腺孔，用碘伏消毒皮肤，再用细探针扩张乳腺孔，然后用直径0.5mm的磨平针头插入乳腺管开口内，注入50%泛影酸钠或60%～70%泛影葡胺0.5～2ml，摄片。

九、穿刺术

（1）股静脉穿刺术

本法常用于儿童取血检查。操作前备好治疗盘，内放消毒液、棉棒、胶布、5～10ml注射器、7号针头、干净试管等。操作时患者宜平卧，下肢外旋外展，术者立于患者一侧，消毒局部皮肤及左手食指，以此摸清股动脉搏动点。右手持注射器，在股动脉搏动处内侧0.3～0.5cm处，垂直刺入，右手固定注射器及针头，左手抽动针芯，如见静脉血，可边退边抽，抽取所需量，迅速拔出针头，用无菌干棉球压2～3分钟，覆盖消毒纱布，胶布固定。

（2）腹腔穿刺术

适用于脏器破裂出血、消化道穿孔及各种类型腹水的诊断。亦可用作缓解大量腹水所致的呼吸、循环压迫症状或注入某些药物进行治疗。但对癌肿血性腹水、严重低蛋白血症、低钾血症、结核性粘连性腹膜炎并发腹水等应列为禁忌证。检查前准备好腹腔穿刺包、消毒物品及收集腹水的器具。操作时，嘱患者解好小便后，取平卧位、左侧卧位或半卧位。穿刺点一般先取左侧髂前上嵴与脐连线的中、外1/3相交点，或取脐与耻骨连线的中点上1cm偏左或偏右1～2cm处。显露穿刺部位，消毒皮肤，铺洞巾，以1%普鲁卡因作局部麻醉，深达腹膜壁层。用20～50ml注射器连接穿刺针头，垂直刺入腹壁，逐层推进，直至出现针尖阻力突然消失感，并有血液或腹水抽出，提示针已进入腹腔。逐步退出针芯，负压抽吸，如抽出不凝固血液，则为腹腔脏器破裂出血，如为脓液或食物残渣，则为消化道穿孔，如为腹水可留标本送检。检查完毕，退出穿刺针头，消毒后覆盖无菌纱布，胶布固定。

（3）胸腔穿刺术

常用于胸腔大量积液引起的呼吸困难，适量抽液可减轻压迫症状或抽出胸腔积液进行化验检查，协助诊断。准备好胸腔穿刺包，治疗盘内置无菌手套、弯盘、胶布、碘伏、消毒碗、1%普鲁卡因等。患者取坐位或半卧位，通常穿刺点选腋中线或腋后线第 6 或第 7 肋间，肩胛线第 8 或第 9 肋间。定好穿刺点，消毒皮肤，铺无菌洞巾，以 1%普鲁卡因局部麻醉，深达胸膜壁层。然后，取 20～50ml 注射器，连接胸腔穿刺针，在穿刺点沿肋骨上缘进针，当穿过胸膜壁层时，针头阻力消失，即可抽出液体。观察其性质，并留以适量进行化验检查。

第四节　常用的简易现代医学疗法

一、灌肠给药法

灌肠给药法是指从肛门注入药物，保留在结肠或直肠内，通过肠黏膜吸收达到治疗目的的方法。本法适用于阑尾脓肿、盆腔炎等。治疗时先将肛管用液状石蜡或凡士林油膏涂擦后，由肛门置入 20～30cm。然后将金黄散适量用冷开水调成稀糊状，置灌肠筒内，用橡皮管与肛管连接，低压注入（即灌肠筒与肛门的相对高度不超过 30cm）。如无灌肠筒，可用 50ml 注射器抽吸后，由肛管缓慢注入。

二、压迫疗法

指采用手术手套、自制长袜等工具，局部压迫四肢肢端，通过减慢局部微血管血流，来减少病变的发生。本法适用于范围小、病情轻的单纯性浅静脉曲张或妊娠妇女伴浅静脉曲张者。可起到良好的治疗和保护功用。

三、溶栓疗法

发生动、静脉栓塞时，在非手术疗法中，常使用溶栓疗法。常用的溶栓剂有尿激酶和链激酶，用以溶解新鲜的血栓。以发病后 48～72 小时内应用效果最好。取尿激酶每日 6 万～10 万 U，溶于低分子右旋糖酐或 5%葡萄糖溶液 500～1000ml 中，静脉滴注，比较安全，可连续用药 1～2 星期。

四、硬化剂注射疗法

本法可作为下肢大隐静脉曲张剥脱术后，对残留曲张浅静脉的辅助疗法。患者取斜侧卧位、选好曲张浅静脉，以碘伏消毒皮肤，铺无菌洞巾，用细针穿刺，将5%鱼肝油酸钠或酚甘油溶液等硬化剂0.5ml注入一小段曲张浅静脉内，然后用手指压

迫1～2分钟。每次可连续注射治疗3～4段曲张浅静脉。随即用弹力绷带包扎或穿上弹力袜，持续压迫时间不少于6个星期，以保证注药段静脉管壁相互粘连。

五、嵌顿疝手法整复法

此法适用于嵌顿疝形成时间较短，一般在3～5个小时内，尚未形成绞窄，没有腹膜刺激症状者，或病史长，腹壁缺损较大而疝环松弛者。手法整复时，取头低脚高仰卧位，注射杜冷丁或吗啡等镇静止痛剂，以利腹壁松弛。令患者徐徐呼气，医者以手托起阴囊，将膨隆肿大的疝块缓缓用力，先向外下方牵引，然后，朝外上方沿腹股沟管作均匀缓慢挤压，同时用左手轻轻按摩嵌顿的疝囊颈部协助还纳。如疼痛突然缓解，表示手法整复成功。操作过程中，切忌粗暴用力，以免损伤肠管等。

六、捆扎疗法

本法适用于毒蛇咬伤。一般宜在伤后及早用止血带或布条、手帕等，于咬伤肢体近心端约5～10cm处捆扎，以达到阻滞静脉血和淋巴液回流为目的。如捆扎后，配合咬伤部位清洗扩创，促使毒液排出，可提高治疗效果。

下篇　疾病各论

第四章　甲状腺和甲状旁腺疾病

第一节　结节性甲状腺肿

结节性甲状腺肿是单纯性甲状腺腺体增生发展所致，其主要病变特点是结节形成，外诊甲状腺往往增大，可以扪及一个或多个结节。地方性甲状腺肿发展成本病的年龄较轻，散发性者以40～50岁的发病率最高，以女性多见。本病属中医学“气瘿”范畴，俗称大脖子，见于《诸病源候论》，谓：“气瘿之状，颈下皮宽，内结突起，膇膇然亦渐大，气结所致也。”多因忧思太过，肝脾失调，气逆痰凝而成，亦与水土及饮食缺碘有关。结节常分布在甲状腺两叶，有时体检仅发现一个结节，但在镜下却有多个。切面可见多个光滑、半透明、黄褐色结节。有的结节与周围组织之间无明显分界线；有的则分界较清楚，似甲状腺腺瘤，但无完整的包膜。结节常发生囊变、出血、纤维化或钙化、骨化等退行性变。钙化或骨化后的结节变坚硬，类似癌肿。

一、病因和发病机制

（一）现代医学对结节性甲状腺肿病因和发病机制的认识

（1）碘缺乏。环境性缺碘是引起单纯性甲状腺肿的主要因素。外源性碘供给的充足是维持正常甲状腺功能的必要条件，在生理条件下，碘进入甲状腺，在甲状腺过氧化物酶的作用下氧化为活性碘，然后碘化甲状腺球蛋白的酪氨酸残基，经过分子内耦联生成有生物活性的三碘甲状腺原氨酸（T_3）和四碘甲状腺原氨酸（T），最后甲状腺球蛋白裂解释放和分泌出T_3、T_4正常情况下，碘平衡由营养源维持，成人每天需要100～300μg，鱼和海产品是高碘食物，牛奶、鸡蛋、肉中碘含量很少，而大多数水果和蔬菜中几乎不含碘，高原、山区土壤中的碘盐被冲洗丢失，以致饮水和食物中含碘量不足，所以我国多山地区的居民患此病者较多，因此又称为“地方性甲状腺肿”。由于碘的摄入不足，无法合成足够量的甲状腺素，便反馈性地引起垂体TSH分泌增高并刺激甲状腺增生和代偿性增大。初期因缺碘时间较短，增生扩张的滤泡较为均匀性地散布在腺体各部，形成弥漫性甲状腺肿，随着缺碘时间延长，病变继续发展，扩张的滤泡变聚集成多个大小不等的结节，形成结节性甲状腺肿，有的结节因血液供应不良发生退行性变时，还可引起囊肿或纤维化、钙化等改变。

（2）致甲状腺肿物质。除了碘缺乏以外，环境和食物中的一些物质也可以引起地方性甲状腺肿。

（3）高碘。我国部分沿海地区常年饮用含碘高的水，食用高碘海产品以及食用含致甲状腺肿物质的海藻，可引起地方性甲状腺肿。

（4）细菌感染。饮用被大肠埃希菌污染的水可以引起地方性甲状腺肿。

（5）微量元素。锌、硒等微量元素的缺乏可诱发单纯性甲状腺肿。

（6）生理因素。有些青春发育期、妊娠期或者绝经期的妇女，由于对甲状腺素的生理需要量暂时性升高，也可发生轻度弥漫性甲状腺肿，称为生理性甲状腺肿。

综上所述，① 甲状腺素原料（碘）的缺乏或过高。② 甲状腺素需要量的增高。③ 甲状腺素合成和分泌的障碍。而碘的缺乏是引起单纯性甲状腺肿的主要因素。

（二）中医学对结节性甲状腺肿病机的认识

中医学认为本病与情志内伤、水土及饮食失宜，以及体质因素有着密切的关系。本病主要责之于肝脾，与心有关，在疾病的早期多为肝气不畅，气机阻滞，津凝痰聚，日久引起血脉瘀阻，气、痰、瘀壅结颈前形成结节性甲状腺肿。痰瘀贯穿于结节性甲状腺肿大的始终。严用和《济生方》指出：“调摄失宜，气凝血滞，为瘿为瘤”，强调了血瘀在发病中的作用。结节性甲状腺肿中医理论体系完善，痰血瘀阻的病机理论对于临床论治具有重大的指导意义。通过梳理中医古代文献关于甲状腺肿病因病机的论述，认为血瘀、痰湿互结于颈前是此疾病发生的重要病机。

二、临床表现

结节性甲状腺肿的早期，甲状腺外面无明显变形，晚期则完全失去甲状腺的原有状态，成为颜色有异、形状不规则的肿块。甲状腺明显增大，双叶或一叶可扪及一个或多个大小不等，质地不一的结节。依结节的多少和大小不一，患者往往可表现一些临床症状和体征。结节可分为两种：① 潴留性结节，由胶质潴留而高度肿大的滤泡组成，其滤泡充满浓稠的，呈棕褐色、半透明状的胶质，有时可见有白色的纤维组织间隔穿插于胶质中。② 增生性结节，又称腺瘤样结节，由增生的滤泡上皮组成，因细胞密集程度不同和胶质的多少不同而呈灰白色、淡黄色、黄褐色，质地致密或呈细海绵状。两种结节可能单独或共同存在于同一腺肿中。早期形成的结节多无明显边界，随结节的增大，在结节的周围逐渐形成薄的纤维组织包膜，周围的腺体组织可呈现轻度萎缩，在增生性结节的边缘常见扩张的血管，并向结节的中心伸展以维持增生细胞的营养。这些血管曲张，壁很薄，故易出血。巨大的结节性甲状腺肿，主要表现为压迫邻近器官而出现的压迫症状。颈静脉受压，可出现面颈部充血；压迫气管或气管移位、软化、弯曲、狭窄而影响呼吸，如活动时气促，甚或休息、睡眠时也感呼吸困难，甚至可并发肺气肿、支气管扩张，继而发生肺循环障碍，久而导致右心肥大和扩张；压迫食管可出现持续性吞咽困难；压迫喉返神经可出现声嘶、痉挛性咳嗽。当喉返神经麻痹后，则可出现严重的嘶哑与失声；当颈交感神经受压时，可出现霍纳综合征，出现同侧瞳孔缩小，眼球内陷，上睑下垂，睑裂缩小，面色红润而干燥，鼻黏膜出血，鼻道阻塞，眼内压降低等。病程长久的巨大结节性甲状腺肿，甲状腺可以垂到颈下、胸前。有的向胸骨后延伸，构成胸骨后甲状腺肿。胸骨后甲状腺肿可压迫颈深部大静脉而引起头颈部静脉回流障碍，出现面部青紫、肿胀及颈部表浅静脉扩张。胸骨后甲状腺肿达到一定程度时，可以挤压肺，造成肺膨胀不全，压迫气管引起气管狭窄，致使呼气时带笛鸣音。所以当甲状腺肿患者有哮鸣时，要考虑有无胸骨后甲状腺肿。当用力咳嗽强力呼气时，腺体可由胸骨后上升到颈部，表现为突出的肿块，利于诊断。做X线检查时，让患者用力咳嗽，可以看到胸骨后甲状腺向上移动的阴影。后期多结节性甲状腺肿可突然出血，出现疼痛，颈部骤然增大，加重压迫症状。在成人可出现多结节性自主功能性甲亢。

三、诊断和鉴别诊断

（一）诊断

（1）年龄常超过30岁，颈部增粗时间较长。有些患者发现有某个结节突然增大且伴有胀痛。

（2）甲状腺肿大，多为双叶不对称。甲状腺可扪及2个以上结节，结节大小不一，质地不一，光滑，无触痛。有时结节界限不清，甲状腺表面仅有不规则或分叶感觉。巨大的结节性甲状腺肿或胸骨后甲状腺肿可以出现与相邻器官受压的症状和体征。

（3）血清T_3、T、FT_3、FT_4测定正常，摄^{131}I率正常。但如合并有甲亢时，则这些检查会有相应的改变。甲状腺SPECT显示甲状腺多个结节。甲状腺B超可显示甲状腺结节的数目、大小、有否囊性变或钙化。

（4）巨大结节性甲状腺肿应行颈胸部X线检查，以了解有否胸骨后甲状腺肿，气管受压、移位及结节钙化情况。

（二）鉴别诊断

结节性甲状腺肿的诊断在于区分各种性质不同的结节，如甲状腺腺瘤，甲状腺癌、甲状腺功能亢进及慢性淋巴性甲状腺炎等。结节性甲状腺肿的病史较长，整个甲状腺肿大呈大小不等、质地不均的多个圆形突起，但无孤立结节，如试用甲状腺制剂治疗，腺体可能缩小。多发性甲状腺腺瘤呈少数孤立状结节，用甲状腺制剂治疗，结节不缩小。甲状腺癌初期也呈结节状，但质不均匀，浸润至甲状腺外周时，则较固定，邻近的淋巴结肿大，可有气管或喉返神经压迫症状，血清降钙素升高，甲状腺 X 线检查可示散在点状钙化影或云雾状阴影。鉴别困难时，可在术前做细针穿刺行细胞学检查，或术中做活体组织检查。甲状腺功能亢进症有典型临床表现，血清总甲状腺素、游离甲状腺素等增高，甲状腺摄碘率也增高。慢性淋巴性甲状腺炎的患者常伴有甲状腺功能减退、血清抗甲状腺抗体效价高。胸骨后结节性甲状腺肿有时不易与纵隔肿瘤鉴别，如颈胸部 X 线检查显示与颈部肿物相连的阴影、气管受压移位，^{131}I 扫描见碘聚集在肿块部位，有助于胸骨后甲状腺肿的诊断。如结节性甲状腺肿的体积小、无症状或不影响外观和生活时，可先观察或予以甲状腺制剂治疗。如过大影响外观，特别是有压迫气管症状时，应行手术治疗。为防止复发及甲状腺功能减退，术后宜长期服用甲状腺制剂或甲状腺素。有继发甲状腺功能亢进或癌肿者，应分别予以相应处理。

四、治疗

（一）现代医学疗法

（1）一般治疗

重视饮食调理，多食含碘丰富的食物，如海带、紫菜和其他海产品。

（2）药物治疗

单纯性甲状腺肿的治疗取决于病因。缺碘所致者，应补充碘剂，现在多以甲状腺激素替代碘剂。生理性（相对不足者）不需特殊治疗，病理性应早期治疗：①去除病因；②补充甲状腺激素，如甲状腺干制剂每天 60～180mg 分次口服，疗程一般 3～6 个月；③中药化痰软坚及针刺治疗有一定效果；④ 有压迫症状，或妨碍工作与生活（甲状腺太大）以及伴功能亢进或怀疑癌变者，应行甲状腺大部切除手术。

（3）手术治疗

患者在全麻下行甲状腺全切除术。手术记录如下：患者平卧位，肩部垫高，常规消毒铺巾。在胸骨切迹上约两横指处顺皮纹方向作弧形切口。依次切开皮肤、皮下组织和颈阔肌。用组织钳牵开颈阔肌，在其深面分离皮瓣。切开颈白线直达甲状腺固有被膜。甲状腺右叶体积肿大，5cm×5cm×6cm，甲状腺左叶肿大，5cm×6cm×6cm，可扪及双侧甲状腺多发大小不等结节，最大直径约3cm，质韧。分离左叶甲状腺上极，结扎甲状腺上动脉。分离、切断并结扎左甲状腺中静脉。分离甲状腺下极，切断并结扎左甲状腺下极各分支血管。术中示双侧甲状腺弥漫性结节，无法保留正常腺体，遂切除包括所有结节在内的甲状腺左叶全部腺体，切除时注意保护甲状腺背侧甲状旁腺，并全程显露左侧喉返神经。同法切除右侧全部甲状腺体。术中冰冻切片回报双侧结节性甲状腺肿。腔内彻底止血，残腔放置引流一枚。清点纱布器械无误后，逐层缝合。表面皮肤以皮内缝合法缝合。手术方式选择应根据结节多少、大小、分布而决定。一般可行甲状腺叶次全切除术或全切除术。良性甲状腺结节在彻底切除甲状腺结节的同时，应尽量保留正常甲状腺组织。但对于结节弥漫性分布于双侧甲状腺，术中难以保留较多正常甲状腺组织，同时为降低术后复发率，可使用全/近全甲状腺切除术式。术中应注意保护甲状旁腺和喉返神经。如术中对可疑结节行冰冻切片检查证实为恶性，应按甲状腺癌手术原则处理。

（二）中医疗法

肝气郁结证：平素情志忧郁，善太息，或烦躁易怒，颈前一侧或两侧弥漫性肿大，皮色如常，逐渐加大，边缘不清，按之柔软而不痛，有时可扪及一枚或数枚大小不等的肿块，或兼胸胁窜痛，乳房胀痛，月经不调，病情的波动常与情志因素有关，苔薄白，脉弦。治法：疏肝理气，解郁消肿。方药：四海舒郁丸加味。

脾虚痰湿证：甲状腺肿大，见于一侧或两侧，神疲肢困，气短懒言，胸闷心悸，胸胁刺痛，入夜更甚，或伴呼吸不畅，声音嘶哑，呛咳气急或吞咽困难，女子闭经或痛经，经行有块，舌质暗红，苔白腻，脉沉涩。治法：健脾除湿，化痰软坚。方药：四君子汤加半夏、贝母等。

肝郁肾虚证：患者处于生长发育期、妊娠期、产后、哺乳期等，头晕，腰膝酸软，神疲乏力，午后低热，自汗，盗汗，颈前弥漫性肿大，皮色如常，边缘不清，按之柔而无痛，舌淡苔少，脉细弱。治法：疏肝补肾。方药：左归饮加味。

气滞血瘀证：甲状腺肿大，按之较硬或有结节或赤脉显露。肿块经久未消，胸闷气促，纳差，或声音嘶哑，舌质淡黯，苔薄白或白腻，脉弦。治法：理气活血，化痰散结，软坚消瘿。方药：活血消瘿汤、桃仁四物汤化裁。

此外，对于由水土因素引起的气瘿，可适当服食含碘食物。此外，早期轻证可采用针灸疗法，根据病情取穴肩髃、曲池、内关、风池、足三里、定喘等，针刺或艾灸，隔天一次。亦可在肿块的四周对称点处针刺，进针时沿肿大的瘿块体表层透至对侧皮下，向左右各捻转一次，即退针。

五、预防与调护

（1）在流行地区内，改善高碘或缺碘的饮食；如缺碘可以食用碘化食盐做集体性预防。

（2）经常食用海带或其他海产植物等。

（3）保持心情舒畅，勿郁怒动气。

六、中西医结合最新研究进展

（1）富碘中药的相关研究

随着人们对疾病病理机制的深入认识，含碘中药应用于甲状腺疾病的治疗引起一定争议，如何合理使用含碘中药是亟待解决的问题。在“辨证论治”的指导下，结合现代药理学机制研究结果，可能是较为合理的途径。李雪彧[1]利用体外实验的方法，观察富碘中药对 FRTL-5 细胞增殖和凋亡的影响，基于 TSHR 及受体后转导通路探讨 GD 甲状腺肿的发病机制，得出结论：（1）富碘中药含药血清能抑制 FRTL-5 细胞过度增殖，诱导 FRTL-5 细胞凋亡。（2）富碘中药能有效下调 PKA、CREB、ERK 的蛋白表达，说明富碘中药可以通过抑制相关蛋白表达，影响甲状腺水平。为治疗 GD 甲状腺肿提供新的循证医学证据。朱霖荣[2]对富碘中药复方治疗甲状腺结节的有效性与安全性进行了 Meta 分析，认为含富碘中药复方治疗甲状腺结节疗效确切，能够提高治疗有效率，缩小甲状腺结节直径，抑制 TSH，改善中医证候评分，且不增加不良反应，较为安全。

（2）结节性甲状腺肿的中医证候要素与 CT 平扫特征及灌注参数的相关性研究

冀春亮等[3]对双源 CT 平扫及灌注成像在结节性甲状腺肿中医辨证分型中的应用价值进行了探讨。认为不同证候要素导致的结节性甲状腺肿的 CT 表现和灌注参数存在差异：气滞组多为单发结节，边界清楚，结节密度欠均匀；痰凝组多为多发结节，边界一般欠清楚，密度均匀，病变组织内常有多发钙化灶；血瘀组多边界清楚，病变组织内常有点状钙化；阴虚组多发结节多见，密度不均匀。痰凝组、血瘀组的血流量与正常组比较，差异均有统计学意义；血瘀组的血容量与正常组比较，差异有统计学意义；气滞组的 PS 与正常组比较，差异有统计学意义；MTT 组间比较差异均无统计学意义。

（3）活血散结方对结节性甲状腺肿患者血清白细胞介素 1β、白细胞介素 6 和肿瘤坏死因子α的影响

吴淑琼等[4]对活血散结方对结节性甲状腺肿患者血清白细胞介素（IL）1β、IL-6 和肿瘤坏死因子α（TNF-α）的影响进行了研究。将 2019 年 3—2019 年 6 月湖北省中西医结合医院收治的符合纳入标准的 40 例结节性甲状腺肿患者作为病例组（服用活血散结方，90d 为 1 疗程，共治疗 2 个疗程），同时随机抽取 40 例来院体检的健康人作为对照组。观察活血散结方的治疗效果；并于治疗前、治疗 90d 和 180d 时观察结节性甲状腺肿患者血清 IL-1β、IL-6 和 TNF-α水平变化，并与对照组进行对比。结果：治疗后，病例组患者 FT_3、FT_4 水平略高于治疗前，高敏促甲状腺激素水平有所降低，差异均无统计学意义（$P>0.05$）；病例组患者甲状腺体积、结节最大直径均较治疗前明显减小，差异均有统计学意义（$P<0.05$）。病例组患者治疗前血清 IL-1β、TNF-α 水平略高于对照组，但差异均无统计学意义（$P>0.05$）；血清 IL-6 水平明显低于对照组，差异有统计学意义（$P<0.05$）。治疗 90d 时，病例组患者血清 IL-1β、TNF-α 水平较治疗前明显升高，差异均有统计学意义（$P<0.05$）；治疗 180d 时轻微降低，与治疗 90d 时的差异无统计学意义（$P>0.05$），仍明显高于对照组，差异有统计学意义（$P<0.05$）。病例组患者血清 IL-6 水平在治疗 90d 时有所升高，但与治疗前的差异无统计学意义（$P>0.05$）；治疗 180d 时已升至正常范围，与治疗 90d 时及治疗前相比，差异均有统计学意义（$P<0.05$），与对照组比较的差异无统计学意义（$P>0.05$）。认为活血散结方可能是通过适度升高结节性甲状腺肿患者血清 IL-1β、IL-6 及 TNF-α 水平来起到治疗作用。

参考文献：

[1]李雪彧.基于 TSHR 及相关信号通路探讨富碘中药对 Graves 病甲状腺肿的干预作用研究[D].沈阳:辽宁中医药大学,2022.

[2]朱霖荣.含富碘中药复方治疗甲状腺结节有效性与安全性的 Meta 分析[D].沈阳：辽宁中医药大学,2022.

[3]冀春亮，陈正光.结节性甲状腺肿的中医证候要素与 CT 平扫特征及灌注参数的相关性研究[J].中国中西医结合影像学杂志,2021,19(6):527-531.

[4]吴淑琼,陈雨露,曹春丽,等.活血散结方治疗结节性甲状腺肿的临床观察及对

血清 sFas、sFasL 的影响[J].中国实用医药,2020,15(9):179-181.

第二节　甲状腺腺瘤

甲状腺腺瘤是最常见的甲状腺良性肿瘤，属中医“肉瘿”范畴。形态学上可分为滤泡状和乳头状囊性腺瘤。滤泡状瘤最为多见，周围有完整的包膜，可分为巨滤泡状（或胶质性）、胎儿性、胚胎性及单纯性腺瘤。乳头状囊性腺瘤少见，常不易与乳头状腺癌区分，诊断时要注意。本病多发生于 40 岁以下的妇女。约占甲状腺疾病的 60%，有恶变倾向，恶变率在 10%左右。临床特点是颈前无痛性肿块，质地柔韧，随吞咽动作上下移动，生长缓慢[1]。

一、病因和发病机制

（一）现代医学对甲状腺腺瘤病因和发病机制的认识

甲状腺腺瘤是起源于甲状腺滤泡细胞的良性肿瘤，目前认为本病多为单克隆性，是由与甲状腺癌相似的刺激所致。甲状腺瘤的病因未明，可能与性别、遗传因素、射线照射、TSH 过度刺激等有关。

（1）性别。甲状腺瘤在女性的发病率为男性的 4 倍，提示可能性别因素与发病有关，但目前没有发现雌激素刺激肿瘤细胞生长的证据。

（2）癌基因。甲状腺腺瘤中可发现癌基因 c-myc 的表达。腺瘤中还可发现癌基因 H-ras 第 12、13、61 密码子的活化突变和过度表达。高功能腺瘤中还可发现 TSH-G 蛋白腺嘌呤环化酶信号传导通路所涉及蛋白的突变，包括 TSH 受体跨膜功能区的胞外和跨膜段的突变和刺激型 GTP 结合蛋白的突变。上述发现均表明腺瘤的发病可能与癌基因有关，但上述基因突变仅见于少部分腺瘤中。

（3）家族性肿瘤。甲状腺腺瘤可见于一些家族性肿瘤综合征中，包括 Cowden 病和 Carney 联合体病等。

（4）外部射线照射。幼年时期头、颈、胸部曾经进行过 X 线照射治疗的人群，其甲状腺癌发病率约增高 100 倍，而甲状腺腺瘤的发病率也明显增高。

（5）TSH 过度刺激。部分甲状腺腺瘤患者可发现其血 TSH 水平增高，可能与其发病有关。实验发现，TSH 可刺激正常甲状腺细胞表达前癌基因 c-myc，从而促使细胞增生。

（二）中医学对甲状腺腺瘤病因病机的认识

（1）肝郁气滞：情志抑郁或恼怒伤肝，致肝郁气滞，疏泄失司，肝旺侮土，脾失健运，痰浊内生，气痰互结，积于喉下，发为肉瘿。

（2）痰凝血瘀：体虚外邪侵入或痰气互结于喉下，脉络受阻，日久致气血运行不畅，瘀滞喉下，发为本病。

（3）肝肾亏虚：颈部为任脉所主，督脉之络所辖。任督之脉系于肝肾，痰气互结于此，久则耗损气血，伤及肝肾之阴。反之，肝肾不足，肝失所养，肝旺气滞，侮土生痰，痰气互结于喉下，发为本病。

二、临床表现

多以颈前无痛性肿块为首发症状，常偶然发现。颈部出现圆形或椭圆形结节，质韧有弹性，表面光滑，边界清楚，无压痛，多为单发，随吞咽上下移动。多数患者无任何症状。腺瘤生长缓慢。当乳头状囊性腺瘤因囊壁血管破裂发生囊内出血时，肿瘤可在短期内迅速增大，局部出现胀痛，触痛，因张力较大，肿瘤质地较硬。肿物较大时可有压迫感，有时可压迫气管移位，但很少造成呼吸困难，罕见喉返神经受压表现。可引起甲亢及发生恶性变。

三、诊断与鉴别诊断

（一）诊断

（1）常见于20～40岁女性。

（2）一般无明显的自觉症状，绝大多数患者为偶然触及或被他人发现。

（3）肿瘤为单发，圆形或椭圆形，表面光滑，质地韧，边界清楚，无压痛；特点是随吞咽而上下活动。

（4）肿瘤生长缓慢，如肿瘤内突然出血，可见肿块迅速增大，伴局部疼痛或压痛。少数患者可发生功能自主性甲状腺腺瘤，出现甲亢症状。

（5）根据情况可做B超、核素扫描等进一步确诊。

（二）鉴别诊断

（1）结节性甲状腺肿单结节。甲状腺腺瘤与结节性甲状腺肿单结节临床表现相似，较难区别，以下几点可供鉴别：① 甲状腺腺瘤较少见于单纯性甲状腺肿流行地区；② 甲状腺腺瘤经数年仍保持单发，结节性甲状腺肿经过一段时间后，多演变为多发结节；③ 在组织学上的区别是，腺瘤有完整包膜，周围组织正常，分界明显而结节性甲状腺肿的单发结节包膜不完整。

（2）甲状腺恶性结节。区别甲状腺良、恶性结节对于及时选择适当的治疗方案是一个重要问题，主要依靠病史、体检、放射性核素扫描、多普勒超声和穿刺细胞学检查。

（3）甲状舌骨囊肿。青少年多见，肿块位于颈中线，呈半球形或球形，有囊性感，伸舌时肿块内缩。

（4）甲状腺癌。可发生于任何年龄；早期多为单发结节，病史短，进展快，结节硬，表面不光滑，不能随吞咽动作上下移动；甲状腺扫描为冷结节，穿刺抽吸细胞学检查能帮助确定癌的诊断。

四、治疗

（一）现代医学疗法

手术治疗的应用是因甲状腺瘤有引起甲亢（发生率约为 20%）和恶变（发生率约为 10%）的可能，原则上应早期切除，而且有时在临床上鉴别结节的良恶性比较困难，故在选择甲状腺瘤的手术方式时，以不作腺瘤切除术为宜，应行患侧叶次全切除或全切除术。如病变在峡部，应做局部较广泛的切除术。若术中怀疑为恶性时，应立即将切除的标本做冰冻切片检查。证实为甲状腺癌时，按甲状腺癌的手术原则处理，并注意检查气管旁、气管前胸骨切迹附近以及同侧的颈淋巴结，发现淋巴结肿大时，应予切除并作病理检查。在发生手术冰冻切片结果为良性腺瘤，而术后石蜡切片报告为腺癌的情况下，如第一次手术仅为甲状腺结节切除或患侧叶部分切除，应认为手术范围不够彻底，必须再次手术，施行甲状腺次全切除术。即患侧叶腺体和峡部全切除，对侧叶腺体次全切除或全甲状腺切除术。因在甲状腺癌所在患侧叶或对侧腺叶中常可能存在直径为 0.3～0.8cm 的微小癌结节，临床医师如不认真检查，极可能遗漏对侧腺叶的微小癌结节，有时甚至发现有小结节也认为无必要切除，而放弃对侧小结节的处理。

（二）中医疗法

（1）甲状腺腺瘤的中医治疗思路

甲状腺腺瘤是气滞痰凝血瘀结聚形成的有形之物，法当“坚者削之”“结者散之”“留者攻之”，总以消散结节为目的，故而治法应选用消法。“消者，去其壅也。脏腑筋络、肌肉之间，本无此物而忽有之，必为消散，乃得共平。”消法宜针对病机，断其源流，本病则应针对气滞、痰凝、瘀血，分用理气、化痰、活血祛瘀，使气机畅调、痰瘀消除而结节乃散。

理气为先：百病皆始于气，而治病莫不求之于气，正气充盛，气机条达则邪毒难害。甲状腺结节源于肝郁，气机不畅，治疗更应以理气为先。且结节形成应责之于痰湿、瘀血，治疗应化痰、祛瘀。而气为血之帅，故活血应先理气：痰随气而升降，气壅则痰聚，气顺则痰消，因此治疗甲状腺良性结节，从针对基本病机气滞、痰凝、血瘀三者而言，均应先理气，使气机顺畅。常用药物有柴胡、木香、香附、郁金等。

化痰、活血祛瘀散结：甲状腺结节的基本病机在气滞、痰凝、血瘀，痰瘀结聚而成有形之肿块，故当治以活血化瘀、化痰散结。化痰散结药常用半夏、胆南星、白芥子、陈皮、浙贝母、土贝母等。半夏可除瘿瘤气（《本草纲目》）；气、血、痰壅滞易于化热，而胆南星可清化热痰，且“南星专走经络”（《本草求真》）；土贝母功能化痰散结；陈皮能化痰，更能理气调畅气机，兼能调中培土。活血散结常用川芎、香附、赤芍、山甲珠、三棱、莪术等，而三棱、莪术、山甲珠破血祛瘀之力强，其中山甲珠善走窜，能逼络，三棱、莪术对血清甲状腺激素水平影响较小，伴甲亢者亦可选用。

必用治瘿专药：古人早已积累了很多治疗瘿病的经验，《山海经》中记载有治瘿之药：“天帝之山有草如葵，名曰杜衡，食之已瘿。”杜衡即杜葵，又名马蹄香。《神农本草经》已有海藻“主瘿瘤气”的记载，昆布亦为治瘿要药，且二药能消痰软坚。夏枯草亦能“散瘿结气”（《神农本草经》）。黄药子功能“凉血降火，消瘿解毒”（《本草纲目》），治疗各种类型的甲状腺肿块有显著疗效而被临床广泛应用，为近代治瘿要药，但黄药子有肝毒性，长期大量服用则可引起药物性肝炎，因此黄药子之用量宜小，服用期宜短。海藻、昆布富含碘，因此伴甲亢者，二药慎用，以防补碘后加重病情。

辅以软坚：瘿病往往结块日久，缠绵难愈，结节质韧或硬，“病有坚劲而不肯轻易散者，当用软治……久之而坚自软，柔能制刚之妙法也”（《石室秘录•软治法》）。故于方中配以味咸而能软坚散结之生牡蛎等以加强疗效。

佐以培土：《辨证奇闻录•瘰疬门》云：“肝木不平，非辅之以白术茯苓，则脾胃之土不健，又何胜攻痰破块之烈哉！”瘘多因情志内伤，肝郁而木尖条达所致，而“见肝之病，知肝传脾，当先实脾”，故于方中加茯苓等健脾培土，更能治痰之源。

（2）辨证论治

肝郁气滞证： 颈部肿块不红、不热、不痛；伴烦躁易怒，胸胁胀满；舌苔白脉弦。治法：疏肝解郁，软坚化痰。方药：逍遥散与海藻玉壶汤加减。

痰凝血瘀证：颈部肿物疼痛，坚硬；气急气短，吞咽不利；舌质暗红有瘀斑，脉细涩。治法：活血化瘀，软坚化痰。方药：海藻玉壶汤与神效瓜蒌散加减。

肝肾亏虚证：颈部肿块柔韧；常伴性情急躁，易怒，口苦，心悸，失眠，多梦，手颤，月经不调；舌红，苔薄，脉弦。治法：养阴清火，软坚散结。方药：知柏地黄丸与海藻玉壶汤加减。

（3）针灸疗法

① 取定喘穴，隔日针刺 1 次。

② 沿甲状腺瘤周围针刺，强刺激，不留针，1 日或隔日 1 次，连针 15～30 日。

五、中西医结合最新研究进展

（1）海藻玉壶汤用于甲状腺腺瘤患者临床治疗中的价值

戴卓依等[1]针对当前海藻玉壶汤用于甲状腺腺瘤患者临床治疗中的价值开展了深入分析，以判断常规西药联合海藻玉壶汤治疗在临床上的价值，为甲状腺腺瘤患者找到更加理想的疾病干预治疗方式。研究人员在医院医学伦理委员会处批准同意的条件下，选取了 2019 年 12 月—2020 年 12 月收治的甲状腺腺瘤患者 100 例设为研究对象，遵从“乱数表法”分配原则，将参与研究的甲状腺腺瘤患者分配到对照组和研究组，两组比例 1：1。研究组 50 例，给予常规西药联合海藻玉壶汤治疗；对照组 50 例，给予常规西药治疗。在治疗同样一段时间后，分析不同治疗方法下两组患者治疗前后的甲状腺指标水平具体情况。结果对比两组患者的甲状腺指标水平，在治疗前两组患者的 TSH、T_4 以及 T_3 含量水平没有明显差异，组间差异无统计学意义（$P>0.05$）。在同一治疗时间之后，研究组患者的 TSH、T_4 以及 T_3 含量水平低于对照组水平，组间差异有统计学意义（$P<0.05$）。得出结论：甲状腺腺瘤患者行常规西药联合海藻玉壶汤治疗取得了更为理想临床效果，纠正了不良曲线波动变化的甲状腺指标水平，此治疗方式更适用于甲状腺腺瘤患者的临床治疗推广，大面积使用此治疗方式不仅仅可以提高常规西药联合海藻玉壶汤治疗的临床价值，还可以保证患者得到更好治疗疗效。

（2）中药治疗甲状腺腺瘤的疗效与机制

李海[2]对中药治疗甲状腺腺瘤的临床治疗效果及机制进行了研究，将 2015 年 1 月至 2017 年 3 月收治的 30 例通过细针吸引细胞学检查明确诊断为甲状腺腺瘤患者给予中药口服治疗。日 1 剂，水煎服，早晚分 2 次服用。4 周为 1 个疗程，治疗 3 个疗程。于治疗前及治疗后 3 个月分别给予超声检查及进行细针吸引细胞进行 RT-PCR 技术及免疫组化方法检测腺瘤组织中 PI3K、Akt 的表达。结果：（1）治疗后甲状腺结节的最大直径小于治疗前（$P<0.05$）;30 例中，痊愈 5 例，占 16.7%；有效 19 例，占 63.3%；无效 6 例，占 20%。总有效率 80%。（2）治疗前甲状腺腺瘤组织中 PI3K、Akt 基因的 mRNA 表达水平均显著高于治疗后甲状腺腺瘤组织中 PI3K、Akt 基因的 mRNA 表达（$P<0.05$）；（3）免疫组化 PI3K、Akt 染色均分布于细胞胞浆中，治疗前甲状腺腺瘤组织中 PI3K、Akt 的平均积分光度值均显著高于治疗后甲状腺腺瘤组织中 PI3K、Akt 的平均积分光度值（$P<0.05$）。得出结论：采用中药治疗甲状腺结节疗效确切，该治疗方法安全而有效。可能通过影响 PI3K/Akt 信号转导途径治疗甲状腺腺瘤。

（3）中医辨证分型治疗甲状腺腺瘤囊性变的激素水平及疗效研究

张颖[3]对中医辨证分型治疗甲状腺腺瘤囊性变的激素水平及疗效进行了研究，选择 2014 年 5 月—2015 年 3 月医院接诊的 60 例甲状腺腺瘤囊性变患者作为研究对象。根据中医辨证分型将所有患者平均分为两组，每组 30 例患者，分别命名为 A 组和 B 组，A 组患者属于脾虚痰凝型，B 组患者属于气阴两亏型。并将同一时期在医院接受体检的 30 例健康者作为对照组。根据两组患者不同的证型分别给予不同的中药配方。比较随访 1 个疗程及 4 个疗程后两组患者临床治疗效果，测定 3 组患者治疗 4 个疗程后甲状腺激素功能。结果：治疗 1 个疗程后 A 组患者临床治疗总有效率为 63.33%，B 组患者临床治疗总有效率为 60.00%，治疗 4 个疗程后 A 组患者临床治疗总有效率为 90.00%，B 组患者临床治疗总有效率为 80.00%。随着治疗时间的延长，两组患者的临床治疗疗效均得到提高。两组患者治疗 1 个、4 个疗程临床治疗疗效差异无统计学意义（$P>0.05$）。A、B 两组患者的 FT3、FT4 较治疗前均有所下降，TSH 水平与治疗前相比升高，两组患者治疗前后比较差异有统计学意义（$P<0.05$）。治疗前 A 组和 B 组 FT_3、FT_4、TSH 水平差异无统计学意义（$P>0.05$）。治疗后，A 组和 B 组患者分别同对照组比较，差异无统计学意义（$P>0.05$）。得出结论：运用中医辨证分型治疗甲状腺腺瘤囊性变，患者的甲状腺激素水平恢复正常值范围，临床治疗疗效随着治疗时间的延长得到明显提高。

参考文献：

[1]戴卓依，尹晖明.海藻玉壶汤用于甲状腺腺瘤患者临床治疗中的价值[J].实用中医内科杂志，2021，35（10）：116-118.

[2]李海.中药治疗甲状腺腺瘤的疗效与机制[C]//中国中西医结合学会.2017年第五届世界中西医结合大会论文摘要集（上册）.2017年第五次世界中西医结合大会论文摘要集（上册），2017：259.

[3]张颖.中医辨证分型治疗甲状腺腺瘤囊性变的激素水平及疗效研究[J].世界中西医结合杂志，2016，11（04）：531-533，543.

第三节　甲状腺功能亢进

甲状腺功能亢进（简称甲亢），又称毒性甲状腺肿，是由各种原因导致正常甲状腺素分泌的控制机制丧失，引起循环中甲状腺素异常增多而出现以全身代谢亢进为主要特征的疾病的总称，为一种临床综合征。属中医“气瘿”范畴，古籍中称“瘿”“瘿气”“瘿瘤”“瘿囊”“影袋”等。中医学对本病的认识历史悠久，早在战国时期，《庄子•德充符》就记载了“瘿”这一病名。《诸病源候论》有“瘿者……初作与樱核相似，而当颈下也，皮宽不急，垂核捶然是也”。按引起甲亢的原因可分为原发性、继发性和高功能腺瘤三类。（1）原发性甲亢最常见，多发于近海地区，患者年龄多在20～40岁，男女比例为1：5。是指在甲状腺肿大的同时，出现功能亢进症状。腺体肿大为弥漫性，两侧对称，常伴有眼球突出，故又称“突眼性甲状腺肿”“Graves病”，有时伴有胫前黏液性水肿。（2）继发性甲亢较少见，多发于单纯性甲状腺肿的流行地区，如继发于结节性甲状腺肿的甲亢，患者先有结节性甲状腺肿多年，以后才出现功能亢进症状。发病年龄多在40岁以上。腺体呈结节状肿大，两侧多不对称，无眼球突出，也无胫前黏液性水肿，容易发生心肌损害。（3）高功能腺瘤，实际上是继发性甲亢的一种特殊型，少见，甲状腺内有单发的自主性高功能结节，结节周围的甲状腺组织呈萎缩性改变，放射性碘扫描检查显示为热结节。患者无眼球突出，也无胫前黏液性水肿。容易发生心肌损害腺体内有单个的自主功能性甲状腺结节，不受TSH调节，周围甲状腺组织受反馈抑制摄碘减少，患者无眼球突出。

一、病因和发病机制

（一）现代医学对甲状腺功能亢进的病因和发病机制的认识

（1）病因

原发性甲亢的病因迄今尚未完全明了。甲状腺功能亢进症的病因及发病机制与自身免疫性疾病、遗传因素有关。精神因素是本病的重要诱发因素。

根据甲亢的病因可分为：① 甲状腺性甲亢：弥散性毒性甲状腺肿；② 垂体性甲亢；③ 伴肿瘤甲亢；④ 卵巢甲状腺肿伴甲亢；⑤ 医源性甲亢；⑥ 仅有甲亢症状而甲状腺功能不变者：如亚急性甲状腺炎、桥本甲状腺炎、放射性甲状性炎等。其中弥漫性毒性甲状腺肿（Graves 病，GD）是甲状腺亢进症的最常见病因，占全部甲亢的 80%～85%。多发年龄在 20～50 岁的女性，以弥漫性甲状腺肿大、神经兴奋性增高、高代谢综合征和突眼为主要特征。

（2）病理

由于患者血中的 TSH 浓度不高，有的还低于正常，甚至应用 TRH 也未能刺激这类患者血中的 TSH 浓度升高。许多研究采用不同的测定方法，发现在 95%的甲亢患者血液中有几种与 TSH 类似的物质，都能促使动物和人甲状腺释放甲状腺激素，而其作用缓慢而持久。它们都属于 G 类的特异性免疫球蛋白（IgG）并不来自垂体前叶，而来自患者的淋巴细胞。它们统称为 TSH 受体抗体，包括 2 类：一类称为甲状腺刺激阻断抗体，或称 TSH 结合抑制免疫球蛋白，能抑制 TSH 与其受体结合，阻 TSH 的作用，从而使甲状腺功能下降。另一类称为“甲状腺刺激免疫球蛋白”，或称为甲状腺刺激抗体这些物质都能与甲状腺滤泡壁细胞膜上的 TSH 受体相结合，从而激活细胞膜上的腺苷酸环化酶，引起甲状腺激素的合成和分泌增加，但不受 T_3、T_4 反馈抑制，因而使 T_3、T_4 持续增加，导致甲状腺功能亢进。未经治疗的原发性甲亢患者 TSAb 阳性率达 95%以上。因此，原发性甲亢是一种自身免疫性疾病；产生此种自身抗体的抗原（属 HLA-DR3 抗原），就是甲状腺滤泡壁细胞膜上的 TSH 受体。至于继发性甲亢病因，也未完全清楚。患者血液中 TSH 受体抗体等的浓度不高，它们是结节本身自主的分泌，不受促甲状腺激素的调节，而是结节内的滤泡群无抑制地分泌 T_3 和 T_4，因此反而抑制了垂体前叶分泌促甲状腺激素，以致结节周围的甲状腺组织功能被抑制而呈萎缩状态。

（二）中医学对甲状腺功能亢进病因病机的认识

中医学认为本病的病因主要是情志内伤、饮食及水土失宜，但也与体质因素有密切关系。基本病机是气滞、痰凝、血瘀。初期多为气机郁滞，津凝痰聚，痰气搏结颈前所致，日久引起血脉瘀阻，气、痰、瘀三者合而为患。本病的病变部位主要在肝脾，与心有关。肝郁则气滞，脾伤则气结，气滞则津停，脾虚则酿生痰湿，痰气交阻，血行不畅，则气、血、痰壅结而成病。情志不舒、忿郁恼怒则气机郁滞，肝气郁结，气血津液输布受阻，凝结成痰，痰气相搏，壅结颈前则为瘿，郁热熏蒸则怕热多汗，灼伤胃阴则消谷善饥。[3]郁久化火、肝阳上亢则急躁易怒。耗伤心阴，心失所养则心悸、心烦、失眠多梦。肝郁犯胃、脾气虚弱则便溏，大便次数增多。肝肾阴虚、肝风内动则手舌颤动。

二、临床表现

原发性甲状旁腺功能亢进包括无症状型及症状型 2 类。无症状型病例可仅有骨质疏松等非特异性症状，常在普查时因血钙增高而被确诊。我国目前以症状型原发性甲状旁腺功能亢进多见。按其症状可分为 3 型。

I 型：最为多见，以骨病为主，也称骨型。患者除可出现骨痛、骨质疏松，还可出现骨畸形，尤其是支重的骨骼，还可出现病理性骨折、身高缩短等。骨膜下骨质吸收是本病特点，最常见于中指桡侧或锁骨外 1/3 处。

型：以肾结石为主，故称肾型。在尿路结石病患者中，甲状旁腺腺瘤者约为 3%，变现为顽固性结石，反复发作，最终可导致肾衰竭。

III 型：兼有上述两型的特点，表现有骨骼改变及尿路结石，称为混合型。其他症状可有消化性溃疡、胰腺炎、腹痛、高血压、神经精神症状、虚弱疲乏及关节痛等表现。局部表现不明显，一般来说甲状旁腺增生是无症状的。而较大的腺瘤，个别可因位置关系，如位于气管食管沟之间，可有轻微吞咽困难；腺瘤包膜内若发生出血，则可有局部疼痛。[4]有的甲状旁腺腺癌侵犯喉返神经可出现声音嘶哑。

三、诊断和鉴别诊断

（一）诊断

甲状腺功能亢进根据病史、体检及测定血清激素水平容易诊断，应用敏感的方法进行 TSH 测定对于本病诊断也很有帮助。患者有突眼者占 50%左右，无突眼时需测定 TSAb、甲状腺摄 ^{131}I 率才能明确病因诊断，摄 ^{131}I 率增高可排除甲状腺炎性疾患所致激素水平增高。个别临床极似甲状腺功能亢进症，实验室检查不能确定诊断的困难病例，也可采用抗甲状腺药物试验治疗 4～12 周，根据体重、心率变化作出诊断。常用的特殊检查方法有：

（1）甲状腺功能亢进基础代谢率测定。可根据脉压和脉率计算，或用基础代谢率测定器测定。后者较可靠，但前者简便。常用计算公式为：基础代谢率-（脉率+脉压）-111，测定基础代谢率要在完全安静、空腹时进行。正常值为±10%；增高至+20%～30%为轻度甲亢，+30%～60%为中度，+60%以上为重度。

（2）甲状腺摄 ^{131}I 率的测定。正常甲状腺 24 小时内摄取的 ^{131}I 量为人体总量的 30%～40%。如果在 2 小时内甲状腺摄取 ^{131}I 量超过人体总量的 25%或在 24 小时内超过人体总量的 50%，且吸 ^{131}I 高峰提前出现，均可诊断甲亢。

（3）血清中 T_3 和 T_4 含量的测定。甲亢时，血清 T_3 可高于正常 4 倍左右，而 T_4 仅为正常的 2.5 倍，因此，T_3 测定对甲亢的诊断具有较高的敏感性。

（二）鉴别诊断

（1）单纯性甲状腺肿：无甲亢症状，甲状腺摄碘率可增高，但高峰不前移。T_3 抑制试验可被抑制。T_4 正常或偏低，T_3 正常或偏高，TSH 正常或偏高。TRH 兴奋试验正常。

（2）神经官能症：由于神经官能症患者的自主神经调节紊乱，故临床表现为易激动、失眠、心慌、气短、阵发性出汗，与甲亢不同的是怕热多汗不是持久性的，而是有时怕热，有时怕冷。神经官能症食欲变化与情绪有关。心率变化与甲亢有明显区别，即白天心率加快，夜晚睡眠时降至正常。如神经官能症患者同时患单纯性甲状腺肿，甲状腺无血管杂音，无突眼，实验室检查血清 T_3 及 T_4 水平正常，甲状腺摄 ^{131}I 率多在正常范围。

（3）糖尿病：糖尿病的“三多一少”症状与甲亢的多食易饥等症状相似，特别是少数甲亢患者糖耐量低、出现尿糖或血糖轻度增高。糖尿病患者亦可出现高代谢症状，但患者无心慌、怕热、烦躁等症，且甲状腺一般不肿大，甲状腺部位听不到血管杂音。实验室检查血清 T_3 及 T_4 水平无明显升高，有助于鉴别。

（4）嗜铬细胞瘤：有高代谢症候群、心动过速、手抖和多汗等症状；但嗜铬细胞瘤患者无甲状腺肿，甲状腺功能正常。常有高血压，尤其是发作性高血压，血、尿儿茶酚胺及其代谢物升高，肾上腺影像检查异常等均有助于鉴别诊断。

（5）妇科疾病：妇女患有反复早产、流产、死胎等妊娠史者，应做有关检查以鉴别是否患有甲亢。绝经期妇女易患甲亢，应注意与更年期综合征象鉴别。

四、治疗

（一）现代医学疗法

甲状腺大部切除术对中度以上的甲亢仍是目前最常用而有效的疗法，手术后除眼球突出症状外，其他症状都能消失或减轻，工作效率增加。根据统计，手术治疗能使 90%～95%的患者获得痊愈，手术死亡率低于 1%。手术治疗的缺点是有一定的并发症和 4%～5%的患者术后甲亢复发，也有少数患者术后发生甲状腺功能减退。

（1）手术指征和禁忌证：手术治疗指征：① 继发性甲亢或高功能腺瘤；② 中度以上的原发性甲亢；③ 腺体较大，伴有压迫症状，或胸骨后甲状腺肿等类型甲亢；④ 抗甲状腺药物或 ^{131}I 治疗后复发者或坚持长期用药有困难者。[7]此外，鉴于甲亢对妊娠可造成不良影响（流产、早产等），而妊娠又可能加重甲亢，因此，妊娠早、中期的甲亢患者凡具有上述指征者，仍应考虑手术治疗。手术禁忌证为：① 青少年患者；② 症状较轻者；③ 老年患者或有严重器质性疾病不能耐受手术者。

（2）手术。麻醉一般可用气管插管全身麻醉，尤其对巨大胸骨后甲状腺肿压迫气管或精神异常紧张的甲亢患者，以保证呼吸道通畅和手术的顺利进行。手术应轻柔、细致，认真止血、注意保护甲状旁腺和喉返神经。还应注意以下几点：

① 充分暴露甲状腺腺体。应紧贴甲状腺上级结扎、切断甲状腺上动静脉，以避免损伤喉上神经；如果结扎甲状腺下动脉，以紧贴甲状腺固有被膜结扎其分支为宜，这样既有利于保护喉返神经，又有利于保证甲状旁腺血液供应。

② 切除腺体数量，应根据腺体大小或甲亢程度决定。通常需切除腺体的 70%～90%，并同时切除峡部；每侧残留腺体以如成人拇指末节大小为恰当（3～4g）。腺体切除过少容易引起复发，过多又易发生甲状腺功能减退（黏液水肿）。必须保存两叶腺体背面部分，以免损伤喉返神经和甲状旁腺。

③ 严格止血。对较大血管（如甲状腺上动静脉，甲状腺中、下静脉），应分别采用双重结扎，防止滑脱出血。手术野应常规放置橡皮管引流 24～48 小时，并随时观察和及时引流切口内的积血，预防积血压迫气管，引起窒息。

（3）术后观察和护理：术后当日应密切注意患者呼吸、体温、脉搏、血压的变化，预防甲亢危象发生。如脉率过快，可使用利舍平肌内注射。患者采用半卧位，以利呼吸和引流切口内积血；帮助患者及时排出痰液，保持呼吸道通畅。此外患者术后要继续服用复方碘化钾溶液.每日 3 次，每次 5～10 滴；或由每日 3 次，每次 16 滴开始，逐日每次减少 1 滴，至病情平稳为止。[8]同时给予甲状腺片素片，每日 30～60mg，以抑制垂体前叶的兴奋，避免发生眼球突出或其恶化。

（二）中医疗法

中药对缓解甲亢的症状有一定效果，临床上对于服用抗甲状腺药物过敏，或因体质、年龄、并发症等不宜手术，以及术后复发者均可考虑采用中药治疗。

肝郁痰结证：颈部瘿肿，质软不硬，喉感堵塞，胸闷不舒，性急易怒，忧郁怔忡，心悸失眠，眼突舌颤，倦怠乏力，大便溏薄，月经不调；舌红，苔薄腻，脉弦滑等。治法：疏肝理气，软坚散结。方药：柴胡疏肝散合海藻玉壶汤加减。

肝火旺盛证： 颈部肿大，眼突肢颤，心烦心悸，急躁易怒，面红目赤，口干口苦，坐卧不宁，怕热多汗，消谷善饥，形渐消瘦；舌红苔黄，脉弦数有力。治法：清肝泻火，解郁散结。方药：龙胆泻肝汤合藻药散加减。

胃火炽盛证： 多食善饥，形体消瘦，口干而渴，喜喝冷饮，好动怕热，汗出心悸，急躁易怒眼突颈粗，小便黄赤，大便干燥；舌暗红，苔薄黄或黄燥，脉数。治法：清胃泻火，生津止渴。方药：白虎加人参汤合养血泻火汤加减。

阴虚火旺证： 头晕眼花，目赤干涩，羞明刺痛，心悸烦躁，少寐失眠，咽干口燥，眼突肢颤手足心热，食多消瘦，月经不调，颈大有结；舌红少苔或苔剥。脉细而数。治法：滋阴清热，化痰软坚。方药：知柏地黄汤合当归六黄汤加减。

气阴两虚证： 神疲乏力，气促汗多，口咽干燥，五心烦热，面白唇淡，眼突手颤，颈肿胸闷，抑郁善忧，夜寐不安，心悸喜忘，食多便溏，腹胀泄泻，形体消瘦；舌红少苔，脉细数无力。治法：益气养阴，泻火化痰。方药：生脉散合补中益气汤加减。

五、预防与调护

（1）注意休息，避免过劳及精神刺激，坚持长期服药并定期到医院复查。

（2）定期查甲状腺功能，调整药物剂量，避免发生甲状腺功能减退。

（3）放射性碘治疗和甲状腺手术的患者，要追踪观察。

六、现代中西医结合疗法最新研究进展

（1）从代谢重编程探讨甲状腺功能亢进症阴虚阳亢、气滞痰阻证的病机实质

布天杰等[1]以代谢重编程作为切入点，探讨甲状腺功能亢进症阴虚阳亢、气滞痰阻证的病机实质。认为代谢重编程以能量流向紊乱、代谢过程转变、系统功能障碍为特点，贯穿于甲状腺功能亢进症的发生发展过程，其引发的营养物质供能失常、免疫炎症等内分泌代谢功能紊乱与阴虚阳亢、气滞痰阻证的病机本质趋同，且表征相仿。滋阴潜阳、理气化痰治法能够纠正体内能量与物质代谢失稳的状态，调节各系统的生理功能，逆转代谢重编程以达到治疗甲状腺功能亢进症的目的。

（2）基于 CiteSpace 的中医药治疗甲状腺功能亢进症知识图谱可视化分析

宫成军等[2]基于 CiteSpace 软件对中医药治疗甲状腺功能亢进症研究文献进行知识图谱可视化分析，探索中医药治疗甲亢的研究热点和发展趋势。其以中国知网作为文献数据来源，检索 2000－2020 年中医药治疗甲亢的相关文献，应用

CiteSpace5.7.R5 软件对发文量、作者、机构、关键词进行分析，绘制相关知识图谱并进行分析。共纳入文献 597 篇，中医药治疗甲亢研究领域发文量呈现增长趋势；研究学者共计 730 位，以陈如泉、左新河、倪青等为代表；研究机构共计 347 家，以湖北中医药大学、南京中医药大学、中国中医科学院广安门医院等为代表；关键词共计 493 个，频次最高的为甲状腺功能亢进症、中医、中医药疗法，聚类图谱显示研究主要包括甲状腺功能亢进症中医药治疗与临床疗效研究，突现词分析可知研究焦点集中于中医证型、临床疗效，且持续性可观。认为当前中医药治疗甲亢研究领域正处于蓬勃发展时期，通过图谱直观形象地了解该领域发展脉络、研究热点及前沿趋势，能够为科研人员提供研究方向。

参考文献：

[1]布天杰，杨亚男，史佩玉，等.从代谢重编程探讨甲状腺功能亢进症阴虚阳亢、气滞痰阻证的病机实质[J].中医杂志，2023，64（8）：779-783.

[2]宫成军，崔鹏，马晓燕.基于 CiteSpace 的中医药治疗甲状腺功能亢进症知识图谱可视化分析[J].时珍国医国药，2022，33（5）：1275-1278.

第四节　甲状腺癌

甲状腺癌是最常见的甲状腺恶性肿瘤，也是人体内分泌器官和头颈部常见的恶性肿瘤。本病属中医“石瘿”范畴。见于《备急千金要方》，瘿病坚硬如石不可移者称为石瘿。近年来其发病率呈持续上升状态。甲状腺癌死亡率低，约占所有肿瘤死亡率的 0.2%。文献报道甲状腺癌 5 年相对生存率达 95%。甲状腺癌的病理分类主要有四种：乳头状癌、滤泡状癌、未分化癌和髓样癌。其中分化型甲状腺癌（包括乳头状癌、滤泡状癌）约占所有甲状腺癌的 90%以上。状腺癌的发病率随年龄增大而升高，女性较男性多出 3 倍。地方性甲状腺肿流行地区甲状腺癌发病率较高。近年来，在我国甲状腺癌的发病率似有上升趋势。临床特点是颈前正中或两侧出现质硬、表面高低不平肿块，不随吞咽动作而上下移动。治疗以外科手术为主，并常辅以放射性核素及内分泌治疗。对于大部分早期患者，可达到治愈。

一、病因和发病机制

（一）现代医学对甲状腺癌病因和发病机制的认识

甲状腺癌的病因尚未明了，其发生与多种因素有关，如放射性损害（X 线外照射）、致甲状腺肿物质、TSH 的刺激、遗传等。致甲状腺肿物质可使人的 TSH 分泌增加，TSH 能刺激甲状腺细胞增生，先引起甲状腺弥漫性肿大，而后形成结节、腺瘤、甲状腺癌。甲状腺癌患者应用甲状腺素抑制了 TSH 的分泌，可使其缩小，甚至消失，说明与内分泌因素有关。颈部放射线照射是人类甲状腺癌发病的相关因素，有报道青少年甲状腺癌中 48%～74%有颈部放射治疗史；地方性甲状腺肿的地区甲状腺癌比较多见，但供给碘化食盐后并不能降低甲状腺癌总的发病率，而滤泡性癌减少，乳头状癌增多。在供碘比较充裕的地区或山地，供给碘化食盐后甲状腺乳头状癌发生比较多，这可能是供碘时甲状腺的修复性增生的促癌作用所致。除髓样癌外，绝大部分甲状腺癌起源于滤泡上皮细胞。甲状腺癌的病理类型可分为：（1）乳头状癌：起源于甲状腺滤泡上皮细胞，约占成人甲状腺癌的 60%。恶性程度低，预后较好。（2）滤泡状腺癌：发生率仅次于乳头状癌，约占 20%，常为孤立性结节，少数为多个结节，圆形、卵圆形或分叶状，瘤体较乳头状癌略大，质硬，肿瘤生长较快，属中度恶性。（3）未分化癌：约占 15%，生长迅速，呈广泛浸润性生长，浸润至周围组织，形成巨大肿块，肿块质硬实，境界不清，高度恶性，预后很差。（4）髓样癌：约占 7%。来源于甲状腺滤泡旁细胞（C 细胞），可分泌降钙素。肿块质硬，为灰白或灰红色，细胞排列呈巢状、束状、带状或腺管状，无乳头或滤泡结构，呈未分化状。可有颈淋巴结侵犯和血行转移。预后不如乳头状癌，较未分化癌略好。

（二）中医学对甲状腺癌病因病机的认识

中医学认为本病多因饮食水土、七情内伤，外感六邪和其他因素所致。这些病理因素致肝脾失调，以致湿痰内生，气滞血瘀，结于颈部而成，亦可由肉瘿日久转化而来。中年以上的女性罹患较多。

（1）饮食水土。《小品方》首次提出瘿瘤的发生与“饮沙水”有关。病机是沙与气结，饮沙水后，　沙和肾性相合，随肾气上行至颈前发为瘿瘤，古代医家由此开始总结出水土因素是导致瘿　瘤发生的病因之一，提出了对瘿瘤诊疗的新思路。《诸病源候论》中再次提到：“诸山州县人，饮沙水多者……结颈下，亦成瘿也”。也是强调了环境因素对瘿瘤发生的影响。《备急千金要方》中说道：“凡遇山水坞中出泉者，不可久居，常食作瘿病。”认为山水作为饮用水的地方可能会导致地方性瘿病。《太平圣惠方》认为“夫瘿者……亦由 饮沙水……搏颈下而为之也。”不仅同样认为水土因素是瘿病的致病原因，还提出情志影响也是瘿瘤发生的重要原因之一，书中还总结出“脾肺壅滞，胸膈痞塞，不得宣通，邪气搏于咽颈”为所有瘿瘤的一般病机。后世医书《圣济总录》中记载：“有因饮沙水……又山居多瘿颈，处险而瘿也。”。以及《儒门事亲》中记载：“颈如险而瘿，水土之使然也。”。从上述医家的观点中可以看出，水土饮食对瘿瘤的发生起到重要作用已经被历代中医所认可。

（2）内伤七情。七情内伤是导致瘿瘤发病的重要原因。《诸病源候论》中记录：“瘿病者，是气结所成。”。这也是较早的医书中明确提出情志内伤是瘿瘤的致病原因。明代李梃在《医学入门》提出瘿瘤发病多是“因七情劳欲，复被外邪，生痰聚瘀……惟忧恚耗伤心肺”。认为七情受伤是疾病发生的内在因素。明代薛己在《外科发挥》中言：“此七情所伤，气血所损之证也。”伤及七情，则气机不畅，脾气紊乱，影响气血的化生。《外台秘要方》中曰：“病源痴者由忧恚气结所生”。直接指出瘿病就是情志影响导致气结于颈前。综上所述，情志的损伤，主要影响人体的气血的正常运行，气血无法濡养脏腑，则脏腑失 用，主要是涉及病位是肝脾，肝气郁滞，脾气不调，浊邪内生，痰湿凝聚，最后气痰瘀凝 结于颈前，形成瘿瘤。

（3）外感六邪。六邪的外感也是瘿瘤发生的诱因，对瘿瘤的发病起到推动作用。《医宗金鉴》揭示瘿病的病因为“多外因六邪，荣卫气血凝郁……”外感六邪可以引动体内气血，导致气血凝滞，瘿瘤形成。清代医家邹岳在《外科真诠》中亦提出六邪是瘿瘤的病因。其实主要还是体内正气不足，使得易外感风、火、湿、寒、热邪等不时之气，进入体内伤及气血，气血运行不畅，郁结于颈部。

（4）其他。除了前面的病因，还有一些病理因素导致了瘿瘤的直接发病。《明医直掌》中认为导致瘿瘤发生的最重要病理因素是痰。痰邪易阻滞气机，痰与气相互凝结成结块，发于颈前则为瘿瘤，强调治疗瘿瘤时用药不仅要应用软坚散结药，更需加用破气消痰之品。《外科正宗》将瘿瘤的病因概括为气滞、痰浊、淤血内蕴五脏而致。清代《外科心法要诀》中对瘿瘤病因作出归纳：外由六邪内侵，气血紊乱；内有七情不调，气机不畅；外在可因山水之气，痰湿气血瘀滞。并将瘿瘤的病因分为四类，分别是外邪内犯，情志不畅，水土环境，气痰湿瘀滞，病机总体上是痰瘀气滞。

二、临床表现

甲状腺内发现肿块，质地硬而固定、表面不平是各型癌的共同表现。腺体在吞咽时上下移动性小。如果短期内出现上述症状，则未分化癌的可能性较大；如果是逐渐出现，而患者的年龄在40岁以下，则腺癌的可能性较大。除肿块增长明显外，还伴有侵犯周围组织的特性。晚期可产生声音嘶哑、呼吸及吞咽困难，以及交感神经受压引起Horner综合征及侵犯颈丛出现耳、枕、肩等疼痛和局部淋巴结及远处器官转移等表现。颈淋巴结转移在未分化癌发生较早。有的患者甲状腺肿块不明显，因发现转移灶而就医时，应想到甲状腺癌的可能。髓样癌患者应排除2型多发性内分泌腺瘤病（MEN-2）的可能。对合并家族史和出现腹泻、颜面潮红、低血钙时注意不要漏诊。

三、诊断和鉴别诊断

（一）诊断

甲状腺癌的诊断应综合病史、临床表现和必要的辅助检查。临床表现，如：① 甲状腺肿块质硬、固定，颈淋巴结肿大，或有压迫症状者；② 存在多年的甲状腺肿块，在短期内迅速增大者；③ 成年男性甲状腺内的单发结节；④ 儿童期曾接受颈部放射治疗者。应予重视。甲状腺结节有时很小，不易触及，体检时要做好扪诊。一般单个的孤立结节中有4%～5%为甲状腺癌。辅助检查中B超为首选，若B超提示实体性结节并呈强烈不规则反射，则应怀疑恶性可能，若发现沙砾样钙化，应考虑恶性的可能性。X线检查，包括CTMRI，对甲状腺癌转移的发现、定位和诊断有重要的价值。近年多行针吸细胞学检查，方法简单易行。用20ml注射器，配以细针，直径为0.7～0.9mm一般不需要局部麻醉，直接刺入结节内，即将注射器塞向外拉，在注射器腔内造成负压，然后在结节内以2～3个不同方向进行穿刺吸取。诊断正确率可高达80%以上，但最终确诊应由病理切片检查来决定。

（二）鉴别诊断

（1）亚急性甲状腺炎。由于在数日内发生甲状腺肿胀，容易引起误诊。要注意病史中多有上呼吸道感染；血清中T_3T_4浓度增高，但放射性碘的摄取量却显著降低，这种分离现象很有诊断价值。试用小剂量泼尼松后，颈部疼痛很快缓解，甲状腺肿胀接着消失，也是值得推荐的鉴别方法。

（2）慢性淋巴细胞性甲状腺炎。由于甲状腺肿大，质硬，也可误诊为甲状腺癌。此病多发生在女性，病程较长，甲状腺肿大呈弥漫性、对称，表面光滑。试用左甲状腺素后腺体可明显缩小。

（3）乳头状囊性腺瘤。由于囊内出血短期内甲状腺腺体迅速增大，特别是平时忽略了有甲状腺结节存在，更容易误诊。病史中常有重体力劳动或剧烈咳嗽史。

四、治疗

（一）现代医学疗法

不同类型的甲状腺癌其恶性程度和转移途径不同，故其治疗原则亦不尽相同，除未分化癌以外，各型甲状腺癌的基本治疗方法是手术，并辅助应用核素、甲状腺激素及放射外照射等治疗。

（1）手术治疗。包括甲状腺本身的手术，以及颈淋巴结清扫。甲状腺的切除范围目前仍有分歧，范围最小的为腺叶加峡部切除，最大至甲状腺全切除。多数专家认为甲状腺切除范围最低不少于患侧切除，手术方式包括：腺叶+峡部切除，患侧甲状腺全切+对侧次全切除术。近十年来欧美国家多采取甲状腺全切除或近全切除术，主要目的是减少局部复发，便于术后检测肿瘤复发和同位素治疗。多数专家支持行常规颈Ⅵ区淋巴结清除术。一般临床无颈侧区淋巴结转移者，不需行预防性颈侧区颈淋巴结清扫术。可根据肿瘤临床特点来选择手术切除范围：（1）乳头状癌：基本术式为腺叶切除或全甲状腺切除，视情况行颈淋巴结清扫术。（2）滤泡状癌：手术原则与乳头状癌基本相同。此外滤泡状癌具有吸碘功能，即使发生远处转移，也应将原发病灶和区域淋巴结清除，其远处转移病灶可留作日后行 ^{131}I 治疗。（3）髓样癌：如术中冰冻切片可确诊髓样癌，应行全甲状腺切除或近全甲状腺切除，并同时行颈淋巴结清扫术。如甲状腺两腺叶内均有病灶，应行双侧颈淋巴结清扫术。（4）未分化癌：大多数病例确诊时，病灶已广泛侵犯或已有远处转移，往往难以彻底切除。强行手术切除不但无益，还可加速癌细胞的扩散。如活检明确诊断后应放弃手术。为解除气管压迫可行气管切开术，放置永久性气管套管。临床上也可遇到少数病灶小、侵犯范围小的病例，对其可采取全甲状腺切除。

（2）内分泌治疗。甲状腺激素可以抑制 TSH 的分泌，从而减少 TSH 对甲状腺组织的刺激，使增生或术后遗留的微小癌灶处于抑制状态。甲状腺乳头状癌和滤泡癌术后应常规给予甲状腺素，对预防复发及转移灶的治疗均有一定疗效，但对未分化癌和髓样癌无效。因此，此类甲状腺癌做次全或全切除者应终身服用甲状腺素片，以预防甲状腺功能减退及抑制 TSH。一般剂量掌握在保持 TSH 低水平，但不引起甲亢。可用干燥甲状腺片，每日 80～120mg，也可用左甲状腺素，每日 100～200μg，并定期测定血浆 T 和 TSH，以此调整用药剂量。

（3）放射性碘治疗。对乳头状腺癌、滤泡状腺癌，术后应用 1 适合于 40 岁以上患者、多发性癌灶、局部侵袭性肿瘤及存在远处转移者。而未分化癌已失去甲状腺细胞的构造和性质，摄取放射性碘量极少，因此疗效不理想；对于髓样癌，放射性碘治疗也无效。

（4）放射外照射治疗。主要用于未分化型甲状腺癌。

（5）化学治疗。分化型甲状腺瘤对化疗多不敏感，使用反而无益。临床主要应用于失去手术机会或有转移的未分化腺癌。常用药物有阿霉素、长春新碱、顺铂、博莱霉素等，可单独用药或联合用药。阿霉素最为有效。

（二）中医疗法

对于甲状腺癌不宜手术或手术后复发或手术治疗、放射治疗后体质虚弱者可采用中医治疗，疗法如下。

气郁痰凝证：颈前肿块无痛，坚硬如石，生长较快，表面高低不平，肤色不变；伴性情急躁或郁闷不舒，胸胁胀满，口苦咽干，纳呆食少；舌质淡暗，苔白或腻，脉弦滑。治法：理气开郁，化痰消坚。方药：海藻玉壶汤和逍遥散加减。

气血瘀滞证：肿块增长快，坚硬如石，表面不光滑，活动度差或消失，疼痛，或有皮肤青筋暴露；伴形体渐瘦，神疲乏力，或有音哑；舌质红，有瘀斑，苔黄，脉弦数。治法：理气化痰，活血散结。方药：桃红四物汤与海藻玉壶汤加减。

瘀热伤阴证：肿块坚硬如石，推之不移，局部僵硬；形体消瘦，皮肤枯槁，声音嘶哑，腰酸无力；舌质红，少苔，脉细沉数。治法：养阴和营，化痰散结。方药：通窍活血汤与养阴清肺汤加减。

五、预防与调护

（1）肉瘿患者久治不愈，或结节迅速增大变硬，宜及早手术切除。

（2）保持心情舒畅，树立战胜疾病的信心。

六、中西医结合最新研究进展

（1）基于生物信息学未分化甲状腺癌 LncRNA 基因与免疫浸润机制及中药预测的研究

易希善等[1]基于 GEO 数据库对未分化甲状腺癌基因数据进行差异分析、基因富集分析和免疫浸润分析，为深入了解未分化甲状腺癌免疫相关机制及治疗提供理论依据。利用 GEO 数据库检索有关 ATC 的芯片，根据样本数量及芯片类型，筛选出符合条件的芯片，借助 R 语言软件筛选出符合条件的差异基因，筛选 ATC 中差异表达的 lncRNA，构建 LncRNA-miRNA-mRNA 网络图，并构建蛋白质-蛋白质相互作用关系网络（PPI）并进行 GO 富集分析和 KEGG 通路分析。同时利用 CIBERSORT 反卷积法对 22 种免疫细胞在未分化甲状腺癌中的浸润情况进行分析。并通过 CoremineMedical 进行治疗中药预测。结果：经检索 GEO 数据库找到编码为 GSE65144 的基因芯片，利用 R 语言分析筛选出 LncRNA 差异基因 127 个，其中上调基因 51 个，下调基因 76 个，并对差异基因绘制 ceRNA 网络；将得出的 LncRNA 进行 PPI 网络分析，筛选出核心基因 20 个，排名靠前的有 MYC、JUN、EGLN3、KIF23、YWHAH。GO 富集分析显示其参与了 RNA 聚合酶 II 启动子的转录调控、RNA 聚合酶 II 启动子转录的正调控、细胞增殖的正调控、细胞迁移的正调控等生物学过程，KEGG 主要富集通路为癌症信号通路、MAPK 信号通路、PI3K-AKT 信号通路等。免疫浸润结果显示 ATC 中巨噬细胞 M0 和巨噬细胞 M2 显著增高，而浆细胞和 T 细胞 γ-δ 显著减少。单核细胞和中性粒细胞呈显著正相关（r=0.90），活化的肥大细胞和中性粒细胞呈显著正相关（r=0.88），活化的肥大细胞和单核细胞呈显著正相关（r=0.72），嗜酸性粒细胞和 CD4T 细胞呈显著正相关（r=0.72），T 细胞 γ-δ 和滤泡辅助 T 细胞呈显著正相关（r=0.71）。并且，巨噬细胞 M2 和浆细胞呈显著负相关（r=-0.70），T 细胞 γ-δ 和活化的树突状细胞呈显著负相关（r=-0.68），T 细胞 γ-δ 和巨噬细胞 M0 呈显著负相关（r=-0.56）。预测中药主要集中在清热解毒药和补虚药，归经主要为肝、脾、肾经。得出结论：ATC 患者基因差异表达和免疫细胞浸润率的个体差异比较显著。在 ATC 肿瘤组织中具有高比例浸润的免疫细胞是其治疗的潜在目标。中药治疗是一个新的方向，有待后续的临床及基础实验加以验证。

（2）基于数据挖掘对中医药治疗甲状腺癌术后组方用药规律的研究

李婷等[2]使用中医传承辅助平台系统软件 V3.0 对中医药治疗甲状腺癌术后用药规律和特点进行了分析。使用中国知网、万方数据库、维普数据库检索近 10 年中医药或中西医结合治疗甲状腺癌术后的相关文献，根据排除标准筛选相关文献，筛选完成后建立数据库，运用频数统计、聚类分析等方法统计中药的使用频率、四气五味、归经和药物功效的分布情况，分析药物相互配伍的规律和特点。共筛选出 52 首符合标准的方剂，共包含 143 味中药，用药频次≥10 次的中药共 18 味，排名居前 3 位的中药为夏枯草、黄芪、玄参。中药药性以寒性药最多，中药药味以甘味药最多，苦味药次之。中药归经以肝经、脾经、肺经为主。常用药对共 18 对，常用 3 味药配伍共 11 组，共含有 10 味中药，出现频次最高的为玄参-地黄、玄参-夏枯草，频次为 15 次，聚为 3 组效果最好。得出结论：中医药治疗甲状腺癌术后常使用具有补气、养阴、健脾化痰、清热解毒等功效的中药，为今后临床治疗用药提供了相对可靠的参考。

参考文献：

[1]易希善，柏婷燕，肖国庆，等.基于生物信息学未分化甲状腺癌 LncRNA 基因与免疫浸润机制及中药预测的研究[J].辽宁中医杂志，2024，51（2）：6-11，221-222.

[2]李婷，孙丰雷.基于数据挖掘探讨中医药治疗甲状腺癌术后组方用药规律[J].中医临床研究，2022，14（28）：32-36.

第五节　甲状腺炎

甲状腺炎是以急性发病，结喉两侧肿块，色红焮热，疼痛为主要表现的急性或亚急性炎症性疾病。甲状腺炎分为急性甲状腺炎、亚急性甲状腺炎、慢性淋巴细胞性甲状腺炎（桥本甲状腺炎）等多种。其中急性甲状腺炎临床少见，亚急性甲状腺炎和桥本甲状腺炎临床上较为常见。根据症状特点，亚急性甲状腺炎相当于中医学瘿病的“气瘿”的范畴，桥本甲状腺炎，肿大之甲状腺较坚韧或呈结节状，相当于“肉瘿”的范畴。本文主要介绍常见的亚急性和桥本甲状腺炎两种类型。

一、病因和发病机制

（一）现代医学对甲状腺炎病因和发病机制的认识

（1）亚急性甲状腺炎

亚急性甲状腺炎原因尚不明，目前多认为是病毒感染所致，因其常在上呼吸道感染、病毒性感冒、病毒性腮腺炎后 2～3 周发病。亦有人认为其与遗传因素有关，因组织相容性抗原 HLA-BW35 阳性的个体发病率比正常人高 16 倍。甲状腺呈炎性反应，轻度不规则肿大，常不对称，质略硬，包膜与周围组织轻度粘连。切面见病变呈灰白或淡黄色，质实，橡皮样。病变早期滤泡上皮破坏，胶质外溢，炎性细胞浸润。随后因外溢的胶质激起炎症反应，在其周围有异物巨细胞出现和结核样肉芽肿形成在病变滤泡周围出现巨细胞性肉芽肿是其特征。病变间显示水肿、淋巴细胞、浆细胞和嗜酸性粒细胞浸润。本病常在数周至数月（一般为 3 个月左右）自然消退。愈合时表现为滤泡上皮再生和间质纤维化，有时愈后可再复发。由于甲状腺滤泡被破坏，甲状腺激素的突然释放可引起一过性的甲状腺功能亢进症状；继而由于甲状腺激素合成障碍，约有10%的患者可表现一定程度的甲状腺机能低下。

（2）桥本甲状腺炎

① 病因。可能是基因决定的抗原物特异性抑制T淋巴细胞（T）的缺乏，导致细胞毒性T淋巴细胞无控制地侵犯滤泡上皮细胞；同时辅助T淋巴细胞（T_4）功能活跃，促使B淋巴细胞产生大量自身抗体。血清中可检测出抗甲状腺球蛋白抗体（TGA）、抗甲状腺微粒体抗体（TMA）、甲状腺刺激抗体（TSAb）等多种抗体。与患者有血缘关系的人群中约有50%抗甲状腺抗体呈阳性，说明与遗传因素也有一定的关系。

② 病理。甲状腺对称性弥漫性肿大，质韧而有弹性，有细结节，与周围无粘连，切面呈黄灰或灰白色均质性肉样组织。组织学显示甲状腺滤泡广泛被淋巴细胞和浆细胞浸润，并形成淋巴滤泡及生发中心，这是本病的特异表现。晚期甲状腺萎缩伴广泛纤维化。病程初期常有不同程度的甲亢表现，随着病变的发展，甲状腺组织被破坏，遂出现不同程度的甲状腺机能低下。

（二）中医学对甲状腺炎病因病机的认识

（1）亚急性甲状腺炎

中医认为亚急性甲状腺炎多因情志不畅，肝气郁结，肝郁则气滞，气滞则津液不布，凝聚成痰，血行不畅，留滞而瘀，复感时邪热毒，初起邪热在表，故见恶寒发热，继则热毒入里，与痰瘀互结，壅于颈前，则瘿肿而痛，恶热多汗。若热盛伤阴，肝郁化火，则急躁易怒；火盛动风则两手颤抖；肝火扰心则心悸少寐；肝旺乘脾，脾运失健则食欲不振，腹胀便溏。病延日久，阴损及阳，脾肾两虚，则神疲力乏，畏寒肢冷，甚至两肢轻浮。

（2）桥本甲状腺炎

中医学认为桥本甲状腺炎同样因长期精神抑郁，肝失条达，导致肝气郁结，肝郁则气滞，气滞则痰凝血瘀，壅结颈前，则成瘿肿。如肝郁化火则急躁易怒，多食善饥，恶热多汗。若肝气犯脾，则倦怠乏力，纳呆便溏，畏寒浮肿。

二、临床表现

（一）亚急性甲状腺炎

亚急性甲状腺炎多见于20～40岁的女性。起病时患者往往有上呼吸道感染。整个病程大致可分为早期、中期和恢复期三期。

（1）早期：起病急骤，恶寒发热，甲状腺部位疼痛、压痛，并向下颌、耳后或颈部等处放射，咀嚼和吞咽时疼痛加重，病变部分腺体肿大、坚硬、压痛明显。并伴有甲状腺功能亢进的常见表现，如精神紧张，心动过速，出汗怕热，手抖等。

（2）中期：往往伴甲状腺机能减退症状，如神疲乏力，昏沉欲睡，畏寒肢冷，面肢虚肿，心动过缓，食欲不振，腹胀便秘等。甲状腺仍肿大，但一般已无明显疼痛或压痛。

（3）恢复期：以上诸症逐渐好转，甲状腺肿或结节亦渐缩小，如治疗及时，大多可得完全恢复。轻症病例，一般不发热仅有甲状腺轻度肿大，轻微疼痛和压痛，也未必有甲亢或甲减表现。本病病程长短不一，可自数周至半年以上，一般为2～3个月。

（二）桥本甲状腺炎

桥本甲状腺炎起病缓慢，甲状腺呈对称性逐渐肿大，表面光滑，质地坚韧有弹性如橡皮，不痛，与四周无粘连，可随吞咽运动活动，附近无淋巴结肿大。晚期少数可出现轻度局部压迫症状。病员无发热，初起时甲状腺机能正常，有时可伴有轻度甲亢表现，但当甲状腺破坏到一定程度，许多患者最后逐渐出现甲状腺功能减退，而有疲乏、怕冷、皮肤干燥、体质量增加（轻度黏液性水肿）等症状，有时可合并恶性贫血。

三、诊断和鉴别诊断

（一）亚急性甲状腺炎

（1）起病时有恶寒发热等类似上呼吸道感染症状，同时伴有甲状腺肿大，呈单个或多个结节，触之坚硬而显著压痛。

（2）实验室检查发现早期基础代谢率（BMR）测定常增高，血浆蛋白结合碘（PBI）和三碘甲状腺原氨酸（T_3）、甲状腺素（T_4）均增高，但甲状腺吸碘率则显著低于正常，一般低于10%，此种矛盾现象为本病的特点，对诊断有重要意义。甲状腺扫描多见冷结节。甲状腺穿刺活组织检查亦有诊断意义。

（3）如患者无发热等全身症状，仅有局部甲状腺表现时，需与甲状腺腺瘤伴出血或甲状腺乳头状癌等相鉴别。

（二）桥本甲状腺炎

（1）凡中年妇女有较坚实的弥漫性对称性甲状腺肿大，不论是否伴有甲状腺机能方面的改变，均应疑为本病。

（2）实验室检查发现甲状腺球蛋白抗体、甲状腺腺泡浆中微粒体抗体效价均升高，血清免疫球蛋白浓度也多升高。甲状腺穿刺活组织检查有重要诊断意义。其他如血沉增快，人人血白蛋白降低，γ 球蛋白升高，絮状试验反应阳性，血浆蛋白结合碘升高（甲状腺球蛋白部分）。如果发现甲亢或甲减表现，实验室检查也可呈现相应的变化。

四、治疗

（一）现代医学疗法

（1）亚急性甲状腺炎

肾上腺皮质激素是治疗本病最有效的药物，可选用强的松每日 20～40mg，2 周后逐渐减量，维持 1～2 个月以上；同时加用甲状腺干制剂效果较好，甲状腺素片每日 120～200mg，症状缓解后减量维持 2～3 个月。用于甲状腺肿痛特别明显、病程处于暂时性甲状腺机能低下者，疗程不宜太短，以免复发。停药后如果复发则予放射治疗，效果较持久。抗生素治疗无效。由于本病系自限性疾病，而且手术治疗极易导致甲状腺功能减退，故为禁忌证。术中一旦经病理确诊本病，应终止手术。

（2）桥本甲状腺炎

常用甲状腺激素替代疗法和免疫抑制治疗。

① 甲状腺激素替代疗法。三碘甲状腺原氨酸（T）每日 50～75ug；或甲状腺片从小量开始，每日 40mg，逐渐加至每日 120～200mg，甲状腺缩小后维持在每日 80～120mg，成人多需终生服药。长期用甲状腺干制剂治疗多有疗效。

② 免疫抑制治疗。强的松每日 15～30mg，一般用药 1～2 个月，缓慢减量后停药，不宜长期应用。

③ 手术治疗。甲状腺肿大有明显压迫症状者及合并恶性病变者应手术治疗。行甲状腺峡部切除、甲状腺大部切除及根治性切除。手术后大多继发甲低，需长期服用甲状腺制剂。

（二）中医疗法

因急性甲状腺炎和桥本甲状腺炎的病机相同，均为风热邪毒，痰湿凝聚是病变根本，所以治疗均应以疏风解毒散结为原则。痰聚必有气郁，因此治疗还当顺气。

（1）辨证论治

风热郁滞证：感冒后，头昏胀不适，或微恶寒发热，心情不畅，烦躁不安，突发颈部疼痛起包块，甚则引下颌牙龈疼痛，口干苦，尿黄，舌红苔黄，脉弦滑数。治疗原则：疏风清热，行气散结。处方：银翘散加减。金银花 12g，连翘 12g，大青叶15g，牛蒡子12g，桔梗12g，柴胡12g，枳壳12g，夏枯草15g，栀子12g，前胡12g，甘草5g。肿块甚者，加浙贝12g，海石15g；大便干者，加大黄6～12g；心悸汗多者，加麦冬15g，玄参15g；包块痛甚者，加赤芍15g，蒲公英30g。

风毒痰凝证：感冒后，头昏眩，呕恶痞闷，肢体微热，怠惰乏力，全身肌肉关节疼痛，突发颈部疼痛，一侧或两侧颈部肿大，甚则面颌或耳枕部疼痛，舌红苔黄腻，脉弦。治疗原则：疏风解毒，化痰散结。处方：荆防败毒散加减。荆芥12g，防风12g，牛蒡子12g，柴胡12g，前胡12g，茯苓12g，枳壳12g，法半夏12g，栀子12g，石膏30g，夏枯草20g，甘草5g。背强痛者，加葛根12g，羌活12g；口干口渴者，加玄参15g，麦冬15g，天花粉15g；发热者，加大青叶12g，板蓝根30g；尿黄赤者，加木通12g。

（2）外治法

① 初期宜用箍胃药，如金黄散、四黄散、双柏散，水或蜜调制外敷，每日1～2次。② 若成脓宜切开排脓，八二丹药线引流，黄金膏外敷。

（3）中成药

① 银翘解毒片，每次3～4片，每日3次。

② 抗病毒冲剂，每次1～2小包，每日3次。酌情选用。

（4）针灸疗法

阿是穴、风池、合谷、内关、大椎、丰隆，针灸并用，以针为主，可用泻法，留针振动，30min后出针。

五、预防与调护

（1）发热期应卧床休息，饮食宜较清淡。

（2）早期合并有甲亢症状者，应避免精神刺激，注意饮食营养，给予足够的热量和维生素。

（3）中期合并有甲减症状者，亦应注意饮食营养，纠正贫血。

六、中西医结合最新研究进展

（1）柴银亚甲方治疗亚急性甲状腺炎的网络药理学研究

许玉杰[1]通过网络药理学的方法探讨了柴银亚甲方治疗亚急性甲状腺炎可能的作用机制。通过中医药综合数据库等数据库筛选出柴银亚甲方有效活性成分及潜在作用靶点，并在UniProt数据库中筛选出物种为人的靶点，从而获得相关的靶点蛋白信息，用GeneCards等数据库筛选亚急性甲状腺炎的相关作用靶点，用Cytoscape软件构建药物有效成分及靶点的作用网络图，将获得的靶点进行蛋白互作网络分析（PPI），交集蛋白功能（GO）及生物通路分析（KEGG）。结果：柴银亚甲方治疗亚急性甲状腺炎的主要活性成分有241种，包括槲皮素、豆甾醇、圣草酚/黄烷酮、柚皮素、醋酸乙酯、7-甲氧基-2甲基异黄酮、木樨草、山柰酚、黄芩素、β-谷甾醇等，其主要作用靶点包括AKT1、ALB、IL6、CASP3、VEGFA、JUN、MYC、STAT3、EGFR、ESR1、HIF1A、IL1B、PTGS2、MAPK3、CTNNB1、EGF、MMP、CCND1、PPARG、FN1、FOS、CXCL8、ERBB2、CCL2、IL10、HFKBIA、HMOX1、MMP2、BCL2L1、CASP8等，通过影响特异的DNA结合转录因子受体的特异结合、信号受体激活剂活性、细胞因子受体的特异性结合、受体-配体活性、RNA聚合酶II特异性DNA结合转录因子结合、磷酸酶结合、细胞因子受体、泛素样蛋白连接酶结合、激酶调节活性、血红素结合、整合素结合等生物功能，作用于各种病毒感染通路、肿瘤坏死因子信号通路、白细胞介素17受体信号通路等通路来达到治疗亚急性甲状腺炎的目的。得出结论：柴银亚甲方可能通过黄酮类化合物等有效活性成分来抑制细胞凋亡、抗病毒感染、抑制炎症相关的细胞因子的表达，或通过降低血清VEGF水平，以及抗氧化应激反应来达到治疗亚急性甲状腺炎的作用。

（2）中西医结合诊治亚急性甲状腺炎存在问题及对策

冯春鹏[2]阐述了中西医结合诊治亚急性甲状腺炎存在的问题及对策。认为中西医结合诊治亚急性甲状腺炎（简称亚甲炎）目前存在中西医病名不规范以及局部病程阶段、病因病机认识、中药治疗及注意事项、预后等方面的问题。应对《中国甲状腺疾病诊治指南——甲状腺炎》的亚甲炎分类做局部纠正；鉴于糖皮质激素可能高概率引发永久性甲状腺功能减退和延长亚甲炎病程，故推荐西药尽量以解热镇痛药为主；中医病名应首推“瘿毒”或“瘿痈”，本病发生的内因是肝胃热盛、肝郁痰凝，从而在特殊时期与风热热毒外侵同气相求，促成对本病的易感和发生发展；中药治疗方面，初发阶段首推疏散风热联合清热解毒之法，按病期中医辨证论治，且内外合治，不可过汗伤正；治愈后不忘避风寒、节饮食、调情志，生活规律，劳逸结合，从而预防本病的复发。

（3）桥本氏甲状腺炎中医证素分布规律的临床研究

丁婉丽等[3]对桥本氏甲状腺炎中医证素的分布规律进行了研究。于2019年10月—2020年12月收集350例桥本氏甲状腺炎患者临床资料，进行中医证素判定，基于统计分析探讨桥本氏甲状腺炎中医证素分布以及和年龄、病程、甲状腺功能、甲状腺彩超的相关性。结果：桥本氏甲状腺炎病位证素以肝、脾为主，病性证素以气虚、气滞、阴虚、痰湿为主。随年龄增长，脾、痰湿、血瘀、气虚、阴虚、阳虚证素的分布均呈增加趋势（$P<0.01$，$P<0.05$）。随病程发展，脾、肾、心、气虚、阳虚证素的分布均呈增加趋势（$P<0.01$，$P<0.05$）。火热证素表现为甲状腺功能正常＞甲状腺功能亢进＞甲状腺功能减退（$P<0.05$），气虚证素表现为甲状腺功能正常＞甲状腺功能减退＞甲状腺功能亢进（$P<0.05$）。各病位证素和病性证素对甲状腺体积无明显影响。肺证素甲状腺腺体血流主要表现为正常＞减弱＞增多（$P<0.01$）。其余各病位证素和病性证素对甲状腺腺体血流无明显影响。因此得出结论：桥本氏甲状腺炎主要证素为肝、脾、气虚、气滞、阴虚、痰湿，证素与年龄、病程、甲状腺功能、甲状腺彩超具有一定相关性。

（4）桥本甲状腺炎肝郁脾虚证患者肠道菌群特征探索性研究

高云逸等[4]对桥本甲状腺炎（HT）肝郁脾虚证患者肠道菌群物种分布和丰度特征进行研究，探究其与 HT 非肝郁脾虚证患者及健康人群肠道菌群特征差异。认为 HT 肝郁脾虚证患者肠道菌群物种相对丰度发生改变，并且与 HT 非肝郁脾虚证患者肠道菌群物种丰度也有一定差异，提示 HT 患者肠道菌群改变与证候有一定关系。但本研究 HT 肝郁脾虚组部分患者兼有血瘀、气虚等证，HT 非肝郁脾虚组包含肝郁化火、脾肾阳虚、肝郁气滞、脾肾气虚等证型，这可能对 HT 肝郁脾虚组和 HT 非肝郁脾虚组肠道菌群差异性分析造成影响。健康人群拟杆菌目相对丰度低于 HT 肝郁脾虚证患者及非肝郁脾虚证患者，这与既往研究发现甲状腺功能减退型 HT 患者肠道拟杆菌门数量显著多于甲状腺功能正常型 HT 患者一致。拟杆菌目可以促进结肠中上皮内淋巴细胞数目增加，进而以髓样分化因子 88 依赖的方式产生白细胞介素-6（IL-6），IL-6 参与 HT 免疫紊乱，与 Th1/Th2 比例失衡相关[15]，提示拟杆菌目丰度增高可能是 HT 转归的危险因素。此外，HT 肝郁脾虚证多见于疾病早中期，后期多为脾肾阳虚证，脾运化功能失常可引起肠道微生态系统失去自稳状态，使肠道菌群失调，从而通过免疫相关机制对甲状腺产生影响，还可影响与 HT 相关的碘、硒等微量元素的代谢吸收。因此，这一研究结果还提示肠道菌群物种分布和丰度可能与 HT 疾病存在相关性。还发现，HT 患者普氏菌属相对丰度明显高于健康人群。有研究显示，普氏菌属丰度较高的女性表现较高水平的负面情绪，如焦虑、苦恼和敏感性等，而情志不畅与 HT 关系密切，HT 患者伴随焦虑、抑郁状态的发病率远高于一般人群，所以普氏菌属可能与 HT 相关。但也有研究认为，普氏菌属部分成员的丰度与 Th17 呈负相关，并可抑制促炎因子水平，而国内外研究多认为 Th17/Treg 比例失衡是 HT 发生、发展的重要原因，所以普氏菌属的部分成员还可能是 HT 发病的保护因素。

参考文献：

[1]许玉杰.柴银亚甲方治疗亚急性甲状腺炎的网络药理学研究[D].唐山：华北理工大学，2022.

[2]冯春鹏，闫秀峰，耿树军.中西医结合诊治亚急性甲状腺炎存在问题及对策[J].吉林中医药，2022，42（2）：191-194.

[3]丁婉丽，林燕，杜宗毓，等.桥本氏甲状腺炎 350 例中医证素分布规律的临床研究[J].中华中医药杂志，2023，38（2）：915-920.

[4]高云逸，孟淑华，肖瑶，等.桥本甲状腺炎肝郁脾虚证患者肠道菌群特征探索性研究[J].中国中医药信息杂志，2023，30（3）：132-136.

第五章　皮肤软组织感染

第一节　疖

疖是单个毛囊及其所属皮脂腺或汗腺的急性化脓性感染，致局部红肿热痛为主要表现的急性化脓性疾病。中西医病名均为“疖”。首见于《刘涓子鬼遗方》。《外科理例》谓：“疖者，初生突起，浮赤无根脚，肿见于皮肤，止阔一、二寸，有少疼痛，数日后微软，薄皮剥起，始出青水，后自破脓出。”描述了疖的临床特点。其临床特点是色红、焮热、疼痛，突起根浅，肿势限局，范围多在3cm左右，易脓、易溃、易敛。初起为毛囊性炎性丘疹，增大成红色或暗红色圆锥形毛囊性丘疹或炎性结节，基底浸润明显，质硬有压痛，经2～3天后结节中央化脓坏死，顶端有黄白色的脓栓，破溃后排出脓液和坏死组织，肿胀减退，1～2周内结痂愈合。发生于鼻及外耳道者有剧痛，常有发热、头痛不适等全身症状，周围淋巴结易肿大。好发于面颈、臂、臀部和会阴部，面部尤其位于鼻孔及上唇者的疖，因面部丰富的淋巴管及血管网与颅内血管相通，易并发海绵窦血栓性静脉炎，后果严重。一般为单发，也可多发。

一、病因和发病机制

（一）现代医学对疖病因和发病机制的认识

局部皮肤擦伤、不清洁，经常受到摩擦和刺激，可导致疖的发生。常发生于毛囊和皮脂腺丰富的部位，如颈、头面部、背部、腋窝、腹股沟及会阴等处。常见致病菌为金黄色葡萄球菌。疖的诱因为营养不良、贫血、慢性肾病、糖尿病、长期使用糖皮质激素以及免疫缺陷者如艾滋病等。

（二）中医学对疖病因病机的认识

中医学认为疖主要因火热之毒为病，其毒或因气候炎热，感受暑热，汗泄不畅，暑湿热毒蕴蒸肌肤所引起；或由恣食膏粱厚味及醇酒辛辣，脏腑蕴热，火毒结聚所致；或经抓破染毒，以致气血凝滞而成。上述病因皆可导致气滞血瘀，经络阻塞，营气不从，毒邪壅遏，使局部发生红、肿、热、痛等症状。常因内郁湿火，外感风邪，两邪搏结，蕴阻肌肤所致；或夏秋季节感受暑毒而生，或因天气闷热汗出不畅，暑湿热蕴蒸肌肤，引起痱子，复经搔抓，破伤染毒而成。或年老体弱及产妇，因气血不足、腠理疏松、卫表不固，易致邪侵，发为本病。患疖后若处理不当，疮口过小引起脓毒潴留，或搔抓碰伤，以致脓毒旁窜，在头顶皮肉较薄处尤易蔓延、窜空而成蝼蛄疖。凡体质虚弱者，由于皮毛不固，外邪容易侵袭肌肤，更易发生本病。若伴消渴、习惯性便秘等慢性疾病阴虚内热者，或脾虚便溏者，容易染毒发病，并可反复发作，缠绵难愈而成疖病。

二、临床表现

疖初起毛囊处有红、肿、热、痛的小结节，逐渐肿大并隆起，数天后中央部组织坏死，出现脓栓，红、肿、热、痛随之加重，中心部位变软，随后脓栓脱落，脓液排出，炎症随之消退而愈。轻者一般无明显的全身症状；重者，可遍体发生，少则几个，多则几十个，并出现全身不适、寒热头痛、口苦咽干、心胸烦闷、肢体困倦、大便秘结、小便黄赤、苔黄脉数等症状。

若患在头顶皮肉较薄之处，如脓成不予早泄或切口太小、引流不畅，以致头皮窜空，可转变成“蝼蛄疖”；生于大腿部和小腿部的有头疖，由于挤压或碰伤，可转变成“发”。生于面部的疖，若初起用力挤压或碰伤，则往往转成重症，尤其是面部“危险三角区”的疖，如被挤压、碰撞等，感染容易扩散，沿眼内眦静脉和眼静脉感染到颅内，引起化脓性海绵状静脉窦炎，出现延及眼部周围的红肿、硬块、疼痛，并有全身寒战高热、头痛、昏迷，甚至死亡，危险性很大。

有头疖：患处皮肤上有一红色肿块约3cm大小，焮热疼痛，突起根浅，中心有一脓头，出脓即愈。

无头疖：皮肤上有一红色肿块，范围约3cm左右，无脓头，表面焮热，触之疼痛，2～3日化脓后为一软的脓肿，溃后多迅速愈合。亦有遍体发生，多则数十个，或有簇生在一起，状如满天星布，破流脓水成片，局部潮红胀痛，并伴全身症状。生在面部者，初起如用力挤压或碰撞则可转成疔疮。生在头顶者，如脓成未予及时切开排脓，或切口过小，引流不畅，可致头皮窜空，而成蝼蛄疖。生在大腿部和小腿部的有头疖，若挤压或碰撞可以转变成发。

蝼蛄疖：多生于儿童头部。临床常见两种类型。一种是疮形肿势虽小，但根脚坚硬，溃破出脓而坚硬不退，疮口愈合后，过一时期还会复发，常为一处未愈，他处又生。另一种疮大如梅李，相联三五枚，溃败脓出而其口不敛，日久头皮窜空，如蝼蛄串穴之状。不论何型，局部皮厚且硬者较重，皮薄成空壳者较轻。若无适当治疗，迁延日久，可有颅骨损伤，待死骨脱出后，方能收口。

疖病：好发于项后、背部、臀部等处，几个到数十个，反复发作，缠绵经年累月不愈。亦可在身体各处散发，此处将愈，他处又起，或间隔周余、月余再发。患消渴、习惯性便秘、营养不良者较易患病，应酌情进行血糖、免疫功能、微量元素等方面的检测。

三、诊断和鉴别诊断

（一）诊断

（1）根据上述临床症状。

（2）辅助检查必要时可进行血常规、血糖、免疫功能等方面的检查。

（二）鉴别诊断

痈：痈常为单发，初起无头，局部顶高色赤，表皮紧张光亮，肿势范围较大，6～9cm，初起即伴有明显的全身症状。范围较疖为大，好发于颈部、腋下、腹股沟等处。

颜面疔疮：颜面疔疮肿胀范围显著大于疖，初起有粟粒状脓头，根脚较深，状如钉丁，肿势散漫，出脓时间较晚且有脓栓，大多数患者初起即有明显的全身症状。

囊肿性痤疮：囊肿性痤疮好发于面颊部和背部，初起多为坚实丘疹，挤压后有豆渣样物质，反复挤压形成大小不等的结节，常继发化脓感染，破溃流脓，形成窦道和瘢痕，一般病程较长，30 岁以后少发。

四、治疗

（一）现代医学疗法

疖的现代医学疗法以局部治疗为主。初起可热敷、理疗、药物外敷，促其吸收消散。脓栓出现时，在其顶部涂石炭酸或2.5%碘酒，促进坏死脱落。如成脓有波动感变软时，可切开引流。面部疖应避免切开、挤压，并给予流食，少说话，以防感染扩散。面部疖和有全身症状的疖和疖病应给予抗生素治疗，并增加营养。患有糖尿病者应同时治疗糖尿病。疖诊断明确后需警惕可能的基础疾病，对于预防复发和合理治疗有帮助。

（二）中医疗法

（1）内治法

初期：患处结肿，根脚浮浅，范围局限，色红，焮热疼痛，一般无明显全身症状，或有发热，大便秘结，小便黄赤。舌红苔薄黄，脉浮数。病机为暑湿热毒，蕴结肌肤。治以清暑利湿，解毒消肿。可用清暑汤加减。常用药：鲜藿香、青蒿、牡丹皮、金银花、连翘、赤芍、茯苓、生甘草等。暑湿偏重者加白豆蔻、薏苡仁；暑热偏重者加生石膏、知母；小便赤涩者加淡竹叶、车前子；气阴不足者加西洋参、麦冬。

中期：疮形高突，疼痛加剧，按之应指，溃出黄白色脓液，全身多伴有发热、头痛、胸闷、纳呆等症。舌红苔黄，脉洪数。病机为暑热蕴结、肉腐成脓。治宜清解暑热、透脓托毒。方用清暑汤合黄连解毒汤加减。常用药：鲜藿香、鲜佩兰、金银花、连翘、赤芍、黄芩、黄连、生甘草等。脓成未溃者加生黄芪、炮穿山甲片、皂角刺；通体而发、郁热肿痛者加生地黄、牡丹皮、水牛角等。

后期：脓液渐尽，肿痛亦缓，全身症状逐渐消失，2～3 日后收口愈合。少数患者可见此处刚愈、它处又起。病机为余毒未尽，气阴不足。治宜清解余毒，益气养阴。方用王氏清暑益气汤加减。常用药：生石膏、竹叶、麦冬、知母、金银花、当归、生甘草。新疮继发者，宜四妙汤加味，药用生黄芪、金银花、当归、生甘草、连翘，牡丹皮、重楼、蒲公英等。

（2）外治法

初期箍毒消肿。金黄膏、玉露膏外敷患处，或用三黄洗剂湿敷；或用新鲜的蒲公英、紫花地丁、芙蓉叶、马齿苋、丝瓜叶、乌蔹莓等，选用 1～2 种捣烂外敷，1 日 2～3 次。中期切开排脓。后期脓腐未尽掺九一丹提脓祛腐，脓腐已尽可由其自行愈合。

（3）中药成药。

① 六神丸或六应丸每次 10 粒，1 日服 3 次，小儿酌减。用于各种暑疖。

② 清解片每次 10～15 片，1 日服 3 次，儿童减半，婴儿服 1/3。

五、预防与调护

（1）增强机体抵抗力，加强锻炼，积极治疗导致机体抵抗力下降的疾病。

（2）注意个人卫生。无论是患者或是健康人都应注意保持局部皮肤清洁卫生，勤洗澡，勤修剪指甲，勤理发，勤换内衣，衣服应宽松，切忌穿紧身衣。

（3）注意改善工作环境。常在高温环境条件下工作的人，应做好防暑降温措施，如常饮冷饮，头戴冰帽或用凉毛巾冷敷。有条件者还可安装风扇或空调，以改善高温工作环境。

（4）已患疖者，要避免挤压和碰伤。尤其是发生于眼、口、鼻危险三角区的疖，更不能挤压，以防发生严重并发症。

（5）忌食酒类等辛辣刺激性食物，控制基础性疾病。

六、中西医结合最新研究进展

（1）朱槿花苞提取物治疗皮肤疖痈溃疡及其机制研究

姜霁洋等[1]研究朱槿花苞提取物对小鼠皮肤疖痈溃疡模型的治疗作用，并对其可能作用机制进行了探讨。将昆明小鼠分为模型组、阳性药组和朱槿花苞正丁醇萃取物（HrBN）组，采用小鼠疖痈模型，观察给药后实验结果。将昆明小鼠分为模型组、阳性药组和 HrBN 低、中、高剂量组，采用小鼠全层切除模型，观察给药后实验结果。通过体外抗菌实验检测朱槿花苞提取物抗菌 MIC 和抑菌圈。通过碳粒廓清实验测定朱槿花苞提取物对小鼠巨噬细胞廓清作用的影响，计算 K 和 α 值。结果显示 HrBN 对疖痈溃疡修复效果明显，并呈现量效关系。HrBN、朱槿花苞乙酸乙酯萃取物（HrBE）及 AB-8 树脂体积分数 0.3 乙醇段、0.6 乙醇段的抗菌作用明显。HrBN 及朱槿花苞乙醇提物（HrBA）高剂量能够增加 K 和 α 值。认为 HrBN 在动物实验中体现了良好的皮肤疖痈溃疡修复作用，其疗效与抗菌活性和免疫增强作用可能有关。

参考文献：

[1] 姜霁洋，徐涵，白雪婷，等朱槿花苞提取物治疗皮肤疖痈溃疡及其机制研究[J].中国药理学通报，2015，31（8）：1085-1091.

第二节　痈

痈是指毛囊及其周围组织发生的急性化脓性感染，涉及多个相邻的毛囊，融合成片。相当于现代医学的化脓性淋巴结炎，是一种发生于皮肉之间的急性化脓性疾患。由金黄色葡萄球菌侵入多个相邻毛囊及其所属皮脂腺或汗腺所引起。本病的临床特点是：局部红肿热痛，光软无头，结块范制较大、发病迅速、易肿、易脓、易溃、易敛、可伴恶寒、发热、口渴等全身症状，一般不致损筋伤骨，也不会造成陷证。临床上有“内痈”与“外痈”之分，内痈生于脏腑，病灶深隐难窥；外痈发于体表，病灶浅显易见，这里叙述的是外痈。由于本病的发病部位不同，而有许多名称，如生于体表肌肤间的叫“一般痈”，生于颈部的叫“颈痈”，生于腋下的叫“腋痈”，生于脐部的叫“脐痈”，生于胯腹部的叫“胯腹痈”，生于委中穴的叫“委中痈”，发于颈后者称“脑疽”或“对口疽”，发于背部者称“搭背”。常发生于机体抵抗力低下者，如糖尿病、肾炎、营养不良、心力衰竭、低丙球蛋白血症、剥脱性皮炎、天疱疮以及长期使用糖皮质激素者。好发于皮肤坚韧、肌肉丰厚之处，项背部最多见。

一、病因和发病机制

（一）现代医学对痈病因和发病机制的认识

现代医学认为痈主要是金黄色葡萄球菌感染所致。金黄色葡萄球菌使多个邻近的毛囊发生深部感染，感染常从一个毛囊底部开始沿深部阻力较小的脂肪组织蔓延至邻近的皮下组织和深筋膜，再向上穿入毛囊群而形成多个脓头，引起聚集性痈肿，其真皮与深筋膜间为致密纤维束，其周围的血管多有炎性栓塞，局部组织压力较高。常发生于贫血、营养不良、慢性肾病、糖尿病、低丙种球蛋白血症、长期使用糖皮质激素或严重的全身性皮肤病如剥脱性皮炎、天疱疮等患者。

（二）中医学对痈病因病机的认识

中医学认为痈的形成为以下各种因素阻于皮肉之间，聚而成形，发为痈肿，热盛肉腐则成脓。（1）外感六淫，以火毒为主，发病部位不同，感受邪气各异。颈痈为外感风湿、风热挟痰上壅；委中毒，胯腹痈则为感受湿热、湿毒。（2）饮食不节，情志不畅，脏腑内蕴火毒。颈痈为肝胃火毒上攻；腋痈为肝脾血热兼忿怒气郁；脐痈为心脾湿热流入小肠。（3）外伤染毒。颈痈多因头面、口腔破损染毒或疖疔并发，腋痈则为上肢破损、疖疗，毒邪循经流窜而致；脐痈则为脐窝湿疹抓破染毒而成。总病机为毒邪阻塞经络，造成气血凝滞，聚而成形，发为痈肿。总之，痈之成因多由外伤染毒所致，发于上部之痈（如颈痈）多因外伤后外感风温、风热之邪；发于下部者多因外伤后下受湿热之邪，或因饮食不节、过食膏粱厚味致脾失健运、湿热内生；发于中部者，多因情志不畅、肝失调达致气机郁滞，久则气郁化火。

二、临床表现

其临床特点是局部红肿热痛，发病迅速，初起无头，红肿疼痛，结块范围多在6～9cm左右，易肿、易脓、易溃、易敛，或伴有恶寒、发热、口渴等全身症状。任何年龄均可发病，性别上也无明显差异。痈的临床表现主要按初期、成脓、溃后三期来辨。初期为未成脓，表现为患部突然肿胀、很快结块、焮热疼痛，位置深的皮色不变，位浅的皮肤焮红，逐渐增大高肿，全身可伴恶寒发热等表热证。成脓期约在7日左右，脓成时局部为肿块局限、高突，痛如鸡啄，按之中软应指。溃后期，多数为脓出后肿消痛减热退，逐渐伤口愈合。若疮口过小，脓引不畅则肿硬不消，脓水稀薄，久不收口。颈痈、腋痈、脐痈除有以上痈的特点外，尚各有特征，如：

颈痈，即为颈淋巴结化脓性炎症，多发于儿童，生于颈旁两侧初起皮色不变，其他症状回痈，临床应与痄腮、臖核相鉴别。作腮发于腮部，以耳垂下方为中心，常双侧发生，色白湍肿，酸胀痛轻，不化脓，1 周左右消退，有传染性。臖核为颈项部慢性淋巴结炎，形小，活动，轻度疼痛，肿势不重，无全身症状，不化脓。腋痈多由上肢感染引起，初起暴肿，皮色不变，影响上肢活动，2 周左右脓成，溃后表现同一般痈。若疮口不大，或切口位置过高，可导致袋脓，则肿势不返，影响愈合。腋痈注意应与腋疽相鉴别。腋疽即腋淋巴结核，可因小儿肩臂接种卡介苗引起。症为局部结块，疼痛较轻，3 个月后脓成，溃后脓水稀薄，夹有败絮样物质，收口缓慢。脐痈是生于脐部的浅表脓肿，多因脐窝湿疹，搔抓破损染毒而成。部分患者则为先天脐尿管闭合不全，导致长期脐窝渗出，刺激脐窝，形成湿疹。初起脐部微红微肿，逐渐高突肿大，疼痛。溃后脓液稠厚无臭味者，较易愈合。如脓出臭秽，夹有粪汁，疮口胬肉高突，脐孔下方有硬索条者，则属已透膜成漏，往往不易愈合。

三、诊断和鉴别诊断

（一）诊断

痈的诊断主要根据临床表现和理化检查。（1）初起皮肤出现大片酱红色炎性浸润，边界不清，坚肿不适，继则焮热红肿疼痛，形成粟粒样脓头。治不及时，则向周围及深部扩散，脓头相继增多，溃破之后，状如蜂窝。（2）切开或溃后，若脓液畅出，则肿消痛减，身热渐退，疮口渐愈。体虚或糖尿病患者，病程较长，且易并发败血症。（3）可伴寒热不适、纳呆等全身症状，病情严重者可出现寒战、高热甚至壮热等全身反应。（4）血常规化验示白细胞总数及中性粒细胞明显增高。（5）脓培养可确定致病菌种类，并发败血症者血培养呈阳性。（6）疑有糖尿病者应查血糖及尿糖。

（二）鉴别诊断

（1）项部硬结性毛囊炎。常需和颈痈相鉴别，但后者发生于项部，初为毛囊炎，多个聚集、融合形成增殖性硬结、瘢痕性斑块，无坏死，全身症状不明显。

（2）蜂窝织炎局部呈弥漫性浸润性红肿，境界不清，炎症范围更广，表面无多个脓头。

（3）脓藓常见于头发部，为毛囊性脓疱，形成片状红肿的痈状隆起，无溃破口，患处头发常易折断及拔出，且可找到真菌。

四、治疗

（一）现代医学疗法

在痈初起，还未成脓时，可局部外涂碘酒及酒精。积极对症治疗原发病灶，如局部皮肤破损、湿疹等。饮食宜清淡，忌食辛辣刺激之品。疼痛明显时，可口服适量的镇痛剂。全身症状明显者需抗感染治疗，总的原则是抗菌消炎，控制感染。如0.9%氯化钠溶液500ml+青霉素钠盐800万U，用法：静脉滴注，一天1次（用前皮试）。若脓肿形成，须行手术切开引流

（二）中医疗法

（1）内治法

因痈的基本证型为火毒凝结证。故治疗原则应以清热解毒、流通气血、驱除毒邪为主。并参酌病变所患部位、病程的阶段，分证论治。在初起尚未化脓阶段，当折其毒势，“以消为贵”。究其病因，清除其源，火盛宜清，热爽宜下，风淫于上宜疏，湿受于下官利，行其气血，令其条达。化脓阶段，若化脓迟缓，气血充实者，就当透托，促其早熟、早溃；若脉沉数或沉数无力，局部散漫，色现暗红，痛不甚剧，为气虚不能托毒成脓外达，应宜补托，使病邪移深居浅，透脓外泄。若毒聚脓熟，应及时切开，免使脓毒旁窜深溃，外用提脓祛腐之品。溃后若气血充沛，肿消痛减，脓出黄稠者，可单用外治，予生肌长肉之品外用即可，疮口则自敛而愈合。

若溃后身热不解，局部红肿不消者，为正虚邪恋，宜清补之；若疮口敛迟，气血虚弱，宜补益气血，自然平复。

初期：初起患处皮肉之间突然肿胀不适，光软无头，很快形成结块，表皮色红，焮热疼痛，其后肿块逐渐增大，高肿坚硬，可有恶寒、发热、头痛、恶心等症状。舌苔黄腻、脉象洪数。病机为外感风热湿毒，气血壅滞。治以疏风清热、行气活血。方用仙方活命饮加减。常用药：金银花、防风、白芷、当归、赤芍、浙贝母、天花粉、制乳香、野菊花等。

中期：一般在7d左右成脓。当化脓时，局部肿势明显，疼痛加剧，痛如鸡啄，中软应指，伴全身发热，头痛。舌红，苔黄，脉数。病机为热毒壅滞，肉腐成脓。治以清热解毒，托毒排脓。方用金银花解毒汤合透脓散加减。常用药：金银花、连翘、蒲公英、紫花地丁、野菊花、炮穿山甲片、生黄芪、川芎、当归、皂角刺等。热毒炽盛者加黄连、黄芩、生地黄。后期则痈破出脓，质稠厚色黄白，或夹杂紫红色血块。脓出通畅则局部肿消痛止，诸症悉减，逐渐收口而愈，若溃后脓出不畅，

疮门四周仍坚硬，或脓水稀薄，疮面新肉不生，可能因疮口过小所致，或与体质虚弱有关。病机为余毒未尽，气血耗伤。治以补益气血，清解余邪。方用八珍汤加减。常用药：党参、茯苓、炒白术、当归、金银花、赤芍、蒲公英、紫花地丁、生甘草。

（2）外治法

初期宜箍毒消肿，用金黄散，玉露散调敷患处，1～2 天换 1 次。中期脓成时切开排脓。后期宜提脓祛腐、生肌收口。脓腐多者可用八二丹、九一丹直接掺于疮面以提脓祛腐；脓腐已脱、脓水将尽之时，外用生肌散、生肌玉红膏。若脓流不畅，而疮口过小，脓腔过大，宜采取扩创手术：如有袋脓现象，则先用垫棉法，如果无效，则应行扩创引流。

（3）中成药疗法

六应丸：每次 10 粒，1 日服 3 次；儿童减半；婴儿服 1/3

清解片：每次 5 片，1 日服 3 次；儿童减半；婴儿服 1/3。

三黄片：每次 4～6 片，每日 3 次，口服。适用于颈痈、腋痈。

牛黄解毒片：每次 4～6 片，每日 3 次，口服。适用于颈痈、腋痈。

黄连上清丸：每次 9g，每日 3 次，口服。适用于颈痈、腋痈。

龙胆泻肝丸：每次 6g，每日 3 次，口服。适用于脐痈。

清热解毒口服液：每次 30ml，每日 3 次，口服。适用于颈痈、腋痈。

双黄连粉针剂：每次 1.8g，加入 5%葡萄糖注射液 500ml 内静脉滴注，每日 2 次。

穿心莲浸膏片：每次 4～6 片，每日 3 次，口服。

穿心莲内酯片：每次 0.1～0.15g，每日 3 次，口服。

穿心莲内酯注射液：每次 0.1～0.2g，每日 2 次，肌肉注射；或每次 0.75g，加入 5%葡萄糖注射液 500ml 内，静脉滴注，每日 1 次。

五、预防与调护

（1）调整饮食。饮食宜清淡，高热时宜卧床休息并多饮开水。平时应少食辛辣刺激之品，忌饮烈性酒，以防辛辣之品损伤脾胃，致使肠胃积湿生热而诱发本病或加重病情。应多食新鲜蔬菜、水果，保持大便通畅。

（2）注意卫生，保持皮肤清洁。尤其是暑天，天气炎热，常因工作环境差，或工作繁忙而汗湿衣襟，加之更换内衣不勤，容易发生本病。因此，应养成良好的生活习惯，经常更换内衣，洗洗淋浴，保持皮肤清洁、干燥、卫生。

（3）应积极治疗原发疾病和慢性疾病。原发疾病，如毛囊炎、疖肿、湿疹等。

（4）防止搔抓。无论是颈部、腋部、脐部或是身体其他部位皮肤有破损或有湿疹，都应积极对症治疗，避免用力搔抓，因搔抓后可继发感染而形成脓肿。

（5）锻炼身体，提高抗病能力。

六、中西医结合最新研究进展

（1）基于数据挖掘的古今肺痈方组方用药特点研究

杨昱斌等[1]基于数据挖掘对古今肺痈方的组方用药特点进行了研究。以关联规则和系统聚类等方法挖掘出核心药物与药物组合，为临床治疗肺痈提供了用药思路和依据。通过收集并整理《中医方剂大辞典》和国家知识基础设施数据库（CNKI）、中国学术期刊数据库（CSPD）及中文科技期刊数据库（CCD）等数据库所收录的古今治肺痈方剂，采用 SPSSModeler 软件进行关联规则分析、SPSSStatistics 软件进行聚类分析及因子分析。结果：纳入古方 127 首、现代文献方剂 234 首，共 361 首方剂、300 味药；古今方核心药物均有甘草、桔梗、薏苡仁、贝母、瓜蒌、桑白皮、杏仁、陈皮等清肺化痰、排脓解毒药；古方多用人参、天冬、当归等扶正祛邪，现代文献中多用鱼腥草、金银花、蒲公英等药清热解毒。关联规则结果显示，常用的 2 药组合有甘草-桔梗、薏苡仁-冬瓜子、金银花-连翘等药对，常用的 3 药组合有薏苡仁-冬瓜子-桃仁、黄芩-鱼腥草-桔梗等药组；聚类分析和因子分析主要形成“桃仁、冬瓜子、薏苡仁、芦根、黄芩、鱼腥草、金银花、连翘、蒲公英”“茯苓、陈皮、半夏、瓜蒌、知母、桑白皮”“甘草、桔梗、贝母”“黄芪、当归”等组合。

（2）消痈散结汤对浆细胞性乳腺炎模型大鼠 Th1/Th2 细胞因子平衡及上皮连接蛋白表达的影响

郑丽等[2]观察了消痈散结汤对浆细胞性乳腺炎模型大鼠 Th1/Th2 细胞因子平衡及上皮连接蛋白表达的影响，探讨了消痈散结汤的可能作用机制。将 36 只 SPF 级 SD 雌性大鼠随机分为正常对照组、模型组、消痈散结汤组，每组各 12 只。模型组、消痈散结汤组大鼠乳腺组织注射临床 PCM 患者浆乳组织混悬液，建立浆细胞性乳腺炎大鼠模型。造模成功后，消痈散结汤组给予消痈散结汤 0.3mg/（kg•d）灌胃，正常组和模型组等体积生理盐水灌胃，干预 2 周。干预结束后，酶联免疫吸附法检测大鼠乳腺匀浆组织血清白细胞介素 4（Interleukin-4，IL-4）、白细胞介素-6（Interleukin-6，IL-6）及干扰素-γ（Interferon-γ，IFN-γ）含量，免疫组化法检测大鼠乳腺组织 CD138 阳性浆细胞比例，HE 检测大鼠乳腺组织形态学改变，免疫组化法检测大鼠乳腺组织中上皮连接蛋白 E-cadherin、ZO-1 及 Claudin3 的表达水平。

结果与正常组比较，模型组大鼠乳头内陷、乳房肿块，部分可见乳头溢液、皮肤破溃，血清 IL-4 水平减少，IL-6、IFN-γ 增加，乳腺组织导管上皮 E-cadherin、ZO-1 及 Claudin3 的蛋白表达降低，浆细胞标记 CD138 表达水平升高，差异均有统计学意义（$P<0.05$）。与模型组比较，消痈散结汤组大鼠乳头内陷及乳头溢液程度减轻，肿块体积变小。血清 IL-6、IFN-γ 减少，乳腺导管上皮 E-cadherin、ZO-1 及 Claudin3 的表达增加，CD138 表达减少，差异均有统计学意义（$P<0.05$）。得出了结论：消痈散结汤能够减轻浆细胞性乳腺炎模型大鼠病理损伤，可能与平衡 Th1/Th2 细胞因子，增加上皮连接蛋白表达有关。

（3）清痈饮对肛周脓肿术后创面愈合及 CCL2 因子表达的影响

单苏圆等[3]将清痈饮对肛周脓肿热毒炽盛证术后创面愈合及肉芽组织趋化因子配体 2（CCL2）因子表达量的影响进行了研究。将 60 例肛周脓肿热毒炽盛证患者随机分为治疗组和对照组，每组各 30 例。2 组均采用脓肿切开术，术后对照组采用西医常规治疗，治疗组在对照组基础上加用清痈饮治疗。比较 2 组创面疼痛评分、创面分泌物评分、创面愈合时间、创面愈合率及 CCL2 因子表达量。治疗组术后第 5、8 天创面疼痛评分及创面分泌物评分均低于对照组（$P<0.01$）。治疗组创面愈合平均时间短于对照组（$P<0.01$）。治疗组术后第 14、21、28 天创面愈合率均高于对照组（$P<0.01$）。治疗组术后第 7、14 天 CCL2 因子表达量低于对照组（$P<0.01$）。得出结论：清痈饮可通过下调 CCL2 因子的表达来缓解肛周脓肿热毒炽盛证术后的创面疼痛，减少创面分泌物，促进创面愈合，缩短创面愈合时间。

参考文献：

[1]杨昱斌，范欣生，张一鸣.基于数据挖掘的古今肺痈方组方用药特点研究[J].世界中医药，2023，18（9）：1304-1308.

[2]郑丽，杨斌，张晓军，等.消痈散结汤对浆细胞性乳腺炎模型大鼠 Th1/Th2 细胞因子平衡及上皮连接蛋白表达的影响[J].世界中西医结合杂志，2023，18（2）：277-281，288.

[3]单苏圆，周露，赵诚.清痈饮对肛周脓肿术后创面愈合及 CCL2 因子表达的影响[J].湖南中医杂志，2022，38（11）：15-18.

第三节 丹毒

丹毒是指皮肤突然发红，色如涂丹的一种急性感染性皮肤疾病。丹毒是指皮肤及其网状淋巴管的急性感染性疾病，西医亦称为丹毒。主要致病菌为A组β-溶血性链球菌。常由皮肤或黏膜的轻微损伤诱发此病，致病菌可潜伏于淋巴管内，易引起复发。病起突然，恶寒发热，局部皮肤忽然变赤，色如丹涂脂染，焮热肿胀，迅速扩大，发无定处，一般不化脓。又名丹疹、丹熛、天火。《诸病源候论•丹毒病诸候》说："丹者，人身忽然焮赤，如丹涂之状，故谓之丹。"本病由于发病部位不同而有许多名称，如发于头面的叫抱头火丹；发于胸腹腰胯的叫内发丹毒；发于下肢的叫流火；新生儿丹毒则名赤游丹。本病一般好发于小腿及头面部。

一、病因和发病机制

（一）现代医学对丹毒病因和发病机制的认识

现代医学认为丹毒主要是由A族乙型溶血性链球菌侵入所致，多由皮肤或黏膜轻微外伤处浸入，也可由血行感染引起。足癣、小腿溃疡、瘙痒性皮肤病皮肤皲裂、轻微摩擦或轻微外伤均可诱发。复发性丹毒系细菌潜伏于淋巴管内，每当机体抵抗力降低时，即可复发

（二）中医学对丹毒病因病机的认识

中医学认为丹毒总由血热火毒为患。由于素体血分有热，外受火毒，热毒蕴结，郁阻肌肤而发。但因所发部位、经络不通，其火热和所兼挟之邪稍有差异。凡发于头面部者，多挟有风热；发于胸腹腰胯部者，多挟有肝脾湿火；发于下肢者，多挟有湿热；发于新生儿者，多由胎热火毒所致。多数发生于下肢，其次为头面部。新生儿丹毒，常为游走性。可有肌肤破损等病史。或由于肌肤破损（如鼻腔黏膜、耳道皮肤或头皮破伤，皮肤擦伤，脚湿气糜烂，毒虫咬伤，臁疮等），毒邪乘隙侵入而成。

（1）血分热毒：由于素体血分有热，外受火毒，热毒蕴结，郁阻肌肤而发。《圣济总录•诸丹毒》 言："热毒之气，暴发于皮肤间，不得外泄，则蓄热为丹毒。"

（2）破损染毒：或由于肌肤破损 （如鼻腔黏膜、耳道皮肤或头皮破伤，皮肤擦伤，脚湿气糜烂，毒虫咬伤，臁疮等），毒邪乘隙侵入而成。

二、临床表现

丹毒的症状表现在全身症状和局部症状两个方面。潜伏期一般为2～5天。全身症状出现较早，可先于或与局部症状同时发生，表现为高热、恶寒、头痛，周身不适。继而局部出现水肿性片状红疹，边缘清楚并稍隆起，指压后红色消退，手指离开后，红色可迅速恢复；红肿迅速向四周蔓延时，初始中间红斑较淡，随后中央的红色消退、脱屑，颜色转为棕黄；患处皮温高、表面紧张发亮，有触痛、灼痛，并出现硬结和非凹陷性水肿；邻近淋巴结肿大。好发于小腿、颜面部，也可出现脓疱或水疱。若见壮热烦躁，神昏谵语，恶心呕吐者，为毒邪内攻。发于下肢者，易反复发作，导致淋巴水肿，形成象皮肿；新生儿、老年人发病比较严重。

三、诊断和鉴别诊断

（一）诊断

（1）临床表现。局部皮肤先为小片红斑，迅速蔓延成片，略高出皮肤，境界清楚，玉之红色稍退，指起即复。重者红肿处可伴发瘀斑、瘀点，或见大小不等的水疱，红斑向周围扩散的同时，中心处可由鲜红转为暗红或棕黄色，经过5～6天后，发生脱屑，逐渐痊愈，一般不化脓，全身症状常先有怕冷、头痛、骨节酸楚，数小时后即出现高热，可有胃纳不香、便秘溲赤.舌红、苔薄白或薄黄，脉洪数或滑数等。由于发病部位不同，临床表现各异：发于头面者，面目肿胀，重者两目不能开视；发于小腿者，先肿于小腿，亦可延及大腿，愈后容易复发，常因反复发作而形成大脚风（象皮腿），新生儿丹毒往往游走不定，多伴寒战高热、烦躁呕吐等全身症状，重者可有生命危险。

（2）理化检查。血常规检查白细胞计数及中性粒细胞增高。

（二）鉴别诊断

（1）发。病变位于皮下疏松结缔组织，肿胀较甚，疼痛拒按，皮色暗红，中间明显，周围较淡，边界不清。化脓时跳痛较甚，伴高热、烦躁不安。发局部虽红，但中间隆起而色深，四周较淡，边界不清，胀痛呈持续性，化脓时跳痛大多可坏死、溃烂；全身症状没有丹毒严重，不会反复发作。

（2）接触性皮炎。接触性皮炎有明显的刺激物及致敏原接触史，接触部位有丘疹、水疱、糜烂等，境界清楚，瘙痒明显，患者无全身症状。

（3）蜂窝织炎。蜂窝织炎感染部位浸润较深，可有深部化脓、红肿，境界不清，炎症中央红肿最著，破溃后可排出脓液及坏死组织。

（4）类丹毒。类丹毒通常发生于手部，有屠宰或接触家禽、鱼类史。皮损为紫红色色斑，不化脓，一般不发生水疱；局部症状较轻，一般无明显全身症状，猪丹毒杆菌接种实验阳性。

（5）药毒。有服药史；发于头面部者也可见脸面红肿，两目合缝，但界限不清；一般无明显的全身症状。

（6）瓜藤缠。好发于青年女性；侵及下肢，常绕胫而发，分布于小腿伸侧；皮肤色红漫肿，疼痛或压痛，但皮下可扪及结节；常反复发作。

（7）面游风毒。病发突然，焮热红肿，两目合肿，然界限不明显；发病前一般无恶寒发热病史，常有服药或食物史。

四、治疗

（一）现代医学疗法

丹毒治疗以保守方法为主。措施包括：抬高患肢，局部可用50%硫酸镁液湿敷。全身应用抗菌药物，静脉滴注如青霉素、头孢类敏感的抗生素。抗感染治疗，首选青霉素。青霉素过敏者可用复方磺胺甲唑、头孢拉啶等口服。丹毒患者需注意休息，抬高患肢。局部肿胀明显者可用50%硫酸镁湿敷，或用鱼石脂软膏外敷。全身应用抗菌药物，首选青霉素，也可选用敏感的头孢菌素、克林霉素或红霉素治疗，体温消退后仍需继续用药3～5天，以免丹毒再发。对下肢丹毒，如同时伴有足癣，应将足癣治好，以减少复发机会。

（二）中医疗法

本病发病与风热、血热、湿热关系至为密切，基本病机为血热火毒，治以凉血清热、解毒化瘀为基本原则。临床根据发病部位的不同，施治又有所区别，发于头面者，属风热化火，需兼散风清火；发于胸腹腰胯者，属肝脾湿火，需兼清肝泻脾；发于下肢者，属湿热化火，需兼利湿清热。在内治的同时应结合外敷、熏洗、砭镰等外治法。

（1）内治法

风温邪毒证：多发于头面部，初起局部皮肤先为小片红斑，迅速蔓延成片，肿胀疼痛，境界清楚，重者可见大小不等的水疱，同时伴见怕冷、头痛、骨节酸楚，其后出现高热，可有胃纳不佳、溲赤，苔薄白或薄黄，舌红，脉洪数或滑数等。病机为风温邪热，郁于肌肤。治以疏风清热解毒。方用普济消毒饮加减、常用药：黄芩、黄连、玄参、甘草、连翘、板蓝根、牛蒡子、柴胡、升麻、大黄、生石膏、炙僵蚕。

肝火热毒证：多发胸腹腰胯，皮肤潮红、焮热肿胀疼痛，伴口苦咽干、胁痛。舌红，苔黄，脉弦数。病机为肝火热毒、郁于肌肤。治以清肝泻火解毒。方用龙胆泻肝汤加减。常用药：龙胆草、栀子、黄芩、车前子、泽泻、牡丹皮、赤芍、牛膝等。

湿热下注证：多发于下肢，先肿于小腿，亦可延及大腿，皮肤肿胀、潮红、焮热、疼痛，发热、渴不欲饮。舌红，苔黄腻，脉濡数。病机为湿热下注，郁于肌肤。

治以清热利湿解毒。方用五神汤加减。常用药：川牛膝、紫花地丁、车前子、生甘草、牡丹皮、赤芍、泽泻、泽兰、防己等。

（2）外治法

外治法可用外敷箍毒消肿药或用砭镰法，叩刺局部皮肤，放血泄毒。

外敷法：用金黄散或玉露散冷开水调敷；或用鲜野菊花、蒲公英、鲜紫花地丁等，捣烂外敷。

砭镰法：患部消毒后，用七星针或三棱针叩刺患部皮肤，放血泄毒，并配合拔火罐，适用于流火，可减少复发，但抱头火丹及赤游丹禁用。

（3）中成药

① 二妙丸。每次 6g，1 日服 3 次。适用于下肢丹毒。

② 银黄口服液。每次 10ml1 日服 3 次。发于头面、胸胁、下肢丹毒均可用。

五、预防与调护

（1）预防脚气。平素应养成勤洗脚的良好习惯，保持下肢清洁卫生，袜应勤洗，鞋应勤晒，尤其是脚容易出汗的人，更应注意，有条件者可以经常更换鞋袜，以免造成趾间糜烂，继发感染而发本病。

（2）防止过劳。无论是脑力劳动者还是体力劳动者，也不论是体育运动还是娱乐活动，都不能时间过长，劳动量过大，过度劳累，能耗伤人体的气血，气血不足，机体抵抗能力下降，若偶遇皮肤破损即可继发感染，发生本病。因此，应劳逸结合，加强体育锻炼，提高机体的抗病能力。

（3）防止再发。本病痊愈后，往往在原发部位有反复再发的倾向，应保护原发部位，防止意外撞伤、虫叮、蚊咬或用力搔抓，如有原发部位破损，应积极治疗，控制感染。

（4）积极治疗原发病，如足癣、感染等，皮肤破损处要及时清创处理。在治疗期间尤应不忘治疗原发病，杜绝边治丹毒，边感染丹毒链球菌的不良循环。

六、中西医结合最新研究进展

（1）基于 Citespace 的丹毒中医药研究知识图谱可视化分析

严继祥等[1]围绕丹毒中医药研究开展系统的文献计量和可视化分析，探索该领域的发展状况、研究热点和前沿动态。计算机检索中国知网，检索时限为 2001 年 1 月 1 日—2021 年 12 月 31 日，收集已发表的丹毒中医药研究文献。应用 CiteSpace5.5.R2 软件对纳入文献进行关键词、作者、机构的共现分析，绘制可视化图谱。共获得 1081 条题录，经筛选纳入 594 篇。通过可视化分析发现 3 个小规模团队，分别为黄玮宏、朱永康、阙华发等的研究团队。研究机构主要来自天津中医药大学、江苏省中医院、山东中医药大学。研究的热点集中在临床研究和医家经验研究方面。所以认为丹毒中医药研究虽然形成了一定数量的团队和机构，但核心研究者发文量较少，同时也缺乏多机构广泛合作。中医药治疗丹毒方式多样，临床可根据实际情况选择治疗方案，尤其在外治法方面，具有简便廉验、安全性高等特点和优势，值得临床推广，也是未来丹毒中医药研究发展的趋势。

（2）基于数据挖掘探究内服中药治疗丹毒用药规律

邢变变等[2]基于数据挖掘探究了内服中药治疗丹毒的用药规律。通过检索中国知网、万方数据库、维普资讯收录的建库以来关于中药内服治疗丹毒且具有明显治疗作用的学术论文，筛选后运用软件 Excel2010、IBMSPSSModeler18.0 及 SPSSStatistics25.0 对药物进行统计描述、关联规则分析和聚类分析。纳入文献共涉及 67 个处方，单个中药使用频率≥15 的共 17 味。核心药物包括金银花、牡丹皮、紫花地丁等。以寒性、苦、甘味药物为主；归经以肝、心、肺经为主。聚类分析得到 3 种不同功用的药物组合，以清热解毒、利水渗湿、活血散瘀、益气托毒功效为主。关联规则分析显示置信度排名前二的药物组合为金银花-紫花地丁、金银花-牛膝。所以在中药内服治疗丹毒时，应以苦甘性药物为主。予清热解毒、利水渗湿、理气活血、益气托毒相结合。

（3）清热利湿通络法治疗丹毒疗效 Meta 分析

胡晓杰等[3]对清热利湿通络法治疗丹毒的临床疗效进行了评价，以期为临床工作提供治疗方法。计算机检索关于中医治疗的人体丹毒临床试验研究文献，时间为 1990 年 1 月—2020 年 10 月，纳入符合要求的随机对照试验（RCT）文章，并按排除标准进行筛选，采用 Jadad 量表将符合要求的文献进行文献质量评价，利用 Cochrane 协作网的 RevMan5.3（ReviewManager）软件进行 Meta 分析。符合要求的文献总计 23 篇，所有文献入组患者 1535 例，治愈 538 例，清热利湿法治疗组 779 例，治愈 538 例；西医对照组 756 例，治愈 359 例。研究结果 Meta 分析示，清热利湿通络法治疗组治疗丹毒总治愈率高于单纯西医组，差异有统计学意义[（OR=3.05），95%Cl（2.40，3.87），P<0.05]。因此，清热利湿通络法在丹毒的临床治疗中疗效确切，优于单纯西医。

（4）裸花紫珠颗粒联合注射用哌拉西林钠他唑巴坦钠治疗下肢丹毒的效果及对炎性因子水平的影响

杜梦斐等[4]对裸花紫珠颗粒联合注射用哌拉西林钠他唑巴坦钠治疗下肢丹毒的效果及对炎性因子水平的影响进行了研究。选择下肢丹毒患者 150 例为研究对象，随机分为对照组和观察组，每组 75 例。对照组给予注射用哌拉西林钠他唑巴坦钠，观察组在对照组治疗基础上联合裸花紫珠颗粒治疗，治疗 14d。比较两组患者治疗前后炎性因子水平[白细胞介素-6（IL-6）、降钙素原（PCT）、超敏 C-反应蛋白（hs-CRP）]、症状体征积分和不良反应发生情况。治疗后，两组患者 IL-6、PCT、hs-CRP 水平及症状体征积分均低于治疗前（P<0.05），且观察组均低于对照组（P<0.05）。两组患者不良反应发生率比较，差异无统计学意义（P>0.05）。因此，裸花紫珠颗粒联合注射用哌拉西林钠他唑巴坦钠治疗下肢丹毒效果显著，可降低患者炎性因子水平，不会增加不良反应，安全性较高。

参考文献：

[1]严继祥，董国伟.基于 Citespace 的丹毒中医药研究知识图谱可视化分析[J].内蒙古中医药，2023，42（3）：142-145.

[2]邢变变，张伟.基于数据挖掘探究内服中药治疗丹毒用药规律[J].中国中医药现代远程教育，2022，20（24）：42-44.

[3]胡晓杰，阙华发.清热利湿通络法治疗丹毒疗效 Meta 分析[J].内蒙古中医药，2021，40（10）：162-166.

[4]杜梦斐，窦欣，陈勇.裸花紫珠颗粒联合注射用哌拉西林钠他唑巴坦钠治疗下肢丹毒的效果及对炎性因子水平的影响[J].中国民间疗法，2021，29（12）：93-95.

第四节　蜂窝织炎

蜂窝织炎是广泛的皮肤和皮下组织的弥漫性化脓性炎症，也可深及筋膜下、肌间隙或深部蜂窝组织。其特点是起病急，病变不易局限，扩散迅速，与正常组织无明显界限。蜂窝织炎可发生于任何部位。常由于皮肤、黏膜受伤或其他病变，使皮下疏松结缔组织受细菌感染所致。本病中医学属于“痈疽”范畴，多因感受风火湿毒，蕴于肌腠，阻隔经络，凝滞气血而成，或由局部疮疖等毒邪扩散而继发。

一、病因和发病机制

（一）现代医学对蜂窝织炎病因和发病机制的认识

本病的主要致病菌多为溶血性链球菌，有时为金黄色葡萄球菌，少数亦可由流感嗜血杆菌、厌氧性或腐败性细菌等引起。后者常引起坏疽，较严重。本病多为原发的，细菌通过皮肤细小的创伤而侵入；亦可为继发的，由其他的局部化脓性炎症直接扩散，或深部化脓灶穿破后所致；也可由淋巴道或血行性感染所致。局部外伤、血运不良、挤压疖肿以及放射疗法均可作为本病诱因。化学物质直接注入皮内也可导致急性蜂窝织炎。

（二）中医学对蜂窝织炎病因病机的认识

多由风火湿热结聚，气血凝结而成；或因劳伤经脉、外伤瘀血感染毒邪所致；亦可由疖、痈、有头疽向四周蔓延而成。

二、临床表现

临床表现常因病菌种类、发病部位、深浅不同而异。由溶血性链球菌引起的急性蜂窝织炎因链激酶和透明质酸酶的作用，病变扩展迅速，不易局限，有时引起脓毒血症；由金黄色葡萄球菌感染引起的急性蜂窝织炎则易局限形成脓肿；由厌氧菌感染引起的急性蜂窝织炎可出现捻发音，常见于被肠道、泌尿道内容物污染的会阴部、腹部伤口，脓液恶臭，全身症状重。发生部位浅者红、肿、热、痛等局部症状明显，范围扩大迅速，进而中心坏死、化脓，出现波动感。部位深者局部红肿不明显，但局部水肿、压痛明显，并伴有全身症状。发生于口底、颌下、颈部的急性蜂窝织炎可因炎症水肿扩展引起喉头水肿，出现呼吸困难，有发生窒息的危险。继发于外伤或其他化脓性感染病灶，具有红肿热痛皮肤化脓性感染的共同特征。初起局部呈弥漫性浸润性红肿，境界不清，中央炎症显著，其后局部红肿明显，疼痛加剧，严重者出现水疱大疱，组织逐渐溶解软化而出现波动，破溃后流出黄白稠厚脓液而成溃疡，经 2 周左右结痂而愈。部分病损不溃破，可自然吸收而消退。链球菌感染脓液较稀薄，葡萄球菌感染脓液较稠厚。有局部淋巴管炎和淋巴结炎，偶可引起筋膜炎、肌炎、坏疽、转移性脓肿及败血症，有畏寒、发热等全身症状。还有以下几种特殊类型的蜂窝织炎：

瘭疽：发生于指、趾的蜂窝织炎称为瘭疽。患者局部有波动性疼痛，炎症可深及肌腱及骨，导致筋膜炎及肌炎。

眶周围蜂窝织炎：是一种严重的蜂窝织炎，多由局部外伤，虫咬后感染或鼻旁窦炎扩散所致。以眼眶为界，分为：① 隔前蜂窝织炎，表现为眼睑红肿，无眼球受累，无球结膜水肿。② 隔后蜂窝织炎，表现为眼睑红胀，突眼，球结膜高度水肿，可导致海绵窦炎、脑脓肿、败血症等。口底、颌下及颈部蜂窝织炎：是一种严重威胁生命的蜂窝织炎，可发生喉头水肿和压迫气管。

三、诊断和鉴别诊断

（一）诊断

根据境界不清的红肿，有自发痛及压痛，中心可软化、波动及破溃等即可诊断，但需进行血液培养以排除败血症。本病需与丹毒相鉴别，丹毒为境界清楚的炎症性红斑，病损较浅，浸润较轻。尚需与深静脉栓塞及真菌、病毒、昆虫叮咬等引起的蜂窝织炎样表现相鉴别。

（二）鉴别诊断

（1）丹毒。丹毒境界清楚的炎症性红斑，病损较浅，浸润较轻，疼痛程度较轻，无凹陷性水肿。

（2）接触性皮炎。接触性皮炎有接触史，皮损境界清楚，自觉灼痒而不痛。

（3）血管性水肿。血管性水肿仅有水肿，无红斑，不化脓，无全身症状，消退快。

四、治疗

（一）现代医学疗法

（1）局部治疗：初起应休息，局部理疗，药物外敷。一旦脓肿形成，应及时切开引流。位于口底、颌下的急性蜂窝织炎，有时虽未形成脓肿，但为了减轻组织水肿、气管压迫，防止喉头水肿或窒息，应早期切开减压引流。而由厌氧菌感染引起的捻发音性蜂窝织炎应作广泛切开引流，切除坏死组织，并用3%过氧化氢冲洗，湿敷伤口。

（2）全身治疗：应加强营养支持、止痛，应用抗生素治疗。早期给予足量高效抗生素，首选水溶性青霉素480万～800万U/d，分3次静滴，过敏者可用一代头孢、莫西沙星、替加环素、红霉素等。一般疗程10～14天，炎症消退后仍应维持用药一周，同时给予镇痛、退热、加强营养等对症处理。局部伤口脓液及血液细菌培养基与药敏，指导选择敏感的抗生素。

（二）中医疗法

早期以清热解毒、凉血化瘀为主，可服五味消毒饮。溃破后如正不胜邪、硬肿不消、排脓不畅时，宜扶正托毒，可服托里消毒饮（党参、黄芪、金银花、川芎、当归、白芍、白术、桔梗、白芷、茯苓、皂角刺、甘草）。

五、预防与调护

预防本病应重视皮肤的清洁卫生和避免损伤；皮肤受伤后要及早处理，有化脓性病变更应及时治疗。婴儿和老年人的抗感染能力较弱，要重视生活护理。

第五节　脓肿

脓肿是急性感染后在组织内由病变组织坏死液化形成局限性包裹的脓液组成，并有一完整脓壁与周围组织分隔。中医学中发于浅部的脓肿属“外痈”范畴，发于深部的属“流注”的范畴。

一、病因和发病机制

（一）现代医学对病因和发病机制的认识

脓肿常继发于各种化脓性感染，如急性蜂窝织炎、急性淋巴结炎等；也可由于局部损伤后血肿、异物存留、组织坏死继发感染而成；或由远处感染灶经血液循环转移而来，形成转移性脓肿。脓肿的致病菌多为金黄色葡萄球菌，皮肤表面其他细菌或真菌也可致病。致病菌常经：① 皮肤破损处或受损的毛囊处侵入；② 可由毛发内生引起；③ 局部损伤的血肿或异物存留处；④ 远处感染灶经血流转移而形成脓肿。由于炎症组织在细菌产生的毒素或酶的作用下发生坏死、溶解，形成脓腔。腔内的渗出物、坏死组织、脓细胞和细菌等共同组成、脓液。脓液中的纤维蛋白形成网状支架使得病变局限化，脓腔周围充血水肿和白细胞浸润，最终形成以肉芽组织增生为主的脓腔壁。皮损中央部位脓头形成，脓肿可于脓头处自行破溃而愈，也可自行吸收，一般愈合需1～2周。脓肿也可扩散到周围组织，或进入血液循环致转移性脓肿、败血症等。好发于糖尿病、免疫抑制、吸毒及长期使用糖皮质激素者。

（二）中医学对病因病机的认识

多由于外感六淫及过食膏粱厚味，内郁湿热火毒或外来伤害感染毒气等引起，正气无力托毒外出，以致毒邪深入，致使营卫不和，经络壅遏不通，气血凝滞，郁而化热，热盛肉腐而成。甚者腐筋蚀骨，内窜脏腑。

二、临床表现

浅表脓肿可见局部隆起，红肿热痛明显，压之剧痛，有波动感。深部脓肿则红肿和波动感不明显，但局部疼痛、水肿、有压痛，患处可发生功能障碍。在压痛或水肿最明显处用粗针穿刺，抽得脓液即可确诊。浅表小脓肿多无全身症状，大的或深部脓肿常有明显的全身症状。

三、诊断和鉴别诊断

（一）诊断

浅表的脓肿，有典型的红肿热痛，皮损中央可有脓头，肿块有波动感，发热等全身症状较轻，可诊断；深部的脓肿，局部红肿可不明显，也不易触及波动感，伴有局部疼痛与压痛、表面皮肤凹陷性水肿明显，高热、寒战等全身中毒症状明显；骨关节周围腰部或腹股沟外侧脓肿，红肿热痛症状不明显者，需警惕结核性寒性脓肿。常见发病部位为面、颈后、腋窝、臀部、大腿、腹股沟及躯干上部。可伴有发热、畏寒、头痛、乏力等全身症状，脓肿可向四周和深部扩散，经血道扩散而发生败血症、转移性感染时，血及相应组织细菌培养呈阳性。因此，脓肿诊断并不难，浅表脓肿根据局部表现和波动感试验阳性即可确诊。深部脓肿则必须穿刺抽得脓液或借助B超等检查协助确诊。

（二）鉴别诊断

（1）蜂窝织炎。蜂窝织炎局部呈弥漫性浸润性红肿，境界不清，炎症范围更广，表面无脓头。

（2）动脉瘤。动脉瘤呈搏动性肿块，需注意区分这种搏动性是膨胀性搏动还是传导性搏动，B超有助于鉴别。

（3）先天性脑脊膜膨出。先天性脑脊膜膨出在背部中间部位，透光试验呈阳性，无红肿等炎性表现，但需注意脑脊膜膨出长期反复摩擦也会表现为表面皮肤的红肿、增厚粗糙。

四、治疗

（一）现代医学疗法

有全身症状者应敏感抗生素治疗对症治疗。脓肿已经形成者应切开引流。脓肿切开的注意事项：（1）应在麻醉下进行，大的脓肿切开应防止休克发生，必要时补液、输血。（2）切口应选在脓肿最低位，以利引流。浅部脓肿在波动感最明显处切开，深部脓肿应在穿刺抽得脓液后，保留穿刺针头，先切开皮肤，用血管钳沿穿刺针指引方向钝性进入脓腔，引导切开或置引流管。（3）切口要有足够的切口长度以保证引流通畅，应与脓腔大小相当，但不超过脓腔壁。对巨大脓肿必要时可作对口切开引流。（4）切口的方向一般应与皮肤纹理一致，以减少瘢痕；与血管、重要神经平行，以防损伤；关节部位不作纵切口。（5）引流要充分，除要有相应长度的切口外，脓肿切开后应探测脓腔，如有间隔应予分开，并尽量清除坏死组织和脓液。

（二）中医疗法

（1）内治法

余毒流注证：起病急，初起一处或数处肌肉疼痛，漫肿色白，逐渐肿胀、焮热疼痛，可触及肿物；兼有恶寒发热，口渴，大便秘结，小便短赤；舌红，苔黄腻，脉滑数。治以清热解毒，凉血通络。方用黄连解毒汤合犀角地黄汤加减。

火毒结聚证：多见于体表感染，患部肿势高突，焮热灼痛，有波动感；舌红，苔黄，脉数。治宜清火解毒透脓。方用五味消毒饮合透脓散加减。

瘀血流注证：患部肿痛，皮色微红或呈青紫，皮温略高，溃后脓液中夹有瘀血块；舌红或边有瘀点，或色紫，苔薄黄或黄腻，脉数或涩。治以和营祛瘀通滞，清热化湿。方用活血散瘀汤加减。

暑湿流注证：局部症状同“余毒流注”；兼有恶寒发热，头痛，纳呆，胸闷呕恶；舌红，苔白腻，脉滑数。治以清热解毒化湿。方用清暑汤加减。

正虚邪恋证：一处肿块渐退，他处肿块又起；兼有壮热不退，身体消瘦，面色无华；舌红，苔薄腻，脉虚数。治以益气补血，清热托毒。方用托里透毒散加减。

（2）外治

初起肿而无块用玉露膏、金黄散等外敷，肿而有块用太乙膏掺红灵膏外贴；成脓者宜切开引流；溃后先用八二丹药线引流，脓尽改用生肌散外敷。

五、中西医结合最新研究进展

（1）消肿促愈汤溻渍促进肛周脓肿术后创面愈合的疗效及对 EGF、VEGF 的影响

金铭锴等[1]探究消肿促愈汤溻渍法用于肛周脓肿术后创面愈合的疗效及其机制。将 120 例行肛周脓肿根治手术的肛周脓肿患者随机分为观察组和对照组，每组各 60 例。2 组患者在肛周脓肿根治术后常规处理基础上，观察组加消肿促愈汤溻渍治疗，对照组加生理盐水溻渍治疗，疗程为 2 周。观察 2 组患者治疗前（术后第 1 天）和治疗 3、7、14d 后创面 pH 值和术口疼痛、肛缘水肿、出血、创面渗出等症状评分、创面愈合率及血清表皮生长因子（EGF）、血管内皮生长因子（VEGF）含量的变化情况，并评价 2 组患者的临床疗效。治疗后：（1）疗效方面：治疗 14d 后，观察组的显效率和总有效率分别为 58.33%（35/60）、100.00%（60/60），对照组分别为 41.67%（25/60）、81.67%（49/60）；组间比较，观察组的显效率、总有效率和总体疗效均明显优于对照组（$P<0.05$）。（2）创面 pH 值方面：治疗 3、7、14d 后，2 组患者的创面 pH 值均较前一观察时点降低（$P<0.05$），且观察组在治疗 3、7、14d 后对创面 pH 值的降低作用均明显优于对照组（$P<0.05$ 或 $P<0.01$）。（3）创面愈合方面：治疗 3、7、14d 后，2 组患者的术口疼痛、肛缘水肿、出血、创面渗出评分均较前一观察时点降低，创面愈合率均较前一观察时点升高，差异均有统计学意义（$P<0.05$）；组间比较，观察组在治疗 3、7、14d 后对肛缘水肿、出血评分的降低作用及对创面愈合率的升高作用均明显优于对照组，在治疗 7、14d 后对术口疼痛及创面渗出评分的降低作用也均明显优于对照组，差异均有统计学意义（$P<0.05$ 或 $P<0.01$）。（4）生长因子方面：治疗 3、7、14d 后，2 组患者血清 EGF、VEGF 含量均较前一观察时点升高（$P<0.05$），且观察组在治疗 3、7、14d 后对血清 EGF、VEGF 含量的升高作用均明显优于对照组（$P<0.01$）。因此，消肿促愈汤溻渍对肛周脓肿根治术后创面愈合有明显促进作用，其机制可能与促进 EGF、VEGF 等生长因子的分泌，从而促进创面愈合有关。

（2）基于 VOSviewer 和 CiteSpace 的挂线疗法治疗肛周脓肿的可视化分析

雷沥等[2]基于 VOSviewer 和 CiteSpace 对挂线疗法治疗肛周脓肿进行了可视化分析。利用 VOSviewer 和 CiteSpace 对中国知网、维普数据库、万方数据库及中国生物医学文献服务系统中关于挂线疗法治疗肛周脓肿的相关文献进行可视化分析。共纳入 1240 篇文献，近二十余年挂线疗法治疗肛周脓肿的发文量总体呈上升趋势，2007

—2019 年为文献发表活跃期；核心期刊共有 11 种，《中国肛肠病杂志》为发文量最多的核心载文期刊，刊载 146 篇；核心作者共有 66 位，发文量最多的作者为谷云飞、李春雨，合作最为密切者为王传思、谢贻祥及姚磊；江苏省中医院、辽宁中医药大学附属第三医院、南京中医药大学为主要研究机构，各机构之间合作稀疏；研究热点以"切开挂线术""一次性根治术""切开引流术""高位肛周脓肿""临床疗效"为主，且逐渐从对术式的探讨过渡到提高远期临床疗效方面。认为挂线疗法治疗肛周脓肿领域的研究热点在不断扩大，难治性肛周脓肿的治疗、挂线疗法的改良、引流方式的选择、肛门括约肌的保护、复发因素的探究将是未来深入研究的重点。

（3）托疮生肌法促进肛周脓肿术后创面愈合及对相关生长因子的影响

王微等[3]探讨了托疮生肌法对肛周脓肿术后创面愈合的影响，总结临床疗效，阐述其促进创面愈合及调节机体生长因子水平的作用机理。选择 2021 年 1 月至 2022 年 1 月医院肛肠科肛周脓肿术后住院患者 76 例，随机分为治疗组（n=39）和对照组（n=37）。治疗组给予口服托里消毒散、静滴抗生素、伤口换药、中药坐浴等治疗；对照组给予静滴抗生素、伤口换药、中药坐浴等治疗。两组疗程均为 3 周。观察两组患者的创面面积减小率、白细胞计数、中性粒细胞百分比，及创面肉芽组织成纤维细胞生长因子（FGF）、血管内皮细胞生长因子（VEGF）阳性率。两组患者总体治疗有效率均为 100%。术后第 14、21 天，治疗组患者创面面积减小率高于对照组（$P<0.05$）。术后第 7 天，治疗组患者白细胞计数及中性粒细胞百分比小于对照组（$P<0.05$）；术后第 7、14、21 天，两组患者创面肉芽组织 FGF、VEGF 阳性率比较差异无计学意义（$P>0.05$）。两组患者组内比较，术后第 14 天、第 21 天创面肉芽组织 FGF、VEGF 阳性率低于术后第 7 天（$P<0.001$）；术后第 21 天创面肉芽组织 FGF、VEGF 阳性率低于术后第 14 天（$P<0.001$）。认为中医托疮生肌法可以缓解肛周脓肿术后机体炎性反应，促进创面的愈合。

参考文献：

[1]金铭锴，沙静涛，刘慧敏，等.消肿促愈汤溻渍促进肛周脓肿术后创面愈合的疗效及对 EGF、VEGF 的影响[J].广州中医药大学学报，2023，40（5）：1127-1133.

[2]雷沥，袁润，姜芸，等.基于 VOSviewer 和 CiteSpace 的挂线疗法治疗肛周脓肿的可视化分析[J].中医药导报，2023，29（3）：155-160.

[3]王微，高原，石志强，等.托疮生肌法促进肛周脓肿术后创面愈合及对相关生长因子的影响[J].中国医药导刊，2022，24（11）：1089-1094.

第六节　破伤风

破伤风是破伤风杆菌侵入人体伤口、在厌氧环境下生长繁殖、产生嗜神经外毒素引起全身肌肉强直性痉挛为特征的一种急性特异性感染。它以局部或全身肌肉持续性收缩和阵发性痉挛为特征性表现，是一种危重的外科疾病。破伤风的病因早已清楚，是一种完全可以预防的疾病，但由于人们的忽视或医疗水平不高，目前仍有一定的发生率，主要是在偏僻的农村。中医学早在隋唐时代对本病就有详细的记载，宋代《太平圣惠方》就已定名为“破伤风”。中医学认为皮肉破伤，风毒之邪由伤口乘虚侵入，传播经络，内攻脏腑的一种以发痉为主要症状的外伤性疾患。临床上发病急骤，以全身肌肉阵发性痉挛和紧张性收缩为特征。本病可发生于男女老幼，且多无季节性。一般皮肤创伤之后，均有可能发生本病，尤其多见于战伤。临床上根据病因的不同，可有不同的名称，如外伤所致者，称为金创痉；产后发生者，称产后痉；新生儿断脐所致者，称脐风撮口。

一、病因和发病机制

（一）现代医学对破伤风病因和发病机制的认识

现代医学认为本病是因破伤风杆菌侵入人体伤口，生长繁殖，产生毒素所致。破伤风杆菌是一种革兰染色阳性厌氧性芽孢杆菌，广泛存在于泥土和人畜粪便中。它的菌体易被消灭，但芽孢的抵抗力极强。破伤风杆菌及其毒素不能侵入人体正常皮肤和黏膜。伤口被破伤风杆菌及芽孢污染并不一定导致发病，创伤伤口的破伤风杆菌污染率很高，但破伤风发病率一般只占污染者的1%～2%，破伤风发病必须具备两个条件：① 皮肤或黏膜有伤口时，破伤风杆菌即有机会侵入。故常发生在开放性损伤，也可发生在不洁的接生和人工流产，偶尔发生在胃肠手术后或摘除留在体内多年的异物后。② 局部伤口缺氧的环境有利于破伤风杆菌生长繁殖，是发病的另一重要因素。因此当伤口窄而深、局部缺血、坏死组织多、异物存留、无效腔引流不畅或并存有其他需氧菌感染时，破伤风更容易发生。被带有泥土的木刺、铁钉刺伤时，虽然伤口不大，也容易引起破伤风。破伤风杆菌只在伤口生长繁殖，并且产生毒素，即痉挛毒素和溶血素。痉挛毒素是引起破伤风的主要毒素，它对神经有特殊的亲和力，经血循环或淋巴系统，并附在血清球蛋白上，到达脊髓前角灰质或脑干的运动神经核，与灰质中突触小体膜的神经节苷脂结合，使其不能释放抑制性递质，以致 a 运动神经系统失去中枢的抑制而增强了兴奋性，从而引起全身横纹肌持续性收缩或阵发性痉挛。溶血素使局部组织产生破坏，吸收后可损害心肌。

（二）中医学对破伤风病因病机的认识

中医学认为破伤风先有破伤，而后风邪由创口侵入而发生。创伤后或溃疡尚未愈合，若失于调护，流血过多，饮食未复，机体营卫虚弱，风邪乘虚袭入人体，由外入里而发生病变。本病病机包括风邪在表、风邪入里、肝风内动、阴虚失养等 4 个方面。其总的病因病机为风毒之邪乘皮肉破伤之处侵袭入内，引动肝风内动，日久风毒化热化火，致使脏腑失调，气血失和，阴虚失养，阴损及阳，阴阳离决。风为阳邪，善行而数变，阳邪从阳，其袭于人必伤卫气。肺主卫，胃为卫之本，故风邪先伤肺胃，化燥化热则伤阴津，因而有阳明燥热、肺金受燥之实热内结病情。肝具有调节血液的功能，主全身能脉，风邪入里传肝，肝失条达，筋脉失养而发痉。如不及时控制、使脏腑之间不和，影响脏腑功能活动，甚至危及生命。

二、临床表现

破伤风一般分为潜伏期、前驱期、发作期和缓解期。

潜伏期：破伤风的潜伏期几天至数月甚至数年不等，通常为 6～12 天，亦有短至 24 小时者。甚至还有受伤数年后因清除病灶或异物而发病。潜伏期越短，症状越重，死亡率越高。

前驱期：有乏力、头痛、兴奋和烦躁不安等非特征性症状，咬肌紧张酸胀、打哈欠、张口不便、吞咽困难和颈项部、腹背部肌肉紧张或酸痛等非特异性症状。

发作期：经短暂前驱症状后，典型发作者很快会出现典型表现：（1）肌肉持续性收缩：全身肌肉呈持续性强烈收缩，距中枢越近、循环越丰富的肌肉群越早发生。先是咀嚼肌，以后顺序为面肌、颈肌、背腹肌，最后是膈肌和肋间肌。开始时感到咀嚼不便、张口困难，随后则出现牙关紧闭。面部表情肌收缩时出现蹙眉、口角缩向下方，呈苦笑面容。颈项肌收缩时颈项强直，头部后仰，不能点头；腹背肌收缩时使腰部前突、头足后屈，呈角弓反张状。四肢肌肉收缩时呈屈膝弯肘、半握拳状。呼吸肌收缩痉挛则可发生呼吸困难。（2）肌肉阵发性痉挛和抽搐：任何轻微的刺激如声音、光线、疼痛、碰撞都会在肌肉持续性收缩基础上发生阵发性痉挛和抽搐。每次发作数秒至数分钟不等。发作时患者面色发绀，呼吸急促，口吐白沫，全身大汗，四肢抽搐不止，但患者神志始终非常清楚。每次发作数秒至数分钟不等。发作间歇期肌肉仍不能完全松弛。非典型发作者，仅出现破伤部位局部的肌肉强直，不延及全身。

病变后期：一般发作平均约1周后缓解，病程一般持续3～4周，痊愈后肌紧张与反射亢进仍可持续一段时间；恢复期可有精神症状，如幻觉、言语、行动错乱等，但多能自行恢复。也有一部分患者由于长期肌肉强直痉挛、抽搐及摄入不足，可致体力消耗，营养不足，水电解质紊乱，酸中毒，合并肺部感染，或呼吸肌麻痹引起窒息，心肌麻痹引起死亡。

三、诊断和鉴别诊断

（一）诊断

根据在受伤之后出现上述典型表现，如牙关紧闭、苦笑面容、颈肌强直、阵发性肌肉痉挛、咽喉肌痉挛、吞咽困难等时，诊断并不难。症状不明显时，应详细询问最近有无各种创伤史，特别是深刺伤，受伤后曾否用过尘灰、泥土或不洁纸布等敷伤口，产妇是否有不洁的人工流产，新生儿是否旧法接生等，均有重要参考价值。创伤组织或脓液厌氧培养分离出破伤风杆菌即可确诊。但在前驱症状出现而就诊的患者容易导致延误诊断，应提高警惕。

（二）鉴别诊断

（1）化脓性脑膜炎：有角弓反张和颈项强直表现，但不出现阵发性痉挛抽搐。患者都有剧烈头痛、喷射性呕吐、高热，甚至神志不清。脑脊液检查有大量白细胞。

（2）狂犬病：有猫、犬咬伤史，可有吞咽困难、流涎，尤其是看见水和听见水声咽肌立即发生痉挛，即“恐水症”，不会发生全身肌肉抽搐痉挛。但必须指出，猫、犬咬伤后也可能发生破伤风。

（3）手足搐搦症：强直性痉挛主要限于手足，偶可出现咽肌痉挛，但无牙关紧闭和苦笑面容，而血钙常降低。

四、治疗

（一）现代医学疗法

破伤风是一种危急重病，一经诊断明确即应采取综合治疗措施积极治疗。治疗原则是消除毒素来源，中和游离毒素，控制和解除痉挛，保持呼吸道通畅，防止并发症发生，采取严格隔离制度。

（1）消除毒素来源：应在控制痉挛的情况下，对伤口进行彻底扩创，消除伤口内坏死组织、脓液，用3%过氧化氢或1‰高锰酸钾溶液冲洗并湿敷伤口，敞开伤口以利引流。

（2）中和游离毒素：破伤风抗毒素可以中和游离毒素，但不能中和已经和神经结合的毒素。应尽早应用，避免其进一步和神经结合。使用前先做皮肤过敏试验，阴性者可用2万～5万U破伤风抗毒素加入5%葡萄糖溶液500～1000ml中静脉缓慢滴注，无需连续使用。

（3）控制和解除痉挛：控制和解除痉挛是破伤风治疗的重要环节之一，可以减轻患者痛苦，降低体能消耗，防止窒息和并发症发生。（1）保持环境安静：最好住单人间，避免声音和光线刺激，打针、治疗等要有计划地安排集中在一段时间内进行，以免频繁刺激而产生痉挛抽搐。（2）镇静、解痉：病情较轻者可应用镇静和催眠药物，如安定5mg口服或10mg肌注，或用10%水合氯醛15ml口服。重者可用人工冬眠疗法，常用冬眠1号加入5%葡萄糖液500ml中缓慢滴注，但低血容量者忌用。频繁抽搐不止者可用硫喷妥钠0.5g肌肉或静脉缓慢注射，使用时必须严密观察，警惕发生喉痉挛和呼吸抑制。上述措施仍不能控制抽搐时，可应用肌肉松弛剂，如氯化琥珀酰胆碱。肌肉松弛剂必须在气管切开和控制呼吸的情况下使用。

（4）应用抗生素：大剂量青霉素能抑制破伤风杆菌生长，同时还能防止其他细菌感染。用80万～100万U肌注，4～6小时一次，或1000万U/日静脉滴注。甲硝唑的疗效优于青霉素，可用0.4g口服，每日3次，或1g分2次静脉滴注。

（5）支持治疗：由于患者剧烈痉挛抽搐，大量出汗，应注意水、电解质的补充，纠正酸中毒，加强营养供给。病情轻者可在痉挛发作间歇期进食高营养易消化饮食。症状严重、不能进食者可行静脉高营养或在控制痉挛后放置鼻胃管进行鼻饲供给营养。

（6）保持呼吸道通畅：病情严重者要早期行气管切开，以便于排出呼吸道分泌物，减少肺部并发症，防止窒息，是降低死亡率的关键措施。频繁痉挛抽搐有引起呼吸肌痉挛而窒息的可能，应进行机械人工呼吸，以度过最危险时期。

（二）中医疗法

破伤风的治疗以祛风平肝、解毒定痉为要。并应根据病邪在表循经，在里传脏之分，以及病情有轻重缓急之别，随证施治。至于外治，只限于有创口者，诸如清洗创口，清除创口内死血、坏肉，使之引流通畅等，亦十分重要。此外，重症患者，结合西医等支持、抗毒血清的应用等，也是必要的。

（1）内治法

风毒入络证（多为轻证）： 肌肤外伤数日后渐感四肢乏力，头昏头痛，微有寒热，项背拘急，张口不便，咀嚼乏力；舌苔白腻，脉浮微数。治以疏风解表，解毒镇痉。方用玉真散加减。

风毒入经证（多为较重型）： 全身肌肉强直，牙关紧闭，张口及吞咽困难，苦笑面容，头缩颈仰，四肢时有抽搐，轻度角弓反张；舌苔白腻或微黄，脉弦紧。治以祛风镇痉、化痰通络。方用五虎追风散加减。

风毒入脏证（多为重证）： 病势发展快，发热汗多，牙关紧闭，角弓反张，抽搐频作，四肢挺直，腹硬如板、痰涎壅盛，大便秘结，小便短赤；舌质淡红，苔黄腻，脉弦或沉紧。治以祛风化痰，解毒镇痉。方用存命汤加减。

风毒深陷证（多为极重证）： 发病迅猛，角弓反张，抽搐频繁；面色发绀，气微欲绝，汗出如油，高热昏迷；脉浮数或散乱。治以扶正救脱，回阳固阴。方用生脉散加附子。

（2）外治法

在控制痉挛下进行彻底清创术，在使用破伤风抗毒素1小时后，行清创切除坏死组织，开放创口，先用过氧化氢溶液冲洗，再用过氧化氢溶液混纱布填塞。每日换药时都需用双氯水冲洗创口，换药后敷料等应严格消毒。创面有残余坏死组织时可用七三丹掺布，创面干净时用生肌散掺布。

五、预防与调护

（一）预防

破伤风是可以预防的，积极开展劳动保护，减少创伤，正确处理新鲜开放伤口和预防注射是有效的预防措施。（1）正确处理伤口：对所有的新鲜开放伤口都要及时彻底清创，清除坏死组织、异物、血肿，使有可能侵入的破伤风杆菌清除，并消除其生长的条件，就可达到预防的目的。尤其是污染重的伤口和战伤，彻底清创后伤口予以敞开，不予缝合，并用3%双氯水湿敷伤口。（2）自动免疫法：即注射破伤风类毒素，是预防注射最可靠的方法。破伤风类毒素刺激机体产生抗体，在体内较长时间保持一定浓度，可以中和进入体内的破伤风毒素而不致发病，从而获得自动免疫。方法是：前后共皮下注射3次，每次0.5ml，第1次注射后间隔4～8周再进行第2次注射，即获得“基础免疫力”；在0.5～1年后进行第3次注射，就可获得较稳定的免疫力。这种免疫力可保持10年，以后5年再强化注射0.5ml，可使机体获得足够的免疫力，但负伤后仍需再注射 0.5ml，便可迅速强化机体免疫力，无需使用破伤风抗毒素。（3）被动免疫法：对于过去未行自动免疫而有开放性伤口时，在伤后 24 小时内肌肉注射破伤风抗毒血清（TAT），成人和儿童剂量为 1500U，严重污染或伤后超过 12 小时才得到伤口处理的可加倍剂量。注射后血液中抗体浓度迅速增高，可预防破伤风的发生。破伤风抗毒素在体内仅能维持 7 日左右，伤口污染严重的患者可在此期间内重复注射一次。注射前须做过敏试验，过敏试验阴性者才能一次肌注；过敏试验阳性者必须采用脱敏注射法。脱敏注射法仍然不能完全避免过敏反应发生。有条件时可用人体破伤风免疫球蛋白 250～500U 肌肉注射。破伤风免疫球蛋白无过敏反应，可以在血液中存留 4～5 周，其效能为破伤风抗毒素的 10 倍，但制备工艺复杂、费用高、药源少，目前逐渐应用于临床。

（二）调护

（1）病员应住单人暗室，避免因光线、声音等外来刺激而诱发痉挛。

（2）专人护理，密切注意有无喉头痉挛、呼吸困难，保护患者避免因强烈痉挛、体位变动而外伤；防止并发感染；防治褥疮。监测血压、脉搏、呼吸，记录出入水量。

（3）创口严格隔离，用过的敷料及其他用具要彻底灭菌，敷料最好烧掉。

（4）增强抗毒免疫力：注射破伤风类毒素，增强自动免疫；尽早注射破伤风抗毒素（TAT），使机体产生被动免疫。

第六章　乳腺疾病

第一节　急性乳腺炎

急性乳腺炎是乳腺的急性化脓性感染，常发生于产后哺乳期的妇女，尤以初产妇更为多见，常发生在产后 3 个月内，特别是生产后第 3 周或第 4 周多见，因而亦称产后乳腺炎或哺乳性乳腺炎。临床特点是乳房肿胀疼痛。中医称为“乳痈”，发生于哺乳期的称“外吹乳痈”，发生于妊娠期的称“内吹乳痈”，发生于非哺乳非妊娠期的称“非哺乳妊娠期乳痈”或“不乳儿乳痈”，临床以外吹乳痈为最多见，

一、病因和发病机制

（一）现代医学对急性乳腺炎病因和发病机制的认识

乳汁淤积和婴儿吸奶造成乳头皮肤破裂是诱发乳腺炎的危险因素。细菌的侵入、乳汁的淤积和机体抵抗力的下降（精神压力和缺乏睡眠）是急性乳腺炎发生的主要原因。病原菌大多数为金黄色葡萄球菌，少数为链球菌，前者常引起深部脓肿，后者往往引起弥漫性蜂窝织炎。乳汁淤积为发病的重要原因，乳汁是富含乳糖的一类培养基，乳汁淤积将有利于入侵细菌的生长繁殖。乳汁淤积的原因有：乳头发育不良（过小或内陷）妨碍哺乳；乳汁过多或婴儿吸乳少，致乳汁不能完全排空；乳管不通，影响排乳。细菌入侵乳头破损或皲裂，是细菌沿淋巴管入侵是感染的主要途径。婴儿口腔感染，吸乳或含乳头睡眠，致使细菌直接进入乳管，上行至乳腺小叶也是感染的途径之一。多数发生于初产妇，因其缺乏哺乳经验。也可发生于断奶时，6 个月以后的婴儿已长牙，易致乳头损伤。如果感染未得到早期诊断和处理可发展成乳腺脓肿及脓毒血症。

（二）中医学对急性乳腺炎病因病机的认识

中医学认为本病因情志不畅、饮食不节、乳汁淤积、毒邪外侵所致，其中乳汁淤积是主要致病因素。（1）情志不舒，肝气郁结：产妇精神紧张，或心情不畅，暴怒忧郁，以致肝气不畅而郁结，致使乳汁分泌不畅，壅滞成块，闭阻乳络而成乳痈。（2）乳汁瘀积，壅积化热：是最常见的病因。初产妇乳头较易损伤，或乳头畸形可影响充分哺乳；或哺乳方式不当；或乳汁过多；或断乳不当，均可导致乳汁瘀积，

乳络阻塞，壅积化热而成乳痈。（3）饮食不节，胃热壅盛：产后气血亏虚，脾胃失于濡养，运化乏力，加之产妇饮食不节，过用膏粱厚味进补损伤脾胃，运化失司，阳明积热，胃热壅盛，导致气血凝滞、乳络闭阻而发病。（4）邪毒外侵，乳络阻塞：产后体虚汗出受风，或露胸哺乳外感风邪，或乳儿含乳而睡，热气鼻风吹入乳头乳窍，或乳头损伤，毒邪入侵，均可使乳络阻塞，化热成痈。

二、临床表现

急性乳腺炎的主要症状为患侧乳房肿胀疼痛、局部红肿、发热。随着炎症进展，疼痛呈搏动性，可有寒战、高热、脉搏加快。常有患侧淋巴结肿大、压痛，白细胞计数明显增高。一般起初呈蜂窝织炎样表现，数天后可形成脓肿，表浅的脓肿可触及波动，深部的脓肿需穿刺才能确定。脓肿可以是单房性或多房性。脓肿可向外溃破，深部脓肿还可穿至乳房与胸肌间的疏松组织，形成乳房后脓肿。严重感染者可导致乳房组织大块坏死，甚至并发脓毒症。

（一）症状

（1）乳房肿胀疼痛。初起时患乳肿大，胀痛或触痛，翻身或吮乳时痛甚，疼痛部位多在乳房的外下象限。乳汁排泄不畅。病情发展到成脓阶段时，患部疼痛加剧，呈持续性搏动性疼痛或刺痛。脓成溃破后脓流通畅，则逐渐肿消痛止；若脓流不畅，肿势不消，疼痛不减，多为有袋脓现象或脓液波及其他乳腺叶而引起病变。（2）发热：初起时可出现恶寒发热，化脓时可有高热、寒战。若感染严重，并发败血症者，常可在突然的剧烈寒战后出现高达40～41℃的发热。（3）其他症状：初起时可出现骨节酸痛、胸闷、呕吐、恶心等症状。化脓时可有口渴、纳差、小便黄、大便干结等症状。

（二）体征

初起时患部压痛，结块或有或无，皮色微红或不红。化脓时患部肿块逐渐增大，结块明显，皮肤红热水肿，触痛显著，拒按。脓已成时肿块变软，按之有波动感。若病变部位较深，则皮肤发红及波动感均不甚明显。已溃者创口流脓黄白而稠厚，若脓肿向乳管内穿破，可自乳头流出脓液。患侧腋下常可扪及肿大的淋巴结，并有触痛。

三、诊断和鉴别诊断

（一）诊断

（1）临床表现：本病早期乳房肿胀疼痛，皮肤不红或微红，焮热，有大小不等的结块，排乳不畅，可兼见全身寒热、头痛身疼等症。若不及时治疗，继而患乳肿块增大，皮肤红热，疼痛剧烈，全身高热、烦躁。若痈灶表浅，成脓后肿块变软，有波动感。若痈灶较深，则局部肿胀明显，需穿刺辨脓方可确定。脓肿形成，切开引流或自溃后，肿消痛减，寒热渐退，疮口逐渐愈合。若脓流不畅，脓毒传入其他乳络，可发生传囊之变。若疮口乳汁流出或脓水清稀，久不收口，则形成乳漏。根据哺乳期间出现乳房肿大，局部发硬、疼痛、皮肤发红，且有寒战、发热等症状，血白细胞计数升高一般较易做出诊断。但对深部脓肿有时需通过超声检查，甚至行穿刺抽脓才能确诊。

（2）理化检查：① 血常规检查：白细胞总数及中性粒细胞数增加。② 局部穿刺抽脓做脓液细菌培养有助于确定致病菌的种类。③ 血培养：如并发脓毒败血症时，应做血培养。

（3）影像学检查：① B 型超声检查：可见边界不清之肿块，内部回声增粗、增强，光点不均匀。脓肿形成后，内部呈不均匀的液体暗区。② 液晶热图检查：见病变部位呈现大片紫色热区，图形出现迅速，无明显边界等鉴别诊断本病需与炎性乳癌鉴别。炎性乳癌也可发生于产后或妊娠期，皮肤潮红，水肿、发热、疼痛，白细胞总数增加等。但急性乳腺炎为局限性皮色鲜红，而炎性乳癌皮肤病变广泛，往往累及乳腺 1/3 或 1/2 以上色泽紫暗、腋下淋巴结肿大，质硬、基则融合成团，且体温升高及白细胞总数增高均不如急性乳腺炎明显。

（二）鉴别诊断

（1）炎性乳腺癌。炎性乳腺癌好发于年轻妇女，多见于妊娠期或哺乳期；局部症状显著，发病后患乳迅速增大，常累及整个乳房的 1/3 或 1/2 以上，甚至可增大 2～3 倍；患部皮肤水肿、潮红、发热、轻触痛，但无明显肿块可扪及，患侧腋窝常出现转移性肿大的淋巴结；病变可迅速波及对侧乳房，全身炎症反应较轻；血液白细胞总数及中性粒细胞比例无明显升高；抗生素治疗无效，乳腺超声和钼靶检查对诊断很有帮助，而影像引导的对异常腺体和皮肤的组织活检可确诊本病。本病病情严重，发展较快，甚至数月内死亡。

（2）乳腺导管扩张症。多有先天性乳头凹陷畸形，乳头孔有粉刺样或油脂样物

溢出；在急性期，其表现类似急性乳腺炎；主要表现为乳房红肿疼痛、乳头溢液（浆液或脓液）、乳头内陷、乳房肿块与皮肤粘连，溃后疮口经久不敛或愈合又复发，形成多个通向乳头孔的瘘管。本病与急性乳腺炎的鉴别主要有 3 点：① 抗感染

治疗无效；② 乳腺导管造影显示乳腺导管扩张；③ 乳头或乳晕下触到增粗的导管。

（3）哺乳期外伤性乳房血肿。有乳房外伤史；局部可见红肿热痛，偶可触及边缘不清的肿块；局部穿刺吸出物为血液。

四、治疗

（一）现代医学疗法

（1）一般治疗

① 患乳暂停哺乳，用吸乳器定时吸出乳汁，促使乳汁排出通畅，勿使淤积。而对症状较重或脓肿形成者，应停止哺乳，可口服溴隐亭 1.25mg，每日 2 次，服用 7～14d；或口服已烯雌酚 1～2mg，每日 3 次，共服用 2～3d，或肌内注射苯甲雌二醇，每次 2mg，每天 1 次，至乳汁停止分泌为止。

② 用胸罩托起乳房，患部行湿热敷，每次 20～30 分钟，每日 3～4 次。应用淡盐温开水清洁乳头。

（2）药物治疗

局部炎症早期也可于炎症病灶四周，注射含有 100 万 U 青霉素的等渗盐水 10～20ml 每 4～6 小时重复 1 次，以促使炎症消退。全身应用抗生素，可选用青霉素族、头孢菌素或红霉素类抗生素。因抗生素可分泌到乳汁，影响婴儿，故应避免使用四环素、氨基糖苷类、磺胺类和甲硝唑等药物。有关抗生素应用时间的长短可根据病情而定。

（3）手术治疗

急性乳腺炎形成脓肿后，应及时切开引流。已有脓肿形成时，应及时切开引流。如果深部脓肿的波动感不明显，可用超声检查定位，或用较粗针头在压痛最明显处试行穿刺，确定其存在和部位后，再行切开。为了避免损伤乳管和发生乳瘘，切口应循乳管方向做放射状，至乳晕处止。如有数个脓腔，应以手指将脓腔间的间隔分开；必要时做数个切口，或先后行数次手术。脓腔引流可用乳胶片或引流管。乳晕部脓肿，位置表浅，可沿乳晕边缘做弧形切口。乳房深部较大脓肿或乳房后脓肿，可在乳房下缘做弓形切口；将乳房与胸大肌筋膜分离后，上翻乳房，切开脓腔。此切口引流通畅，乳管的损伤较少，瘢痕不明显；但对肥大、下垂的乳房并不适宜。

（二）中医疗法

（1）内治法

肝胃郁热证：乳房肿胀疼痛，皮肤微红或不红，结块或有或无，乳汁排泄不畅，患部微热触痛；可伴有畏寒发热，头痛，胸闷不舒，骨节酸痛，口渴等；舌质淡红或红，苔薄黄，脉弦或浮数。治宜疏肝清胃，通乳散结。方用瓜蒌牛蒡汤加减。若乳汁壅滞太甚，加路路通、漏芦、鹿角霜活络通乳；若炎性肿块较大者，加夏枯草、浙贝母软坚散结；产后恶露未尽者，加益母草、川芎、丹参活血祛瘀；若为断乳时乳汁壅滞或产妇不哺乳，加炒山楂、生麦芽等消胀退乳。

热毒炽盛证：肿块逐渐增大，皮肤焮红灼热，疼痛剧烈，呈持续性搏动性疼痛，壮热不退，口渴喜饮，患部拒按，若肿块中央变软，按之应指，为脓已成；或见局部漫肿痛甚，发热，穿刺抽得脓液；或溃后脓出不畅，红肿疼痛不消，发热不退，有袋脓现象或传囊之变；同侧腋窝淋巴结肿痛。舌质红，苔黄腻，脉弦数或滑数。治以清热解毒，托里透脓。方用瓜蒌牛蒡汤合透脓散。若高热不退，加石膏、知母清热泻火；大便秘结者加生大黄、枳实泻热通腑。

正虚毒恋证：溃后乳房肿痛逐渐减轻，但疮口脓水不断，收口迟缓，或乳汁从疮口流出，形成乳漏；伴有面色少华、易疲劳、饮食欠佳、低热不退等；舌质淡，苔薄，脉细。治以益气活血养营，清热托毒。方用托里消毒散加减。若脓腐难脱者，加路路通、王不留行、薏苡仁化瘀祛腐；若口渴、便秘者，加胖大海、沙参、肉苁蓉生津通便。

（2）外治

敷贴法：取芒硝 60g 溶解于 100ml 开水中，用厚纱布蘸药液外敷于患处，每次 20～30 分钟，每日 2～3 次，用于早期炎症。金黄散或玉露散用温开水调成糊状外敷患部，每日换药 1 次。用于未成脓或溃后周围坚肿不消者。

祛腐生肌法：切开排脓或自溃后脓腐较多者，先用九一丹、五五丹等掺于小盐水纱条上插入脓腔内引流换药，去除脓腐。待脓腐已净时，改用生肌玉红膏、生肌膏等外用，以生肌长皮。

（3）中药成药

清热解毒口服液，每次 10ml，1 日 3 次。适用于乳痈初起或酿脓期。

银黄口服液，每服 10ml，1 日 3 次。适用于乳痈初起者。

五、预防与调护

对急性乳腺炎的预防重于治疗，具体方法：（1）妊娠时期，尤其在哺乳时期，要保持乳头清洁，经常用肥皂、温水洗净，哺乳前后也可用 3%硼酸水洗净乳头。对于乳头内缩者，应将乳头轻轻挤出后再清洗干净。但不宜用乙醇洗擦，因为乙醇使乳头、乳晕皮肤变脆，易发生皲裂。（2）养成良好的哺乳习惯，定时哺乳，每次应使乳汁吸尽；不能吸尽时，用手按摩挤出，或用吸乳器吸出。另外，不让婴儿含着乳头睡眠。（3）如已有乳头破损或皲裂存在，要停止哺乳，用吸乳器吸出乳汁，待伤口愈合后再行哺乳。

关键在于避免乳汁淤积，防止乳头损伤，并保持其清洁。应加强孕期卫生宣教，指导产妇经常用温水、肥皂洗净两侧乳头。如有乳头内陷，可经常挤捏、提拉矫正之。要养成定时哺乳、婴儿不含乳头而睡等良好习惯。每次哺乳应将乳汁吸空，如有淤积，可按摩或用吸乳器排尽乳汁；哺乳后应清洗乳头，乳头有破损或皲裂要及时治疗；注意婴儿口腔卫生。（4）断乳时应先逐渐减少哺乳次数，然后再行断乳。

第二节　乳腺囊性增生病

乳腺囊性增生病也称慢性囊性乳腺病，或称纤维囊性乳腺病，是乳腺间质的良性增生，增生可发生于腺管周围并伴有大小不等的囊肿形成；也可发生在腺管内而表现为上皮的乳头样增生，伴乳管囊性扩张；另一类型是小叶实质增生。本病是妇女的常见病之一，多发生于30～50岁妇女。临床上观察到50%的妇女有乳腺囊性增生改变，而组织学检查则高达90%。本病的命名较为混乱，又名乳腺小叶增生、乳腺结构不良症、乳腺纤维囊性病、乳腺腺病等，以往曾称为慢性囊性乳腺炎，但本病并无炎症性改变，因而不宜使用。本病的特点是乳腺组成成分的增生，表现为结构、数量及组织形态学上的异常，除乳腺纤维组织及上皮良性增生伴囊肿形成外，可同时伴有纤维腺瘤形成，而发展为乳腺癌的绝对危险度极低，故现称为乳腺囊性增生病或乳腺结构不良症。临床特点是乳房胀痛、乳房肿块及乳头溢液。属中医“乳癖”范畴。

一、病因和发病机制

（一）现代医学对乳腺囊性增生病病因和发病机制的认识

乳腺囊性增生病的病因尚不十分清楚。因本病的症状常与月经周期有密切关系，且患者多有较高的流产率。一般多认为其发病与卵巢功能失调有关。可能是孕酮的减少及雌激素的相对增多，致使两者比例失去平衡，使月经前的乳腺增生变化加剧，疼痛加重，时间延长，月经后的“复旧”也不完全，日久就形成了乳腺囊性增生病。

人生存的外部环境、工作及生活条件、人际关系、其他各种压力造成的神经精神因素等均可使人体的内环境发生改变，从而影响内分泌系统的功能，进而使某一种或几种激素的分泌出现异常。所以，卵巢的功能状态及是否存在紊乱在发病中起重要作用。另外，可能与乳腺实质成分中女性激素受体的质和量存在差异，从而导致乳腺各部分的增生程度参差不齐有关。主要病理改变是导管、腺泡以及间质不同程度的增生。病理类型可分为乳痛症型（生理性的单纯性乳腺上皮增生症）、普通型腺病小叶增生症型、纤维腺病型、纤维化型和囊肿型（即囊肿性乳腺上皮增生症），各型之间的病理改变都有不同程度的移行。

（二）中医学对乳腺囊性增生病病因病机的认识

中医学认为本病多因肝气不舒、冲任失调，致使乳房气滞血瘀，痰瘀凝结而成。（1）肝气不舒。乳头属肝，乳房属胃。情志内伤，郁怒伤肝，忧思伤脾，以致肝气不舒，脾失健运，又肝气不舒亦可克伐脾土，致水湿失运、痰浊内生，从而致使痰气互结于乳房而发病。如《疡科心得集》指出："妇人思想忧郁，损伤肝脾……肝气不好，郁结而成。"（2）冲任失调：冲为血海，任主胞胎，冲任又隶属于肝肾。生育过多或多次堕胎等伤肾伤血，以致肝肾两亏，冲任失调。冲任失和，下不能通盛胞宫而致月经失调，上不能滋养乳房而致气血凝滞，痰瘀凝结而成本病。肾为五脏之本，肾气化生天癸，天癸激发冲任经脉通盛。若冲任失调，则下不能充胞宫，上无以滋乳房，经脉壅阻，气血不和，并可以影响肝气之疏泄条达；若情志内伤，肝气郁结不舒，气机阻滞则经隧不畅，亦可导致冲任二脉的气血失调；终因气滞、血瘀、痰凝互结于乳房，导致乳癖的发生。因此，肝郁气滞和冲任失调二者，在乳癖的发病过程中，既可单独致病，又是相互关联、不截然分开的。

二、临床表现

表现为乳腺周期性肿胀、疼痛，常于月经前期出现或加重，月经后减轻或消失。肿块可见于一侧或双侧乳房内，好发于外上象限，也可局限于乳房的任何象限或分散于整个乳房。肿块常为多发性，呈结节状，形态不规则，大小不等，质韧而不硬，与皮肤和深部组织之间无粘连，推之能移，但与周围组织分界并不清楚。肿块在月经来潮后可能有所缩小、变软。腋窝淋巴结不肿大。少数乳内肿块发生恶变时，可迅速增大变硬。胀痛程度不一，轻者不被患者所介意，重者可影响工作和生活，也有的为乳房刺痛或灼痛。疼痛有时可向同侧腋下或肩背部放射。胀痛的特点是具有周期性，它常发生或加重于月经前期；但部分患者缺乏周期性，亦不能否定本病的存在。乳房内大小不等的结节状肿块实际上是一个个大小不同囊状扩张的大小乳管，乳头溢液即来自这些囊肿。若病变与大导管相通，或导管内有多发性乳头状增生及乳头状瘤病，常可出现乳头溢液，多呈黄绿色、棕色或血性，偶为无色浆液。约有5%～15%的患者可有乳头溢液，多为单侧性、自溢性。常可伴有胸闷不舒，心烦易怒，失眠多梦，疲乏无力，腰膝酸软，经期紊乱，经量偏少等全身表现。

体检时在一侧或两侧乳房内可扪及多个形态不规则的肿块，多呈片块状、条索状或颗粒状结节，也可各种形态混合存在。片块状肿块乳房脂肪较多的患者常扪摸不清，而在小乳房则可扪摸清楚，肿块为厚薄不等的片块状，表面一般平滑，但有的可扪及许多小结节，呈砂粒状隆起，大者可呈黄豆大小，质地中等，或软而有韧性。结节状肿块常为圆形、椭圆形或梭形，表面光滑或稍感毛糙，中等硬度。各种形态的肿块边界都不甚清楚，与皮肤及深部组织无粘连，推之能活动，多有压痛。病灶位于乳房外上方较多，也可影响到整个乳房。肿块常在经前及经期胀大，经后期缩小。

三、诊断和鉴别诊断

（一）诊断

患者多为中青年妇女，常伴有月经不调；乳腺周期性肿胀、疼痛，且月经前期加重，月经后减轻或消失的典型症状；体检时乳房内触及结节样的肿块，大小不等，质韧而不硬，有时有触痛；部分患者可有乳头溢液，呈黄绿色、棕色或血性，少数为无色浆液；B 超检查无肿块及钼靶上棉絮状表现可诊断乳腺囊性增生病。钼靶 X 线乳房摄片、B 型超声检查、分泌物涂片细胞学检查、活体组织病理切片检查等有助诊断。对增生较明显的患者要加强随诊，嘱患者每隔 2～3 个月到医院复查。对存在明显增生肿块或边界不清的乳腺增厚区患者，建议对可疑病灶行穿刺活检，以防误诊。

（二）鉴别诊断

（1）乳腺纤维腺瘤。乳腺纤维腺瘤的乳房内肿块大多为单侧单发，肿块多为圆形或卵圆形，边界清楚，活动度大，质地一般韧实，亦有多发者，但一般无乳房胀痛，或仅有轻度经期乳房不适感，无触痛，乳房肿块的大小性状不因月经周期而发生变化，肿块多为圆形或卵圆形，表面光滑，边缘清楚，质地坚韧，活动，常在检查时的手指下滑脱；生长缓慢；多见于 20～30 岁妇女。此外，在乳房的钼靶 X 线片上，乳腺纤维腺瘤常表现为圆形或卵圆形密度均匀的阴影及其特有的环形透明晕，亦可作为鉴别诊断的一个重要依据。

（2）**乳腺癌。**早期应注意与乳腺囊性增生病的结节状肿块鉴别。乳腺癌的乳房肿块质地一般较硬，有的坚硬如石，大多为单侧单发，可呈圆形、卵圆形或不规则形，可长到很大，活动度差，易与皮肤及周围组织发生粘连。肿块与月经周期及情绪变化无关，可在短时间内迅速增大，好发于中老年女性。此外，在钼靶 X 线片上，乳腺癌常表现为肿块影、微小钙化点、异常血管影及毛刺等，也可以帮助诊断。但最终主要应依据活体组织病理切片检查进行鉴别。

（3）**乳腺导管扩张症。**乳腺导管扩张症常发生于 45～52 岁的中老年妇女，常在乳头、乳晕及其附近部位出现细小的结节，乳头常溢出棕黄色或血性分泌物，有时可挤出粉渣样分泌物。

四、治疗

（一）现代医学疗法

（1）药物治疗

① 维生素。可每次口服维生素 B 与维生素 E，或口服维生素 A。

② 激素类。因乳腺囊性增生病的发生机制与乳腺癌的发生有其同源性，故也可应用抗雌激素药物进行治疗。对软化肿块、减轻疼痛有一定疗效。但应用激素治疗有可能进一步扰乱人体激素之间的细微平衡，不宜常规应用，仅在疼痛严重而影响工作或生活时才考虑应用。他莫昔芬是一种非甾体类的抗雌激素药物，月经干净后第 5 日口服，每日 2 次，每次 10mg，连用 15 日停药；可于下次月经来潮后重复。但是长期应用他莫昔芬可以导致子宫内膜癌变和增加肝细胞损害的危险。而托瑞米芬的抗雌激素机制与他莫昔芬相同，但无雌激素样作用，安全性好。

（2）手术治疗

药物治疗无效，且病灶局限者可行乳腺区段切除术。对可疑患者应及时进行活体组织切片检查，如发现有癌变，应及时行乳癌根治手术。患者有乳癌家族史，或切片检查发现上皮细胞增生活跃，宜及时施行单纯乳房切除手术。乳腺不规则肿物，年龄大于 40 岁或针吸细胞学检查提示非典型增生者，应做局部活检。年龄大于 50 岁，有乳腺癌家族史，或非典型增生有明显异型，或乳头状瘤病患者可行预防性乳房皮下切除（可加 I 期乳房再造）。生育后妇女伴有乳腺癌家族史，并且为 BRCA 基因突变携带者，建议行预防性双乳切除术（可加 I 期乳房再造术）。

手术治疗的注意事项：手术的主要目的是明确诊断，避免乳腺癌的漏诊和延误诊断；要重视肿物切除后病理检查，结合其他临床资料选择合理的手术方案；预防性乳房皮下切除要权衡利弊，谨慎掌握适应证，要征求患者和家属的意见

（二）中医疗法

（1）中药内治法

肝郁气滞证：乳房胀痛或有肿块，一般月经来潮前乳痛加重和肿块稍肿大，行经后好转；常伴有情绪抑郁，心烦易怒，失眠多梦，胸胁胀满等；舌质淡红，苔薄白，脉细涩。治以疏肝理气，散结止痛。方用逍遥散加减。

痰瘀凝结证：乳中结块，多为片块状，边界不清，质地较韧，乳房刺痛或胀痛。舌边有瘀斑，苔薄白或薄而微黄，脉弦或细涩。治以活血化瘀，软坚祛痰。方用失笑散合开郁散加减。

气滞血瘀证：乳房疼痛及肿块没有随月经周期变化的规律性，乳房疼痛以刺痛为主，痛处固定，肿块坚韧；伴有经行不畅，经血量少，色暗红，夹有血块，少腹疼痛；舌质淡红，边有瘀点或瘀斑，脉涩。治以行气活血，散瘀止痛。方用桃红四物汤合失笑散加减。

冲任失调证：乳房肿块表现突出，结节感明显，经期前稍有增大变硬，经后可稍有缩小变软。乳房胀痛较轻微，或有乳头溢液：常可伴有月经紊乱，量少色淡，腰酸乏力等症。舌质淡红，苔薄白，脉弦细或沉细。治以调理冲任，温阳化痰，活血散结。方用二仙汤加减。

（2）药物外治

① 阳和解凝膏掺黑退消外贴，用于本病各种证候。

② 散结止痛膏外贴，用于本病各种证候。

（3）中成药

对青年女性患者，一侧或两侧乳房出现肿块和疼痛，并随月经周期变化，同时伴经前心烦易怒、胸闷、嗳气、两肋胀痛，证属肝郁气滞者。可用逍遥丸，每服 6g，1 日 3 次。中年已婚妇女，以乳房肿块为主症，疼痛稍轻，伴随月经不调，耳鸣目眩，神疲乏力，可用平消胶囊、小金丹等。乳癖消片，每服 4～6 片，1 日 3 次。用于本病各种证型。乳康片，每服 3 片，1 日 3 次。用于本病各种证型。

（4）针灸推拿

体针选取乳根、胞中、屋翳、肩井、天宗、期门、肝俞等穴，耳针选取乳腺、内分泌、神门、卵巢等穴，虚补实泻，或单独使用，或体针与耳针配合使用。

五、预防与调护

（1）保持心情舒畅，生活起居有规律，注意劳逸结合。

（2）多食新鲜水果和蔬菜，控制高脂肪食物摄入。

（3）积极治疗妇科及其他内分泌疾病。

（4）患病后要正确认识疾病，医护人员应对患者进行说服教育工作，以免过分紧张、担忧。

（5）有乳岩家族史等危险因素的妇女，更应重视自我检查和定期体检。

六、中西医结合最新研究进展

（1）乳癖散结胶囊联合西药治疗乳腺增生症有效性和安全性的 Meta 分析

王进峰等[1]对乳癖散结胶囊联合西药治疗乳腺增生症的有效性和安全性进行了Meta 分析。以探索乳癖散结胶囊联合西药治疗乳腺增生症的有效性及安全性。计算机检索中国知网（CNKI）、万方数据库（Wanfang）、维普数据库（VIP）、中国生物医学文献数据库（CBM）、中国临床试验注册中心（ChiCTR）、SinoMed、PubMed、CochraneLibrary、Embase。检索时间截止 2020 年 9 月 22 日，2 名研究人员根据纳入标准和排除标准独立进行文献筛选和数据提取，同时方法学质量评价参考参照 Cochrane 系统综述手册。运用 ReviewManager5.4 软件进行数据分析，制定纳入标准和排除标准。结果共纳入符合标准的文献 12 篇，包含患者 1819 例，其中对照组 877 例，试验组 942 例。结果显示，试验组总有效率[OR=4.22，95%CI（2.93，6.08），$P<0.00001$]和治愈率[OR=2.03，95%CI（1.67，2.47），$P<0.00001$]高于对照组；胃肠道反应发生率[OR=0.44，95%CI（0.28，0.69），$P=0.0003$]、月经紊乱发生率[OR=0.25，95%CI（0.14，0.43），$P<0.00001$]和复发率[OR=0.26，95%CI（0.14，0.46），$P<0.00001$]均低于对照组，差异有统计学意义（$P<0.05$）。两组头痛眩晕发生率[OR=0.23，95%CI（0.05，1.10），$P=0.07$]和继发性雌激素作用发生率[OR=0.23，95%CI（0.05，1.13），$P=0.07$]相近，但差异无统计学意义（$P>0.05$）。认为乳癖散结胶囊联合西药治疗乳腺增生症安全有效。

（2）基于 PTEN/PI3K/AKT 和线粒体凋亡信号通路探讨乳癖散结汤治疗乳腺增生大鼠作用机制

张继红等[2]对乳癖散结汤对乳腺增生（MGH）大鼠的治疗作用及可能的作用机制进行了研究。MGH 大鼠模型制作成功后，随机分为正常对照组、模型对照组、乳癖散结汤 34、68g/kg 组、他莫昔芬 0.004g/kg 组；大鼠分别灌胃给予相应的药物。给药 8 周后，进行大鼠行为学观察、乳房直径和乳头高度测量，测定血浆中 T 淋巴细胞亚群（CD3+、CD4+、CD8+）、血清性激素[雌二醇（E2）、孕酮（P）、睾酮（T）、黄体生成激素（LH）、卵泡刺激素（FSH）、泌乳激素（PRL）]含量，取乳腺进行乳腺组织细胞线粒体细胞色素 C（CytoC）释放、乳腺组织形态学分析，采用 Real-timePCR 检测乳腺组织中线粒体凋亡信号通路的 mRNA 表达情况；采用 Westernblotting 检测乳腺组织中磷酸酯酶与张力蛋白同源物/磷脂酰肌醇 3-激酶/蛋白激酶 B（PTEN/PI3K/AKT）和线粒体凋亡信号通路相关蛋白表达。与正常对照组比较，模型对照组大鼠行为学评分、乳房直径、乳头高度显著增加，乳腺导管上皮细胞增生层数和乳腺组织病理学评分增加，血浆中 CD8+T 淋巴细胞亚群、血清 E2、LH、FSH、PRL 和乳腺组织中 CytoC 含量及 E2/P、E2/T 比值升高，Pcna、Bcl2、BclxlmRNA 表达和 Bcl-2/Bax、Bcl-xl/Bad 比值升高，pro-Caspase-3、pro-Caspase-9 蛋白表达上调，p-PI3K/PI3K、p-AKT/AKT 比值显著升高（$P<0.01$）；血浆中 CD3+、CD4+T 淋巴细胞亚群、P、T 含量，乳腺组织中 CytoC 含量及 CD4+/CD8+比值显著降低，Bax、Bad、Apaf1mRNA 表达下调，PTEN、cleaved-Caspase-3、cleaved-Caspase-9 和 cleaved-PARP-1 蛋白表达显著下调（$P<0.01$）；用乳癖散结汤 34、68g/kg 治疗后，上述指标被明显逆转（$P<0.05$ 或 $P<0.01$）。因此，认为乳癖散结汤对 MGH 大鼠具有较好的治疗作用，其作用机制可能与其增强免疫功能、调节性激素及 PTEN/PI3K/AKT 信号通路，从而促进线粒体途径介导的细胞凋亡密切相关。

参考文献：

[1]王进峰，王世文，杨为亚，等.乳癖散结胶囊联合西药治疗乳腺增生症有效性和安全性的 Meta 分析[J].中国处方药，2023，21（2）：47-52.

[2]张继红，石孟琼，陈茂华，等.基于 PTEN/PI3K/AKT 和线粒体凋亡信号通路探讨乳癖散结汤治疗乳腺增生大鼠作用机制[J].中药药理与临床，2022，38（5）：46-53.

第三节　乳腺纤维腺瘤

乳腺纤维腺瘤是来源于乳腺小叶内纤维组织和腺上皮的良性肿瘤，是乳腺最常见的良性肿瘤。病因尚不明确，可能体内的性激素水平失衡有关，故纤维腺瘤好发于 15～35 岁的年轻妇女，高发年龄为 15～25 岁，青春期前和绝经后很少见。绝经后的纤维腺瘤常为绝经前存在的纤维腺瘤未被发觉而遗留下来的。纤维腺瘤以单发居多，多发者占 10%～15%。临床特点是乳房肿块，圆形，表面光滑，质地坚韧，推之移，属中医“乳核”的范畴。

一、病因和发病机制

（一）现代医学对乳腺纤维腺瘤病因和发病机制的认识

乳腺纤维腺瘤的发生与卵巢机能旺盛、雌激素作用活跃有密切关系。好发年龄在性功能的旺盛时期，妊娠期肿块增长特别快，动物实验证明雌激素注射可促其发病等现象，都说明雌激素在乳房纤维腺瘤的发病中有很重要的作用。

病理分型：（1）管内型：也称管型纤维腺瘤，为乳管和腺泡的上皮下纤维组织增生变厚所发生的肿瘤，可累及一个或数个乳管系统，呈弥漫性增生，增生组织逐渐向乳管突入充填挤压乳管，将管腔压扁，腺上皮呈密贴的两排，上皮下平滑肌组织也参与生长，无弹力纤维成分。（2）管周型：也称乳管及腺泡周围性纤维腺瘤。病变主要为乳管和腺泡周围的弹力纤维层外的纤维组织增生，其中弹力纤维亦增生，但无平滑肌，也不呈黏液性变，乳腺小叶结构部分或全部消失。（3）腺瘤型：其特点是腺管增生明显，腺体形态仍保持管泡状结构，而腺体间纤维层外的纤维组织增生，此型是青春期患者多见的乳房纤维腺瘤的瘤体。

（二）中医学对乳腺纤维腺瘤病因病机的认识

本病因情志不畅、冲任失调所致。情志内伤，肝气郁结、气滞血瘀；肝脾失调，或忧思伤脾，脾失健运，痰浊积聚，与血瘀互结，日久成核；冲任失调，气血运行失常，以致气郁、痰浊、瘀血结于乳房，则成乳核。情志内伤，郁怒伤肝，忧思伤脾，以致肝脾两伤。气机阻滞，气血逆乱，则气滞血瘀；脾气结滞，运化失调，则痰浊内生，致使无形之气滞与有形之血瘀、痰浊互结于乳中而发为本病。冲为血海，任主胞胎，“冲任二经，上为乳汁，下为经水”，隶属于肝肾。肝肾亏虚则冲任失调，乳房失其滋养而致气滞血瘀，阴血亏虚而生虚火，灼津为痰，气郁、痰浊、瘀血结聚于乳中而成乳核。

二、临床表现

纤维腺瘤好发于乳房外上象限，呈卵圆形，多数为樱桃大小，亦有体积巨大者。肿瘤表面平滑、质韧、边界清楚，与皮肤和周围组织没有粘连，在乳房内容易被推动，触之有滑动感。腋窝淋巴结不肿大。肿瘤具有完整的被膜，生长比较缓慢，于青春发育期、妊娠及哺乳时生长较快。大多数患者无乳痛，少数患者可有轻微刺痛或胀痛。部分患者可有情志抑郁、心烦易怒、失眠多梦等症状。

三、诊断和鉴别诊断

（一）诊断

（1）临床表现。见上文。

（2）理化检查。① X 线钼靶摄片：多见圆形或卵圆形密度增高阴影，有时出现钙化。② B 超检查：可见实质性暗区，境界光整，内部回声分布均匀，多数呈弱回声. ③ 冷光及近红外线检查：可见边界清楚的淡暗区，光亮度强时暗区不明显，无血管中断。

（二）鉴别诊断

（1）乳腺癌。早期乳腺癌有时酷似纤维瘤，此时触诊很难鉴别，可根据乳腺癌发病年龄偏大，生长速度较快，境界不清，活动度差，甚则与皮肤粘连等症需仔细辨认。同时可参考 X 线摄片、B 超等检查结果，必要时行手术活检可明确诊断。

（2）乳房囊肿。其肿块与乳核很难鉴别。需借助超声检查，囊肿大多可显示液性暗区。有时囊肿其内容物呈乳酪样物，则超声波也无法区别，肿块穿刺可抽出乳酪样物质。

（3）乳腺增生症。好发年龄为 30～45 岁；肿块多为扁平片块状或颗粒状，常见多个肿块或双侧乳房发病；大多数患者伴乳房疼痛，而且肿块和疼痛随月经周期和情绪改变而变化；但有时在乳癖基础上可有乳核形成。

四、治疗

（一）现代医学疗法

手术切除是治疗乳腺纤维腺瘤的最佳方法，可以一次治愈，而不影响其功能。可采用肿块切除术、乳腺区段切除术，部分患者可行单纯乳腺切除术。最常用的方法是乳腺肿块切除术。

（1）手术时机

乳腺纤维腺瘤的患者，应选择适当的时机进行手术治疗：① 25 岁以上已婚妇女或 30 岁以上无论婚否的患者，应立即进行手术治疗，防止恶变。② 25 岁以下未婚患者，可行择期手术，但以婚前切除为宜。③ 婚后未孕的患者，宜尽早手术，最好在孕前手术切除。④ 怀孕后确定诊断者，应在怀孕后 3～6 个月内进行手术切除。⑤ 如果近期肿块突然增长加速，应考虑恶变，尽快手术。

（2）手术方式

手术方式有开放手术和乳腺微创旋切术。对于开放手术目前有多种手术切口可供选择：传统乳腺放射状切口以肿块为中心，取放射状切口，切口长度1～6cm不等，完整切除肿块，腺体1号线间断缝合，皮下组织0号或可吸收线间断缝合，皮肤6-0可吸收线皮内连续缝合。环乳晕切口沿乳晕外缘色素区正常皮肤交界处取弧形切口长度1～5cm，切开皮肤、皮下组织，沿腺体表层潜行分离至肿物位置，放射状切开腺体至肿物边缘，完整切除，电凝止血，1号线间断缝合腺体表层，0号丝线或可吸收线缝合皮下组织，6-0可吸收线连续皮内缝合皮肤。对于未婚、有哺乳要求者，此种手术方式应该谨慎，因为手术可能导致乳腺大导管的损坏，影响哺乳。

乳腺下皱襞切口适用于肿物位于下象限，乳腺体积较大或下垂者。患者先采取坐位或直立位标出下皱襞线，切口长度2～7cm，切开皮肤、皮下组织，沿腺体表面或乳腺后间隙分离至肿物位置，放射状切开腺体，牵引肿物至切口位置，沿肿物边缘0.5～1cm完整切除肿物，电凝止血，0丝线或可吸收线缝合皮下组织，6-0可吸收线连续皮内缝合皮肤。腋窝切口适用于外上象限或尾叶处肿物，或副乳腺肿瘤切除术。沿腋窝皮肤皱襞切开皮肤及皮下组织，沿皮下隧道分离至肿物位置，推移腺体并牵引肿物至切口下，切除方法与前两种术式相同。纵向乳晕切口乳晕作纵形切口，在乳晕根部作环形半周切开，切开皮肤、皮下组织，在腺体表面分离皮下组织，在肿块表面劈开腺体，完整切除，电凝止血，1号线间断缝合腺体表层，0号丝线或可吸收线缝合皮下组织，6-0可吸收线连续皮内缝合皮肤。以上提到的环乳晕、纵乳晕切口而言，乳晕区皮肤薄、富有弹性、伸缩性好，与腺体间有较大幅度推移，便于扩大术野，从而有利于手术切除各个象限肿块，而且乳晕旁脂肪组织少，较其他切口减少了脂肪液化的可能，同时乳晕的色素沉着及结节状的乳晕皮脂腺，使瘢痕不易显现，达到美容微创效果。此两种切口对比而言，纵乳晕切口更加值得推广，由于纵形切口两侧皮肤均是乳晕皮肤，颜色、组织结构相同，所以切口更加隐蔽；同时纵向的切开腺体对乳晕区大导管的损伤小，可以应用于未婚、未育的患者。

现被广泛用于乳腺良性肿块的微创切除治疗，与传统手术相比，麦默通负压吸引切割术操作相对简单、创伤小、安全、术后瘢痕小、并发症少等优点，对乳腺多个良性肿块可通过一个伤口达到完全治愈，而不像传统的手术切除术遗留的瘢痕太大，令患者（尤其年轻女性患者）无法接受，尤其适合于直径在3.0以下的乳腺良性肿瘤，是一种值得推广的手术法。

（二）中医疗法

（1）内治法

肝郁痰凝：乳房肿块圆球形或椭圆形，光滑活动，边界清楚，皮色不变。舌淡红，苔薄白，脉弦滑。病机为肝郁脾虚，痰瘀凝结。治宜疏肝健脾，化痰散结。方用逍遥丸加减。常用药：柴胡、茯苓、白术、白芍、青皮、陈皮、海藻、法半夏、昆布等。肿块有疼痛者，加延胡索、广郁金；肝火偏旺者，加牡丹皮、栀子、夏枯草。

冲任失调：乳房肿块，形如丸卵，境界清楚，光滑活动，经前肿块处胀痛，经后疼痛缓解，肿块亦然。舌质淡红，苔薄，脉细弦。病机为冲任失调，痰瘀互结。治以调理冲任，祛瘀化痰。方用二仙汤加减。常用药：仙茅、淫羊藿、当归、黄柏、知母、巴戟天、牡蛎、橘核、八月扎、川芎、红花、丹参、香附等。有痛经者，加延胡索、艾叶；伴肝肾阴虚者，加枸杞子、女贞子。

（2）药物外治

阳和解凝膏，加桂麝散外贴，5 天更换 1 次

五、预防与调护

（1）调摄情志，避免郁怒。

（2）定期检查，发现肿块及时诊治。

（3）适当控制厚味炙博食物。

六、中西医结合最新研究进展

（1）二贝母汤联合针刺治疗血瘀痰凝型乳腺纤维腺瘤的临床疗效及安全性分析

邢晓娟等[1]采用二贝母汤联合针刺治疗血瘀痰凝型乳腺纤维腺瘤，并对其疗效和安全性进行了分析。选取 2020 年 7 月—2021 年 1 月柳州市妇幼保健院收治的 105 例血瘀痰凝型乳腺纤维腺瘤患者，随机数字表法分为汤药组、针刺组和联合组，各 35 例。分别给予二贝母汤治疗、针刺治疗和二贝母汤联合针刺治疗，对 3 组患者的临床疗效、症状评分、激素水平、生长因子水平、不良反应发生率等进行统计比较。结果联合组临床治疗总有效率为 94.29%(33/35)，汤药组临床治疗总有效率为 77.14%（27/35)，针刺组临床治疗总有效率为 71.43%(25/35)，差异有统计学意义（$P<0.05$）；治疗后，联合组症状评分包括乳房胀痛、乳房肿块、乳房溢液、月经不调等均低于汤药组和针刺组（$P<0.05$）；治疗后联合组患者雌二醇（E2）、催乳素（PRL）、孕酮（PT）水平均低于汤药组和针刺组（$P<0.05$）；治疗后联合组血管内皮生长因子

（VEGF）、转化生长因子β1（TGF-β1）、碱性成纤维细胞生长因子（bFGF）水平均低于汤药组和针刺组（$P<0.05$）；治疗期间联合组、汤药组、针刺组不良反应发生率分别为17.14%（6/35）、11.42%（4/35）、8.57%（3/35），差异无统计学意义（$P>0.05$）。认为二贝母汤联合针刺治疗血瘀痰凝型乳腺纤维腺瘤的临床疗效显著，能够改善患者症状，降低各种生长因子水平，治疗安全性较好，值得推广应用。

（2）夏枯草口服液应用于乳腺纤维腺瘤手术后的临床研究

唐甜等[2]探讨了乳腺纤维腺瘤手术后使用夏枯草口服液与其术后切口感染的关系。采用前瞻性随机对照的方法收集202例乳腺纤维腺瘤手术后患者，按随机数字表法分为治疗组（101例）和对照组（101例），对照组的患者采用常规治疗，治疗组患者在术后第1天在常规治疗的基础上给予夏枯草口服液治疗，治疗时间为4周。对两组患者的血清反应蛋白（CRP）、白介素-2（IL-2）、白介素-6（IL-6），切口炎性反应及肿胀程度、术后切口渗出量、切口疼痛评分、愈合时间、愈合等级、住院时间及患者满意度进行观察比较。结果治疗组能较快降低血清IL-2、IL-6水平；治疗组在手术切口炎性反应及肿胀程度、切口引流量、切口疼痛评分、切口愈合时间方面均优于对照组，两组差异具有统计学意义（$P<0.05$）；治疗组甲级愈合数多于对照组，两组差异无统计学差异（$P>0.05$）。认为夏枯草口服液应用于乳腺纤维腺瘤手术可有效改善术后机体免疫应激反应，缓解术后切口炎性反应、肿胀程度及切口疼痛，减少术后切口渗液量，减少切口感染的发生，缩短患者切口愈合时间，且无明显不良反应。

参考文献：

[1]邢晓娟，郭钦源，付善玉，等.二贝母汤联合针刺治疗血瘀痰凝型乳腺纤维腺瘤的临床疗效及安全性分析[J].四川中医，2023，41（4）：148-152.

[2]唐甜，闵美林.夏枯草口服液应用于乳腺纤维腺瘤手术后的临床研究[J].天津中医药大学学报，2021，40（4）：472-476.

第四节 乳腺癌

乳腺癌是女性最常见的恶性肿瘤之一，其发病率呈逐年上升的趋势。在欧美国家，乳腺癌占女性恶性肿瘤的25%～30%。20世纪末的统计资料表明，全世界每年约有 130 万人被诊断为乳腺癌，约有 40 万人死于该病。在我国，乳腺癌的年均增长速度高于高发国家 1～2 个百分点。乳腺癌属于中医“乳岩”“乳石痈”“恶疮”“失荣”等范畴的范畴。

一、病因和发病机制

（一）现代医学对乳腺癌病因和发病机制的认识

虽然现代医学对乳腺癌的发病原因尚未明确，但近年来病因学的研究提示了一些与乳腺癌发病可能的相关因素，包括遗传因素、生殖因素、性激素水平、相关基因等。

（1）遗传因素

有研究显示一级亲属患乳腺癌的女性发生乳腺癌概率较无家族病史的高 2～3 倍，有乳腺癌家族史的妇女患乳腺癌的相对危险度为 4.5。由此可见，遗传是重要的危险因素。有时，乳腺癌可表现为家族聚集的特征，即父系或母系中至少有 3 个亲属患乳腺癌，同时有乳腺癌和卵巢癌家族史，有双侧和（或）早期乳腺癌的家族史。一般而言，家族聚集性的乳腺癌可分为两种机制，一种是由于多种基因的改变而导致乳腺癌的发生，另一种则是由于某种遗传基因突变引起的。值得说明的是，绝大多数有乳腺癌家族史的妇女并不存在上述遗传素质，因而她们的危险性远远低于那些有明显遗传倾向的人群。

（2）生殖因素

女性的乳腺在青春期受卵巢激素的作用发育成熟，而乳腺细胞受每个月体内激素水平的周期性变化以及妊娠期体内激素水平的升高而发生生理性的增殖改变。这种细胞增殖分裂的形式于妇女绝经时终止。乳腺癌的发生与多种生殖因素有着密切的关系。（1）初潮年龄小的妇女患乳腺癌的概率大，有些学者认为初潮年龄小的育龄妇女其体内的激素水平较高，月经周期较短，因此暴露于内源性雌激素环境中的程度较大，这可能是造成这部分妇女易患乳腺癌的主要原因。（2）停经晚是乳腺癌的危险因素已被证实，据美国的资料显示，停经每推迟一年，则增加乳腺癌的概率为 3%。（3）未育妇女患乳腺癌的危险性要比生育过的妇女大，而妇女第一胎正常妊娠年龄越小，一生中患乳腺癌的概率也越小，但是这些危险性的差异主要体现在 40 岁以后诊断为乳腺癌的妇女中，而非年轻的乳腺癌患者。其原因主要在于第一次足月妊娠可以导致乳腺上皮发生一系列变化而趋成熟，而成熟后的上皮细胞具有更强的抗基因突变能力。（4）高产次的妇女患乳腺癌的概率小，未哺乳妇女患乳腺癌的概率高，乳腺癌高发区较低发区人群的母乳喂养普及率低，且维持时间也短。

（3）性激素

性激素在乳腺癌的发生中扮演着重要的角色。未用过激素替代治疗的绝经后妇女其血浆雌激素水平与乳腺癌的危险性呈明显正相关；对于绝经前女性，也有大规模的研究证实了内源性雌激素与乳腺癌危险性的相关性。虽然与子宫内膜癌的发生相比较其危险度要小得多，但是补充外源性雌激素会增加乳腺癌的发病可能已被证实。

（4）生活饮食

脂肪与高热能饮食容易使人体质量增加，大多数流行病学研究都证实体质量增加与乳腺癌有关，尤其是在绝经后体质量增加者。有报道饮酒可能提高体内雌激素水平，并导致妇女患乳腺癌的危险度增加。而纤维素对乳腺癌和大肠癌都有抑制作用已经得到了证实。也有研究认为，维生素A有保护乳腺细胞的作用。而且有研究显示，体育锻炼对于已经患有乳腺癌的患者具有延长生存率、降低病死率的作用。因此，健康的饮食生活习惯对预防该病的发生有重要作用。

（二）中医学对乳腺癌病因病机的认识

对本病的病因病机，历代医家有不同的认识。陈实功认为，“忧郁伤肝，思虑伤脾，积想在心，所愿不得者，致经络痞涩，聚结成核。”汪机主张，乳岩“乃七情所伤，肝经血气枯槁之症。”薛己和张介宾则强调毒邪蕴结在本病发病中的作用。综合古代文献和近代的研究成果，乳腺癌的病因病机可归纳为以下几点：**（1）情志内伤，忧思郁怒。**《外科正宗》曰：“忧郁伤肝，思虑伤脾，积想在心，所愿不得者，致经络痞涩，聚结成核。”根据脏腑经络学说，乳头属足厥阴肝经，肝脉络胸胁，肝宜疏泄条达。郁怒伤肝，肝失疏泄则胸胁脉络气机不利。乳房属胃，脾胃互为表里，脾伤则运化无权而痰浊内生。无形之气郁与有形之痰浊相互交凝，经络痞塞，日积月累，结滞乳中而成本病。**（2）毒邪蕴结。**气郁痰浊结聚或气滞血凝，积久化火成毒，以致毒邪蕴结而成坚核。临床见局部苍肿，色紫气秽，肿块表面溃烂如石榴翻花，或溃后渗流臭秽血水。这些证候皆与毒邪蕴结有关。薛己谓：“亦有二三载或五载六载方溃陷下者，皆曰乳岩，盖其形岩凸，似岩穴也，最毒，填之可保十中一二也”，指出了乳腺癌晚期溃烂、乳头陷下的特征。**（3）瘀血凝滞。**乳腺癌中晚期可见痛引胸胁，肿块坚硬，表面高低不平，乳头溢液，舌紫，有瘀斑等，乃由于“久病血瘀”“久虚夹瘀”，或肝郁气滞，气滞血瘀，病久气郁化火，气火内盛，气血津液被煎熬，痰浊瘀血互结，经络痞塞，结滞乳中而成。**（4）厚味所酿，痰浊凝滞。**恣食肥甘厚味，脾胃运化失司，以致痰浊蕴结，痞塞经络而成乳癌。朱丹溪《格致余论》曰：“厚味所酿，以致厥阴之气不行，故窍不得通而不得生。”现代研究表明，高脂肪饮食可以导致肥胖，绝经后肥胖妇女患乳腺癌的风险增加。脂肪组织可产生雌激素，肥胖妇女的雌激素水平高，高水平的雌激素可能正是肥胖妇女患乳腺癌风险增加的原因。一些研究显示，随着绝经后体重增加，患乳腺癌的风险也增加。**（5）正气不足，气血两虚。**《诸病源候论•妇人杂病诸候四》曰：“有下于乳者，其经虚，为风寒气客之，则血涩结成痈肿，但结核如石，谓之石痈。”气血虚可引起邪客于乳络而患本病。**（6）肝肾不足，冲任失调。**肾为元气之根，冲任之本。肾气充盛则冲任脉盛，冲任之脉上贯于乳，下濡胞宫。冲为血海，任主胞胎，冲任之脉系于肝肾。肝肾不足，冲任失调而致气血亏虚，气血运行不畅，气滞血凝，阻于乳中而成本病。《疮疡经验全书》曰：“阴极阳衰，血无阳安能散，致血渗入心经而生乳岩。”窦氏所述阴极阳衰是指冲任失调，与现代所谓体内激素分泌失调，雌激素水平过高，雌孕激素平衡失调等导致乳腺癌发生是一致的。

二、临床表现

乳腺癌在早期多为无痛的、单发的小肿块，质硬，表面不光滑，与周围组织分界不清，在乳房内不易被推动。一般都由患者在无意中，如在洗澡时发现。当然，随着乳房自检和常规健康体检的普及，亦有相当一部分肿块为体检时所发现。另外，由于早期乳腺癌不引起任何自觉症状，有的患者又不知其严重性，以致部分患者治疗较晚。乳腺癌从发生到出现临床症状通常需要2～3年的时间。大多数的乳腺原位癌、早期浸润癌以及一部分的浸润癌是没有任何症状和体征的，而是通过乳腺X线普查发现的。

乳腺肿块是乳腺癌最常见的症状，约90%的患者是以该症状前来就诊的。以外上象限多见，其次是内上。内下、外下较少见。以单侧乳腺的单发肿块为多见，单侧多发肿块及原发双侧乳腺癌临床上并不多见。但随着肿瘤防治水平的提高，患者生存期不断延长，一侧乳腺癌术后，对侧乳腺发生第二个原发癌肿的机会将增多。早期乳腺癌的肿块一般较小，有时与一些乳腺良性病变不易区分，但即使很小的肿块有时也会累及乳腺悬韧带，而引起局部皮肤的凹陷或乳头回缩等症状，较易早期发现。以往因医疗保健水平较差，来就诊时，肿块往往较大。现今，随着乳腺自我检查的普及和普查工作的开展，临床上早期乳腺癌的比例有所增多。乳腺癌绝大多数呈浸润性生长，边界欠清。有的可呈扁平状，表面不光滑，有结节感。但需注意的是，肿块越小，上述症状越不明显，而且少数特殊类型的乳腺癌可因浸润较轻，呈膨胀性生长，表现为光滑、活动、边界清楚，与良性肿瘤不易区别。乳腺癌肿块质地较硬，但富于细胞的髓样癌可稍软，个别也可呈囊性，如囊性乳头状癌。少数肿块周围，有较多脂肪组织包裹触诊时有柔韧感。肿块较小时，活动度较大，但这种活动是肿块与其周围组织一起活动，与纤维腺瘤活动度不同。若肿瘤侵犯胸大肌筋膜，则活动度减弱；肿瘤进一步累及胸大肌，则活动度消失。让患者双手叉腰挺胸使胸肌收缩，可见两侧乳腺明显不对称。晚期乳腺癌可侵及胸壁，则完全固定。乳腺疼痛并不是乳腺肿瘤的常见症状，不论良性或恶性乳腺肿瘤通常总是无痛的。有研究显示，绝经后女性出现乳腺疼痛并伴有腺体增厚者，乳腺癌检出率将增高。当然，肿瘤伴有炎症时可以有胀痛或压痛。晚期肿瘤若侵及神经或腋淋巴结肿大压迫或侵犯臂丛神经时可有肩部胀痛。

乳腺癌逐渐增大，侵入 Cooper 韧带，使之收缩，因此肿块处皮肤往往有凹陷，即所谓的酒窝征，是乳腺癌早期常有的征象。乳腺癌继续发展常使乳房缩小、变硬、乳头抬高，并可由于乳管的牵拉而扁平、回缩，甚至凹陷。也可在数月内显著增大，使患侧乳腺体积变大，隆起。乳腺癌侵入胸肌筋膜、胸肌，以致肿块固定于胸壁而不易被推动。癌细胞阻塞皮下淋巴管，造成淋巴滞留，从而出现真皮水肿，皮肤呈“橘皮样”改变，晚期出现皮肤破溃，形成溃疡。溃疡常有恶臭，伴有出血。乳腺癌也可以与皮肤发生广泛粘连，如癌细胞扩散至乳房和乳房周围皮肤，则可出现多数结节，甚至彼此融合。

淋巴结转移最初多见于腋窝，早期为散在淋巴结增大、变硬，尚可被推动，进而逐渐增多，并连接成硬块，甚至与深部组织和皮肤发生粘连。锁骨上淋巴结亦可肿大、变硬，对侧腋窝也可有淋巴结转移。如癌细胞堵塞腋窝主要的淋巴管，引起该侧手臂淋巴回流的障碍，则发生蜡白色的手臂水肿。如锁骨下或腋窝的硬变淋巴结压迫腋静脉，则引起该侧手臂青紫色水肿。乳腺癌发生远处转移的常见部位为骨、肺、肝、脑，并有相应的症状。如侵入椎骨，则发生背痛；侵入股骨，可发生病理性骨折；肺和胸膜的转移，常引起咳嗽和呼吸困难；肝转移可引起肝大和黄疸。

三、诊断和鉴别诊断

（一）诊断

对乳房无痛性肿块、乳头内陷、乳头固定或有血性乳头溢液者应做进一步检查。

影像学检查在乳腺癌的早期发现、早期诊断中起着很重要的作用。常用的检查包括：**（1）乳腺钼靶 X 线摄片。**即使在最佳的投照和诊断条件下，乳腺 X 线摄影检出乳腺癌的敏感度也只有 85%～90%左右。**（2）数字化乳腺摄影。**其诊断准确率是否较传统 X 线摄片有所提高，尚待进一步总结。**（3）计算机辅助检测。**将计算机数字化图像或直接数字化乳腺摄影的数据输入，利用计算机软件指出可疑恶性病变，再由放射科医师复阅以提高检出早期乳腺癌的能力。**（4）B 超。**B 超是乳腺 X 线摄影最重要的补充。二者是乳腺影像学检查的黄金组合。**（5）磁共振成像（MRI）。**MRI 具有无放射性、无损伤、高对比分辨率等优势，但 MRI 空间分辨率低，肿物的细节不如 X 线摄影清晰，不能显示微小钙化。增强扫描有助于提高诊断和鉴别诊断的准确性。**（6）免疫组织化学。**免疫组化技术是利用已知的抗体和抗原特异性结合的特点，通过化学反应使标记的特异性抗体（如酶、金属离子、同位素等）显示一定的颜色，并借助显微镜、荧光显微镜或电子显微镜观察其颜色变化，从而确定抗原抗体结合部位的技术。**（7）判断乳腺癌的生物学潜能和预后的肿瘤相关抗原。**CA153：其表达与乳腺癌的分化程度和雌激素受体状态有关，分化好的肿瘤和雌激素受体阳性者 CA153 的阳性率较高。CEA：绝大多数浸润性导管癌 CEA 为阳性，原位癌和小叶癌的阳性率仅为 30%，而良性病变很少见阳性。T 和 Tn 抗原：绝大多数乳腺癌表达 T 和 Tn 抗原，而交界性病变和良性病变很少表达，一些间变性肿瘤也可能为阴性。**（8）与乳腺癌预后有关的标记物。**ki67、PCNA 均是与细胞增殖有关的核抗原，可反映细胞的增殖活性，与乳腺癌的组织学分级、核分裂指数和淋巴结转移情况密切相关。P120 核仁抗原与乳腺癌患者的存活时间有关。无论淋巴结是否转移，P120 阴性患者的 5 年存活率要高于 P120 阳性的患者。预后最好的是淋巴结和原发癌 P120 均为阴性的患者，5 年存活率高达 90%以上，而淋巴结和 P120 均阳性的患者 5 年存活率仅为 27%。

（二）鉴别诊断

（1）乳腺导管扩张症。又名浆细胞性乳腺炎。其临床表现与乳腺癌难以分辨，肿块质硬，有浸润感，与皮肤粘连并引起乳头内陷，有慢性脓肿形成，伴腋下淋巴结肿大，空芯针组织学检查可以确诊。

（2）脂肪坏死。表现为实性肿块，伴有疼痛，可有外伤史。病变边缘不整，可与皮肤粘连，甚至 X 线片也有细小钙化。空芯针组织学检查可以确诊。

（3）乳腺囊性增生病。有多个大小不一、质韧结节，往往分散在两侧整个乳腺。

对局限在一侧乳房外上象限的病变，要注意与乳腺癌相鉴别。

四、治疗

（一）现代医学疗法

（1）手术治疗

手术治疗仍为乳腺癌的主要治疗手段之一，术式有多种，对其选择尚乏统一意见，总的发展趋势是尽量减少手术破坏，在设备条件允许下对早期乳腺癌患者尽力保留乳腺外形。无论选用何种术式都必须严格掌握以根治为主保留功能及外形为辅的原则。手术固然能切除癌肿，但还有残癌或区域淋巴结转移、或血管中癌栓存在等，复发转移概率非常高。

手术方式：**（1）乳腺癌根治术。**手术切除范围包括患侧全部乳腺组织、超过肿瘤边缘2cm表面皮肤以及胸大肌、胸小肌、腋窝和锁骨下脂肪及淋巴组织。在不影响手术清除的情况下，胸长神经和胸背神经可予保留。由于该手术方式创伤过大，严重影响患侧上肢运动功能及胸壁外形，使患者的生活质量明显下降，且对于预后没有明显改善，故目前此种术式在临床中的应用已经非常有限。**（2）乳腺癌扩大根治术。**即在根治术的基础上，同时切除胸廓内动脉、静脉及胸骨旁淋巴结。目前该术式在临床中极少应用。**（3）改良根治术。**包括保留胸大肌、切除胸小肌的改良根治术，以及胸大肌、胸小肌均保留的改良根治术。除了保留胸大肌或同时保留胸大肌、胸小肌外，切除范围基本同根治术。通过大量的病例观察认为，Ⅰ、Ⅱ期乳腺癌应用根治术及改良根治术，患者的生存率无明显差异，且该术式保留了胸大肌，患者的上肢功能及外形都得到了充分的保障，明显提高了患者的生活质量，为目前临床中最常用的术式之一。**（4）保留乳房的术式。**20世纪80年代以来，早期乳腺癌采用此法治疗者日益增多，尤其在欧美一些国家，该方法已经成为治疗早期乳腺癌最多采用的治疗方法，在我国也正在推广应用中。该手术应在严格遵循适应证的前提下进行，其适应证：患者的愿望；一般情况下，T≤3cm；乳房有适当体积，术后能够保持外观效果；术后必须施以放射治疗以杀灭可能残存的癌灶。

（2）化学治疗

化学治疗是乳腺癌综合治疗中的重要组成部分之一，能明显提高患者的无病生存率、无复发生存率及总生存率。化学治疗主要用于配合手术的辅助治疗和晚期乳腺癌的治疗。辅助化学治疗（术后化学治疗）可以杀灭手术过程中进入血液循环的癌细胞，以防止血行转移灶的形成，并提高远期疗效。新辅助化学治疗（术前化学治疗）杀灭术前已转移的潜在体内的微转移灶，提高远期疗效，或降低乳腺癌的临床期别，利于进一步治疗。晚期乳腺癌的化学治疗（解救化学治疗）用于已发生远处或广泛转移，不适合手术根治者。

（3）放射治疗

放射治疗是治疗乳腺癌的主要组成部分，是局部治疗手段之一。与手术治疗相比较少受解剖学、患者体质等因素的限制，不过放射治疗效果受着射线的生物学效应的影响。用目前常用的放疗设施较难达到“完全杀灭”肿瘤的目的，效果较手术逊色。因此，目前多数学者不主张对可治愈的乳腺癌行单纯放射治疗。放射治疗多用于综合治疗，包括根治术之前或后做辅助治疗，晚期乳腺癌的姑息性治疗。术前放射治疗应尽可能采用高能射线照射，可以更好地保护正常组织，减少并发症。放射技术方面，目前多数采用常规分割，中等剂量。一般不用快速放射或超分割放射。放射结束后4～6周施行手术较为理想。术后放射治疗能够降低局部、区域性复发率。自从Fisher对乳腺癌提出新的看法后，乳腺癌的治疗已逐渐从局部治疗转向综合治疗。术后辅助化疗广泛应用，术后放射已不再作为根治术后的常规治疗，而是选择性地应用。

（4）内分泌治疗

乳腺癌是激素依赖性肿瘤，受雌激素及孕激素的调控。内分泌治疗通过改变乳腺癌生长所依赖的内分泌环境，降低雌激素水平，使肿瘤生长受到抑制，达到临床缓解。因此是一种全身治疗手段。这种治疗不良反应少，尽管起效慢，但疗效维持时间长，而且患者的生活质量也比较好。内分泌治疗分为内分泌手术治疗和内分泌药物治疗。前者是手术切除内分泌腺体，如：双侧卵巢、肾上腺、脑垂体等，目的在于进一步降低体内雌激素水平。但是这些疗法有很多不良反应，临床上仅1/3患者有效，故目前这些手段已经被内分泌药物所取代而极少使用。内分泌药物种类较多，有：雌激素、雄激素、孕酮类药物、肾上腺皮质激素、抗雌激素药物、芳香化酶抑制剂、促黄体激素释放激素类似物等。目前临床上应用较多的是后三类药物。抗雌激素类药物有他莫昔芬（三苯氧胺，TAM），托瑞米芬（法乐通）、氟维司群（fulvestrant）。芳香化酶抑制剂有：阿那曲唑（瑞宁得，anastrozole）、来曲唑（letrozole）、依西美坦（exemestane）。促黄体激素释放激素类似物有戈舍瑞林（goserelin）。

（5）生物治疗

生物治疗即分子靶向治疗，生物治疗药物通过选择性作用于肿瘤发生和发展所必需的分子靶点而产生疗效，癌基因 Her-2，亦称 NEU 基因或 Her-2 基因。是乳腺癌中研究得比较透彻的癌基因之一，其过度表达在乳腺癌的发生、发展、转移过程中起重要作用，已成为目前为止第一个可进行针对性治疗的靶基因。药物曲妥珠单抗（herceptin，赫赛汀），既是第一个直接针对 Her-2 受体（即人类表皮生长因子受体）的单克隆抗体，也是第一个应用于乳腺癌临床治疗、并被证实有效的生物治疗药物。它能拮抗生长因子对肿瘤细胞生长的调控，同时加快过度表达的 Her-2 受体的降解，并增加肿瘤细胞对常规化疗药物的敏感性。临床上一般用于免疫组化结果为 Her-2++/+++的患者。其标准方案是初始 4mg/kg 静脉注射，随后每周 2mg/kg 静脉注射直至疾病进展。由于严重的注射相关不良反应多见于在第一次应用曲妥珠单抗的 2 小时内，建议首剂注射后应至少观察 2 小时。曲妥珠单抗与化疗联合应用可以延缓疾病进展时间、延长无病生存期（DFS）、提高总体生存期（OS）。临床常用紫杉醇与曲妥珠单抗联用。大约 40%的患者在第一次应用曲妥珠单抗时会出现类似感冒的症状，如：发热、寒战等，但这些症状大部分并不严重，给予普通感冒疗法即可缓解。部分患者会出现心功能不全的表现，而骨髓抑制表现比较少见。

（二）中医疗法

（1）辨证施治

肝郁气滞证：情志抑郁不畅，或急躁易怒，胸闷胁胀，舌红苔黄，脉弦滑。基本治法：疏肝解郁，化痰散结，活血消痈。方药运用：逍遥散（《太平惠民和剂局方》）加减。柴胡 10g，当归 12g，白芍 15g，茯苓 15g，白术 15g，郁金 12g，枳壳 10g，香附 10g，瓜蒌皮 15g，浙贝母 10g，赤芍 10g，炮山甲（先煎）10g，山慈菇 10g。加减：乳房胀痛加橘核 15g，青皮 10g；肝火偏旺加牡丹皮 15g，栀子 10g。

冲任失调证：腰酸背痛，膝软腿弱，形体消瘦，五心烦热，潮热汗出，月经不调或闭经，舌淡红苔薄白，脉弦细。基本治法：补益肝肾，调理冲任，软坚散结。方药运用：左归丸（《景岳全书》）加减。熟地黄 15g，山萸肉 15g，菟丝子 30g，牛膝 10g，龟甲（先煎）30g，女贞子 12g，旱莲草 12g，枸杞子 15g，仙茅 9g，淫羊藿 15，何首乌 15g，生黄芪 30g，炮山甲（先煎）10g，山慈菇 10g，炙甘草 6g。加减：阴虚盗汗，手足心热者，加鳖甲（先煎）30g，地骨皮 30g，牡蛎 15g，浮小麦 30g。

气血两虚证：头晕目眩，面色㿠白，心悸气短，神疲乏力，失眠盗汗，舌淡苔白腻，脉濡细无力。基本治法：益气养血，祛瘀散结。方药运用：香贝养营汤加减。香附 15g，浙贝母 12g，陈皮 10g，桔梗 10g，太子参 15g，茯苓 15g，白术 15g，当归 10g，白芍 15g，熟地黄 15g，姜半夏 10g，炒枣仁 30g，远志 6g，生黄芪 30g，鸡血藤 30g，阿胶珠 20g，炮山甲（先煎）10g，山慈菇 10g，甘草 10g。加减：偏寒者，加桂枝 10g；偏热者，加夏枯草 15g；疼痛者，加延胡索 10g，乳香 5g，没药 5g；骨转移者，加骨碎补 10g，透骨草 15g，鹿衔草 15g。

瘀毒内阻证：乳房、腋下、胸锁乳突肌下有坚硬的肿块，皮下结节累累，甚则破溃，性情急躁易怒，胁肋攻窜刺痛，舌暗红苔薄黄，脉弦滑数。基本治法：祛痰散结，清热解毒。方药运用：海藻玉壶汤（《医宗金鉴》）加减。海藻 15g，昆布 15g，海浮石 15g，清半夏 10g，浙贝母 10g，陈皮 10g，青皮 10g，石见穿 30g，重楼 30g，半枝莲 30g，猫爪草 30g，山慈菇 6g，醋柴胡 10g，炮山甲（先煎）10g，生黄芪 30g，甘草 6g。加减：痰湿夹热，苔黄腻者，加黄芩 10g，鱼腥草 10g，川贝母 10g，生薏苡仁 30g；痈肿破溃，流脓水者，加芦根 30g，冬瓜仁 15g，或蒲公英 20g，紫花地丁 20g，或局部涂玉红膏。

（2）中成药

① 小金丸：由麝香、木鳖子（去壳去油）、制草乌、枫香脂、制乳香、制没药、五灵脂、当归（酒炒）、地龙、香墨组成，具有散结消肿、化瘀止痛之功效，用于治疗多种肿瘤。

② 平消片：由郁金、仙鹤草、白矾、五灵脂、硝石、制干漆、枳壳（麸炒）、马钱子粉组成，具有活血化瘀、止痛散结、清热解毒、扶正祛邪之功效，用于治疗多种肿瘤，对放化疗具有增效减毒作用。

五、预防与调护

① 多摄取含丰富纤维素的食品。肥胖和体重的增加都有可能导致乳癌发生。平时应少摄取动物性脂肪，多吸收纤维性的食物、蔬菜、水果、谷类和豆类，进而减少身体中可能导致乳癌的雌激素，降低乳癌的发生率。

② 养成运动好习惯。据医学专家统计，经常运动的女性，患乳癌的几率比不运动的女性低 30%。多做运动不仅有益身体健康，还能预防乳癌的发生。

③ 定期做乳腺检查。虽说女性都有患乳癌的危险，只要您坚持做到了以上这些，必能远离乳癌的威胁，达到早期发现、早期治疗的功效。A 年龄在 20～40 岁的女性，应于每月例假过后一周内做一次乳腺自检；每隔 2 年，由专业医师做一次临床检查或乳腺摄影术。B 年龄在 40～49 岁的女性，除每月定期做乳腺自检外，每年做一次专业性的乳腺检查比较好。C 年龄在 50 岁以上的女性，每月应定期做乳腺自检，且

每年须做一次临床乳腺检查和乳腺 X 光摄影。

六、中西医结合最新研究进展

（1）疏肝通络汤结合理疗对乳腺癌术后患者上肢淋巴水肿及皮肤组织 TGF-β1、类糜蛋白酶的影响

高城闻[1]对疏肝通络汤结合理疗对乳腺癌术后患者上肢淋巴水肿（Breast Cancer-Related Lymphedema，BCRL）及皮肤组织内转化生长因子β1（transforming growth factor-β1，TGF-β1）、类糜蛋白酶的影响进行了研究。将女性 BCRL 患者 76 例依照随机数字表法分为联合组与对照组各 38 例，对照组予理疗，联合组予疏肝通络汤联合理疗。观察两组患者治疗前后患侧上肢淋巴流量、水分及脂肪含量，患侧前臂、上臂周径，患侧肩关节活动情况，患侧上肢中医症状积分及皮肤组织 TGF-β1、类糜蛋白酶水平，以及不良反应发生情况。治疗后联合组患者患侧上肢淋巴流量大于对照组（$P<0.05$），水分含量小于对照组（$P<0.05$），两组患者患侧上肢脂肪含量比较差异无统计学意义（$P>0.05$）；治疗后联合组患者患侧前臂、上臂周径均小于对照组（$P<0.05$），患侧肩关节内收、外展、前屈、后伸角度均大于对照组（$P<0.05$）；治疗后联合组患者烦躁易怒、情绪抑郁及脘腹胀痛、脉涩、舌黯积分均小于对照组（$P<0.05$）。两组均未见明显不良反应。因此，认为疏肝通络汤结合理疗在促进 BCRL 患者患侧上肢淋巴回流，缓解局部水肿及炎性反应，抑制 TGF-β1、类糜蛋白酶生成，提高患肢功能，改善中医症状方面效果优于理疗，且安全可靠。

（2）生脉散加减对气虚阴亏型乳腺癌术后放疗患者细胞免疫功能及细胞因子的影响

王婷等[2]对在放疗同时口服由生脉散化裁的中药汤剂对气虚阴亏型乳腺癌术后患者细胞免疫功能、细胞因子及急性放射性损伤的影响进行了研究。采用前瞻性队列研究，将符合纳入标准的 124 例乳腺癌术后拟行放疗的气虚阴亏证患者根据是否愿意服用中药的意愿分为治疗组和对照组，最终治疗组完成 73 例，对照组完成 48 例。对照组行放疗并予常规防护，治疗组在对照组治疗的基础上于放疗开始当天至放疗结束后 1 个月予中药汤剂生脉散加减口服。观察并比较放疗前及放疗结束后 1 个月时 2 组患者细胞免疫功能指标（CD3+、CD4+、CD8+、CD4+/CD8+、Th1/Th2、Treg）以及白细胞介素（IL）-2、IL-6、IL-8、IL-10、肿瘤坏死因子-α（TNF-α）等细胞因子的变化情况；比较 2 组患者放疗开始 3 个月内急性放射性肺炎及放射性皮炎的发生率。放疗结束后 1 个月，2 组患者血清 CD3+、CD4+、IL-2 水平及

CD4+/CD8+、Th1/Th2 比值均较本组治疗前明显降低（$P<0.05$），血清 Treg、IL-6、IL-8、IL-10、TNF-α 水平较本组治疗前明显升高（$P<0.05$）；治疗组患者血清 CD3+、CD4+、IL-6 水平及 CD4+/CD8+比值明显高于同期对照组（$P<0.05$），血清 Treg、IL-6 水平明显低于同期对照组（$P<0.05$）。化疗开始 3 个月内，治疗组急性放射性肺炎及放射性皮炎发生率分别为 1.37%、4.11%，对照组分别为 6.25%、14.58%，治疗组放射性皮炎发生率明显低于对照组（$P<0.05$）。因此，认为中药汤剂生脉散加减能够减轻放疗对气虚阴亏型乳腺癌术后患者细胞免疫功能的负性影响，调节血清炎症因子平衡，降低急性放射性皮炎的发生率。

参考文献：

[1]高城闻，王维娜，赵海彬.疏肝通络汤结合理疗对乳腺癌术后患者上肢淋巴水肿及皮肤组织 TGF-β1、类糜蛋白酶的影响[J].西部中医药，2023，36（5）：98-101.

[2]王婷，董敏，马珺.生脉散加减对气虚阴亏型乳腺癌术后放疗患者细胞免疫功能及细胞因子的影响：附 73 例临床资料[J].江苏中医药，2023，55（4）：40-43.

第七章　腹外疝

第一节　腹股沟疝

腹腔内脏在腹股沟部突出于体表外者称腹股沟疝，是最为常见的腹外疝，约占各类疝的90%～95%。腹股沟区是前外下腹壁一个三角区域，其下界为腹股沟韧带，内界为腹直肌外缘，上界为髂前上棘至腹直肌外侧缘的一条水平线。发生于腹股沟区的腹外疝统称为腹股沟疝。腹股沟疝有斜疝和直疝两种。斜疝从腹壁下动脉外侧的腹股沟管内环突出，向内、向下、向前斜行经过腹股沟管，出腹股沟管外环而达体表。在男性，疝块还可继续向疝囊方向发展；在女性，则终止于大阴唇。直疝系从腹壁下动脉内侧的腹股沟三角直接由后向前突出于体表，它不经过内环，很少进入阴囊。男性发病率远较女性为高。

一、病因和发病机制

（一）现代医学对腹股沟疝病因和发病机制的认识

腹外疝的发病原因有腹壁强度降低和腹内压增高两大因素。① 腹壁强度降低：潜在的腹壁强度降低最常见于某些组织穿过腹壁的部位，如精索或子宫圆韧带穿过腹股沟管、股动脉穿过的股管、脐血管穿过的脐环等处，其他像腹白线因发育不良也可成为腹壁的薄弱点。此外，手术切口愈合不良、外伤、感染、腹壁神经损伤、老年、久病、肥胖所致肌肉萎缩等也是腹壁强度降低的原因。② 腹内压力增高：常见的原因有慢性咳嗽、慢性便秘、排尿困难（如包茎、膀胱结石、前列腺增生）、腹水、妊娠、举重、婴儿经常啼哭等。正常人虽时有腹内压增高的情况，但如腹壁完整而维持一定的强度，则不会发生疝。

（二）中医学对腹股沟疝病因病机的认识

疝的发生原因较多，凡房劳、愤怒、劳倦、寒邪而致阴盛内盛、水湿内停、痰热瘀滞、气虚下陷等均可引起。且与任脉、足厥阴肝经有关，云：“诸疝皆归于肝经”。综合有下列几种原因：（1）情志抑郁，致肝郁气滞，气机失于疏泄，筋脉不利而成；亦可因愤怒嚎哭，气胀流窜，或留于少腹，或注入阴部而成疝气。（2）久坐寒湿之地，或因寒冬涉水，感受寒湿之邪，以致寒湿凝滞，聚入阴部所致；或素有湿热，复受外寒，湿热之邪不得外泄，寒主收引，使筋脉挛急，搏结而成。（3）小儿先天不足，妇女生育过多，或老年气血虚弱，咳嗽，腹泻，便秘，或强力举重，操劳过度，劳则气耗，以致气虚下陷，筋脉弛缓，不能摄纳而生疝。

二、临床表现

（一）腹股沟斜疝

腹股沟区可复性肿块为腹股沟疝特征性临床表现。腹股沟斜疝肿块起初较小，通过内环进入腹股沟管，伴有轻微坠胀感。随着内环口逐渐增大肿块进入阴囊。易复性疝患者一般仅有轻度坠胀感。肿块呈梨形，可进入阴囊或阴唇。在站立、咳嗽或排便时肿块突出增大，平卧时肿块可全部或部分回纳入腹腔。难复性疝和滑疝不能完全回纳腹腔。部分病例除坠胀感外可出现排便困难，腹胀等不完全肠梗阻症状。嵌顿疝及绞窄性疝肿块不能用手还纳入腹腔，常伴腹股沟区剧烈疼痛、腹部绞痛、腹胀、肛门停止排便排气等完全肠梗阻症状。腹股沟斜疝最为常见，约占各类疝的70%～75%。其疝囊自腹股沟外侧经内环进入腹股沟管，穿过该管再自皮下环突出于体表外。疝囊位于精索的前内侧，在男性可下降入阴囊内。其发生原因与随睾丸从腹膜后下降至阴囊的腹膜鞘状突未闭锁有密切关系。一般成人中约20%有鞘状突未闭，但不一定发生腹股沟疝。可分为不完全性斜疝（疝囊位于腹股沟部，尚未突出皮下环者）、完全性斜疝（疝囊已突出皮下环者）和阴囊疝（疝囊进入阴囊或大阴唇）。

临床症状可因疝囊大小和有无并发症而异。当婴儿啼哭或大小便用力时可在腹股沟部见到肿块隆起，除箝闭外，可无特殊不适。在成人中，腹股沟斜疝多见于青少年，一般不引起任何症状，或在体检时被发现。若腹股沟处有可回纳性肿物，在咳嗽用力时外环处有冲击感，则诊断并无困难。男性阴囊疝可于阴囊内触及扁长带蒂肿物。婴儿期发病者可在出生一年内自愈，一般均逐渐增大，影响劳动并可引起并发症。最常见的严重并发症是发生绞窄。

（二）腹股沟直疝

疝囊经以腹壁下动脉、腹直肌外缘及腹股沟韧带构成的腹股沟三角区突出体表。在正常情况下，腹股沟三角受腹壁肌肉（腹内斜肌）收缩时“掩闭器作用”的保护，故不易发病。与腹股沟斜疝不同，直疝不经过腹股沟内环，而从腹股沟三角区将联合肌腱推开后进入腹股沟管。直疝发病率远较斜疝为低，约为各类疝的10%～20%。绝大多数发生于老年男性，常为双侧性。女性罕见。直疝发病原因与斜疝不同，主要由于后天腹壁削弱加上腹腔压力增高所致。患者一般主诉于站立用力或劳动时在腹股沟部内侧有半球形隆起，无疼痛，不下降至阴囊，下垂感亦不明显，平卧时隆起极易还纳，罕有发生绞窄者。

三、诊断和鉴别诊断

（一）诊断

腹股沟斜疝多见于儿童和青中年男性。当患者哭啼或站立腹压增高时，腹股沟上段内侧（腹环处）由外上向内下前斜行突现一圆形或梨形囊性包块。平卧时包块可自行回缩消失。患者仅有局部轻度坠胀感，此时诊断较为困难；如肿块不断增大进入阴囊或大阴唇，此时除坠胀感外可有明显牵引痛，诊断较容易。

（二）鉴别诊断

腹股沟疝的诊断虽较容易，但需与以下常见的疾病相鉴别。

（1）睾丸鞘膜积液。鞘膜积液所呈现的肿块全局限在阴囊内，其上界可以清楚地摸到；用透光试验检查肿块，鞘膜积液多为透光（阳性），而疝块则不能透光。鞘膜积液肿块透光试验阳性是本病具有特征性的临床表现。但幼儿的疝块，因组织菲薄，常能透光，勿与鞘膜积液混淆。腹股沟疝时，可在肿块后方扪及实质感的睾丸；鞘膜积液时，睾丸在积液中间，故肿块各方均呈囊性而不能扪及实质感的睾丸。

（2）交通性鞘膜积液。肿块外形与睾丸鞘膜积液相似。于每日起床后或站立活动时肿块缓慢地出现并增大。平卧或睡觉后肿块逐渐减小，挤压肿块，其体积可逐渐缩小。透光试验为阳性。

（3）精索鞘膜积液。肿块较小，在腹股沟管内，牵拉同侧睾丸可见肿块移动。

（4）隐睾。腹股沟管内下降不全的睾丸可被误诊为斜疝或精索鞘膜积液。隐睾肿块较小，挤压时可出现特有的胀痛感觉。如患侧阴囊内睾丸缺如，则诊断更为明确。

（5）急性肠梗阻。肠管被嵌顿的疝可伴发急性肠梗阻，但不应仅满足于肠梗阻的诊断而忽略疝的存在；尤其是患者比较肥胖或疝块比较小时，更容易发生这类问题，从而导致治疗上的错误。

（6）股疝。多发生于中老年妇女，肿块由卵圆窝突出，易嵌顿，位于腹股沟韧带下方，体形肥胖的妇女不易发现。

（7）子宫圆韧带囊肿。肿块位于腹股沟管，呈圆形或椭圆形，有囊性感，边界清楚，张力高，其上端不伸入腹腔。可与疝同时并存。

四、治疗

（一）现代医学疗法

（1）手术治疗

腹股沟疝除少数特殊情况外，均应采取手术治疗。择期腹股沟疝手术前，既要做一般术前准备，又要重视消除慢性咳嗽、排尿困难等各种可使腹压增高的因素。妊娠者可将手术推迟至分娩后。对巨大的难复性疝，因腹腔已无足够空间适应大块疝出已久的内脏器官返回，应在手术前一段时间内采取头低足高位，促使腹腔空间逐渐扩大，适应内脏完全回纳的需要。手术后应避免可增高腹压的各种因素再现。手术治疗的目的是封堵腹腔内脏突出的途径和加强腹壁的强度。传统方法是疝囊高位结扎和疝修补术，腹壁损害严重者，则采用疝成形术。近年由于某些观念的变化，如假体材料的使用、无张力修补，以及手术路径的改进和腹腔镜的应用等，对于这些手术的传统方法进行了某些革新，并在日益推广并积累经验之中。

① **疝囊高位结扎：**长期以来，这是腹股沟疝手术治疗中重点要求的基本内容之一。该步骤要求在游离疝囊颈之后，平疝门水平结扎囊颈，阻断内脏离腹腔的出口。疝囊体可予以切除或留置原位。有人主张把已结扎疝囊颈的缝线穿过腹横肌和内斜肌，在后者的表面打结，使疝囊颈残蒂位置提高至腹横肌深面，以利腹肌能更好地遮盖残蒂，抵御内脏在腹内压增高时对它的冲击。也有人认为这将阻碍腹肌而有碍凹间韧带向上外滑移遮蔽内环的作用。

② **疝修补术：**这是利用邻近组织加强腹壁强度的方法。无论哪种修补方法，均包括内环修补和腹股沟管管壁加强两个主要环节。内环修补方法是把疝门旁腹横筋膜做缩窄缝合，使疝门缩小至恰能使精索通过而不致受压为度，一般相当于小指尖大小。加强腹股沟管管壁的方法大体上可归纳为加强前壁和后壁两类。加强前壁方法。Ferguson 法是常用方法之一，它是将腹内斜肌-腹横肌腱膜弓（或联合肌腱）在精索前方向腹股沟韧带拉拢并与之缝合，此后腱弓与腹股沟韧带之间的空隙消失，腹股沟管建立了一个新的较强的前壁。此法一般适用于腹横筋膜无显著缺损、腹股沟管后壁组织尚健全的成年人或小儿小型斜疝，也适用于早期直疝。

③ **疝成形术：**腹股沟管后壁缺损严重的腹股沟疝患者，因周围组织多纤弱而不宜使用修补材料。因此，可采用自体组织或人造补片加固薄弱部分。人造材料方面，近年多采用高分子材料制成的网片。

（2）非手术治疗

1 岁以内婴儿腹股沟疝可暂不手术。通常用棉织束带捆绑法堵住腹股沟管内环，阻挡疝块突出，使发育中的腹肌有加强腹壁的机会。年老体弱或因其他原因而禁忌手术者，可使用疝带。在确认疝内容物已完全回纳的前提下，将软垫压住疝门区，借以堵住疝块突出的门户。长期使用疝带可使疝囊颈逐渐肥厚，有促使疝内容物与疝囊发生粘连和增加嵌顿疝的发病率的可能，故应慎用。此外，使用不当还有并发壁间疝的可能。

（二）中医疗法

（1）内治法

气滞证：多为小腹或阴囊肿胀疼痛，结滞不舒，缓急无时，常因忿怒、嚎哭、过度劳累而发作；舌淡，苔薄，脉弦。治以疏肝理气，舒筋止痛。方用导气汤加减。

寒湿证：结块在阴囊，肿硬而冷，牵引睾丸疼痛，喜暖畏寒；苔白腻，脉弦紧。治宜温化寒湿，疏肝理气。方用天台乌药散加减。

气虚下陷证：肿块时大时小，劳累时加重，面色萎黄，动则气短，头昏，神疲乏力。舌淡，脉细弱。治以补中益气，升提举陷。方用补中益气汤加减。

（2）中成药

气虚下陷者可用补中益气丸，每次 9g，2～3 次/日。或口服黄芪片，每次 5 片，每日 2～3 次。

（3）针刺疗法

补气海、三阴交，泻章门、期门、阴陵泉，留针 10～15 分钟。亦可用灸法或二者兼而用之。

五、中西医结合最新研究进展

（1）中药内服联合电针对行 Halsted 疝修补术的老年腹股沟嵌顿疝患者胃肠功能的影响

王连忠等[1]对中药内服联合电针对行 Halsted 疝修补术的老年腹股沟嵌顿疝患者胃肠功能的影响进行了研究。将 64 例行 Halsted 疝修补术的老年腹股沟嵌顿疝患者随机分为治疗组和对照组，每组 32 例。对照组给予常规治疗，治疗组在对照组治疗的基础上给予中药内服联合电针足三里治疗。观察两组患者肠鸣音恢复时间、肛门排气时间、排便时间、胃肠减压时间及术后围手术期腹胀发生率等。结果：治疗组肠鸣音恢复时间、肛门排气时间、排便时间、胃肠减压时间短于对照组，差异有统计学意义（$P<0.05$）；治疗组腹胀发生率为18.75%，对照组腹胀发生率为53.13%，治疗组腹胀发生率低于对照组，差异有统计学意义（$P<0.05$）。因此，认为中药内服联合电针能够促进行Halsted疝修补术的老年腹股沟嵌顿疝患者胃肠功能及早恢复，降低腹胀发生率，减轻腹胀程度。

（2）防己黄芪汤联合综合护理对小儿腹腔镜腹膜前腹股沟疝修补术后血清肿及VEGF、TNF-α水平的影响

翟晓宇等[2]对防己黄芪汤联合综合护理对小儿腹腔镜腹膜前腹股沟疝修补术后血清肿及VEGF、TNF-α水平的影响进行了研究。选取2019年8月—2019年11月收治的腹股沟疝修补术后患儿100例，按随机数字表法将其分为对照组和观察组，各50例。对照组给予局部沙袋加压、热敷等常规治疗，观察组在对照组的基础上给予防己黄芪汤治疗，2组患儿均在治疗期间给予综合护理干预，周期为7d。对比2组患儿术后1周、1个月的血清肿情况；对比2组患儿治疗前后的SDS、SAS评分及VEGF、TNF-α水平。结果与术后1周比，2组患儿术后1个月血清肿发生率降低，血清肿体积减小，且观察组低于/小于对照组；与治疗前比，2组患儿治疗后SDS、SAS评分、VEGF、TNF-α水平均降低，且观察组低于对照组（均$P<0.05$）。因此，认为防己黄芪汤联合综合护理可有效改善腹股沟疝修补术后患儿的临床症状，缩小血肿体积，降低全身炎症反应。

参考文献：

[1]王连忠，沈慧欣，段荣欣，等.中药内服联合电针对行Halsted疝修补术的老年腹股沟嵌顿疝患者胃肠功能的影响[J].河南中医，2022，42（1）：125-128.

[2]翟晓宇，纪子曼.防己黄芪汤联合综合护理对小儿腹腔镜腹膜前腹股沟疝修补术后血清肿及VEGF、TNF-α水平的影响[J].光明中医，2021，36（7）：1158-1160.

第二节　股疝

疝囊通过股环，经股管向卵圆窝突出的疝，称为股疝。本病多见于40岁以上女性。女性骨盆较宽大，联合肌腱和腔隙韧带较薄弱，以致股管上口宽大松弛而易发病。妊娠是腹内压增高的主要原因。股疝的发病率约占腹外疝的5%。

一、病因和发病机制

女性骨盆较宽广、联合肌腱和腔隙韧带较薄弱，以致股管上口宽大松弛的缘故。股管是一个狭长的漏斗形间隙，有上下两口。上口称股环，有股环隔膜覆盖，下口为卵圆窝，是股部深筋膜（阔筋膜）上的一个薄弱部分，覆有一层薄膜，称筛状板，下肢大隐静脉在此处穿过筛状板进入股静脉。在腹内压增高的情况下，对着股管上口的腹膜，被下坠的腹内脏器推向下方，经股环进入股管而形成股疝。疝块进一步发展，即由股管下口顶出筛状板而至皮下。所以，股疝疝囊的被盖组织有腹膜外脂肪、股环隔膜、股管内脂肪、筛状板、皮下组织和皮肤等层。疝内容物常为小肠或大网膜。由于股管几乎是垂直的，疝块在卵圆窝处向前转折时形成一锐角，且股环本身较小，周围又多坚韧的韧带，因此股疝容易嵌顿，一旦嵌顿，可迅速发展为绞窄性疝。在腹外疝中，股疝嵌顿者最多。

二、临床表现

疝块通常不大，常在腹股沟韧带下方卵圆窝处表现为一半球形的突起。平卧回纳内容物后，疝块有时并不完全消失，这是因为疝囊外有很多脂肪堆积的缘故。由于囊颈较狭小，咳嗽冲击感也不明显。易复性股疝的症状较轻，常不为患者所注意，尤其在肥胖者更易疏忽。一部分患者可在久站或咳嗽时感到患处胀痛，并有可复性肿块。股疝如发生嵌顿，除引起局部明显疼痛外，也常伴有较明显的急性机械性肠梗阻，严重者甚至可以掩盖股疝的局部症状。当发生嵌顿时，局部可有明显疼痛感，若嵌顿物为肠管，可有急性机械性肠梗阻表现，当肠管绞窄坏死时，患者腹痛剧烈，可伴有全身症状。患者偶有消化不良表现。

三、诊断和鉴别诊断

（一）诊断

（1）隐静脉裂孔区域突然出现的肿块，直径一般 2～3cm。

（2）肿块常为不可复性，伴或不伴疼痛。

（3）影像学检查肿块边界清晰，包膜与腹腔相连，可包含肠管等内容物。

（4）肿块较大时可向腹股沟韧带的内上方延伸。

（二）鉴别诊断

（1）腹股沟斜疝。腹股沟斜疝位于腹股沟韧带上方，股疝位于腹股沟韧带下方，用手指探查浅环是否扩大有助于两者的鉴别，斜疝浅环常扩大。

（2）大隐静脉曲张。大隐静脉曲张时卵圆窝处有结节样膨大的大隐静脉在站立或咳嗽时增大，平卧时消失，易误诊。大隐静脉曲张时手指压迫股静脉近端可使结节增大，同时伴有下肢静脉曲张易于鉴别。

（3）脂肪瘤。股疝疝囊外常有一增厚的脂肪组织层，在疝内容物回纳后，局部肿块不一定完全消失，这种脂肪组织有被误诊为脂肪瘤的可能，应注意脂肪瘤的基底并不固定，活动度较大，股疝基底是固定而不易被推动的。

（4）腹股沟区的淋巴结炎。嵌顿性股疝有时被误诊为腹股沟区的淋巴结炎。

（5）寒性脓肿。于腹股沟区形成肿块时，可与股疝相混淆，仔细检查可见这种脓肿多位于腹股沟的外侧部分、偏髂窝处，常以腹股沟中点股动脉搏动处为标志，有波动感，检查腰椎和髂窝区常可发现此病征。

（6）髂腰部结核性脓肿。脊柱或骶髂关节结核所致寒性脓肿可沿腰大肌流至腹股沟区，并表现为一肿块。这一肿块也可有咳嗽冲击感，且平卧时也可暂时缩小，可与股疝相混淆。仔细检查可见这种脓肿多位于腹股沟的外侧部分、偏髂窝处，且有波动感。X线脊柱摄片常可发现腰椎有结核病变特征。

四、治疗

（一）现代医学疗法

股疝容易嵌顿，一旦嵌顿，又可迅速发展为绞窄性。因此，股疝诊断确定后，应及时进行手术治疗。对于嵌顿性或绞窄性股疝，则更应进行紧急手术。最常用的手术是McVay修补法。此法不仅能加强腹股沟管后壁而用于修补腹股沟疝，同时还能堵住股环而用于修补股疝。另一方法是在处理疝囊之后，在腹股沟韧带下方把腹股沟韧带、腔隙韧带和耻骨肌筋膜缝合在一起，借以关闭股环。嵌顿性或绞窄性股疝手术时，因疝环狭小，回纳疝内容物常有一定困难。遇有这种情况时，可切断腹股沟韧带以扩大股环。但在疝内容物回纳后，应仔细修复被切断的韧带。切开腔隙韧带也可扩大股环，但有损伤异位闭孔动脉的可能，应予慎重考虑。

注意事项：切开疝囊时勿把腹膜外脂肪作为疝内容物，否则会把疝囊留在原处，造成术后复发，也不要把肠管误为疝囊而切开。如不能确定疝囊时，可先在腹股沟韧带以上切开腹膜，然后经腹确定疝囊，分离疝囊和修补股管上口时，要小心轻柔，避免损伤外侧的股静脉和内侧的膀胱。疝囊应在囊颈以上行高位结扎，否则术后容易复发。嵌顿性股疝需切断部分陷窝韧带时，应注意有无异位闭孔动脉经过，发现时应先行结扎处理。嵌顿疝松解时，先用手按住疝块，再切开陷窝韧带或腹股沟韧带，以防坏死肠襻滑入腹腔，引起腹膜炎。

第八章　胃十二指肠疾病

第一节　急性胃十二指肠溃疡穿孔

急性穿孔是胃十二指肠溃疡（也称为消化性溃疡）的常见并发症。起病急，变化快，病情重，需要紧急处理。急性十二指肠溃疡穿孔多发生在球部前壁，胃溃疡穿孔多见于胃小弯。溃疡穿孔后酸性的胃内容物流入腹腔，引起化学性腹膜炎。腹膜受到刺激产生剧烈腹痛和渗出。6～8 小时后细菌开始繁殖，逐渐形成化脓性腹膜炎。常见病菌为大肠杆菌、链球菌。大量液体丢失加上细菌毒素吸收，可以造成休克。胃十二指肠后壁溃疡穿孔，可在局部导致粘连包裹，形成慢性穿透性溃疡。溃疡穿孔后患者突发上腹部剧痛，呈“刀割样”，腹痛很快蔓延至全腹。患者的年龄多在 30～50 岁，以青壮年居多，但老年人的发病率有逐渐增高的趋势，男性发病率显著多于女性。本病归属中医学“胃脘痛”“厥心痛”“厥逆”的范畴。

一、病因和发病机制

（一）现代医学对急性胃十二指肠溃疡穿孔病因和发病机制的认识

胃与十二指肠溃疡在活动期可逐渐加深，由黏膜至肌层，再至浆膜，最终导致穿孔。即胃十二指肠溃疡穿孔发生在慢性溃疡的基础上，患者有长期溃疡病史，但在少数情况下，急性溃疡也可以发生穿孔。下列因素可促进穿孔的发生：① 精神过度紧张或劳累，增加迷走神经兴奋程度，溃疡加重而穿孔；② 饮食过量，胃内压力增加，使溃疡穿孔；③ 应用非类固醇抗炎药（nonsteroidalanti-inflammtarydurgs，NSAIDs）和十二指肠溃疡 、胃溃疡的穿孔密切相关，现在研究显示，治疗患者时应用这类药物是主要的促进因素；④ 免疫抑制，尤其在器官移植患者中应用激素治疗；⑤ 其他因素包括患者年龄增加、慢性阻塞性肺疾病、创伤、大面积烧伤和多器官功能障碍。以上这些因素常常是引起溃疡病加重甚至穿孔的诱因。十二指肠溃疡穿孔多于胃溃疡穿孔，穿孔多为单发，罕见多发。绝大多数穿孔位于幽门附近的胃或十二指肠前壁，穿孔直径一般在 0.5cm 左右。胃十二指肠后壁的溃疡在侵犯至浆膜层之前，多已与邻近器官发生粘连而表现为慢性穿透性溃疡，较少出现急性穿孔，即使发生急性穿孔，也易被胰腺表面的腹膜粘连而封闭，漏出的胃肠液也限于小网膜囊，量少而范围局限，因而临床表现也较轻，往往无急性弥漫性腹膜炎的症状。溃疡穿孔后，呈高度酸性或碱性的胃肠内容物突然流入腹腔内，对腹膜产生强烈的刺激而引起化学性腹膜炎，出现剧烈的腹痛甚至休克。3～5 小时后，由于消化液分泌被抑制，胃肠的漏出液减少，加上腹膜渗出液的稀释，腹膜的化学性刺激症状可减轻。穿孔 8～12 小时后，细菌在腹腔内开始逐渐繁殖而演变为细菌性腹膜炎。若感染逐渐加重可发展为严重的弥漫性腹膜炎。

穿孔后病情发展和转归取决于人体抗病能力、穿孔的性质和部位以及大小、穿孔时胃内容物的质和量、粘连闭合的条件和能力、治疗方法是否恰当等。如患者体质好、穿孔小、空腹穿孔或穿孔部位迅速被邻近组织堵塞、胃肠的漏出液少、患者就医早及治疗方法积极有效，则腹膜刺激症状轻且局限，穿孔多能闭合，渗出被吸收而愈。相反，患者全身情况差、抗病能力低、穿孔大，又是饱餐穿孔、腹腔渗液多而污染严重、治疗不够及时等，则感染中毒症状明显，可发展成弥漫性腹膜炎，后期出现肠麻痹及水、电解质平衡失调、中毒性休克，甚至死亡。

（二）中医学对急性胃十二指肠溃疡穿孔病因病机的认识

中医学认为宿患胃疾，加之饮食不节，寒温失调，疲劳过度，或七情内伤，致使中焦气血骤闭，瘀久化热腐肉，穿膜溃腹而成。也就是说溃疡病急性穿孔的诱因为饮食不节、寒温失调、情志不畅或其他因素。饮食不节、寒温失调可伤及脾胃；情志不畅、肝失条达则横逆犯胃，遂致脾胃不和。穿孔后胃肠内容物从穿孔处流入腹腔，壅塞中焦，气机郁闭，不通则痛，气闭于内则胀，阳气不能输布运行则见面色苍白、肢冷、气促、脉细数等气脱证候；气血凝滞，郁湿化热，故出现发热、全腹疼痛拒按等实热症状；热盛伤阴，阴损及阳，则出现中毒性休克的热厥表现。

二、临床表现

（1）症状

患者以往多有溃疡病症状或肯定溃疡病史，而且近期常有溃疡病活动的症状。可在饮食不当后或在清晨空腹时发作。典型的溃疡急性穿孔表现为：（1）剧烈腹痛：突然发生上腹部刀割样剧烈疼痛，迅速波及全腹，呈持续性疼痛或有阵发性加重。部分患者因穿孔漏出的胃肠液从右侧结肠旁沟流向右下腹，引起严重的右下腹痛。由于腹后壁及膈肌、腹膜受到刺激，有时可引起肩部或肩胛部牵涉性疼痛。数小时后，因腹膜大量渗出液将漏出的消化液稀释，腹痛可暂时略有减轻，但随着病原菌的繁殖，细菌性腹膜炎的出现，腹痛又渐加剧。疼痛初起部位多在上腹或心窝部，迅即延及全腹面，以上腹为重。由于腹后壁及膈肌腹膜受到刺激，有时可引起肩部或肩胛部牵涉性疼痛，可有恶心感及反射性呕吐，但一般不重。（2）休克症状：因腹痛剧烈难忍，早期常出现面色苍白、汗出肢冷、烦躁不安、脉搏细速、血压降低等疼痛性休克的症状。腹痛减轻后，休克症状可有缓解。形成细菌性腹膜炎后转为感染性中毒性休克，症状可再度出现并逐渐加重。（3）恶心呕吐：多数患者有此症状，早期为反射性呕吐，常吐出胃液及食物；后期因急性弥漫性腹膜炎并发麻痹性肠梗阻，呕吐加重，可呕出粪样物。（4）全身情况：穿孔早期体温多正常，患者蜷曲静卧而不敢动，面色苍白，脉搏细速。6～12小时后体温开始明显上升，常伴有脱水、感染、麻痹性肠梗阻、休克症状。

（2）体征

患者仰卧拒动，急性痛苦病容，由于腹痛严重而致面色苍白、四肢凉、出冷汗、脉率快、呼吸浅。腹式呼吸因腹肌紧张而消失。在发病初期，血压仍正常，腹部有明显腹膜炎体征，全腹压痛明显，上腹更重，腹肌高度强直，即所谓板样强直。肠鸣音消失。如腹腔内有较多游离气体，则叩诊时肝浊音界不清楚或消失。随着腹腔内细菌感染的发展，患者的体温、脉搏、血压、血常规等周身感染中毒症状以及肠麻痹、腹胀、腹腔积液等腹膜炎症也越来越重。

溃疡穿孔后，临床表现的轻重与漏出至游离腹腔内的胃肠内容物的量有直接关系，亦即与穿孔的大小，穿孔时胃内容物的多少（空腹或饱餐后），以及孔洞是否很快被邻近器官或组织粘连堵塞等因素有关。穿孔小或漏出的胃肠内容物少或孔洞很快即被堵塞，则漏出的胃肠液可限于上腹，或顺小肠系膜根部及升结肠旁沟流至右下腹，腹痛程度可以较轻，腹膜刺激征也限于上腹及右侧腹部。

三、诊断和鉴别诊断

（一）诊断

多数患者有溃疡病史，且近期有溃疡病活动症状。胃十二指肠溃疡急性穿孔后表现为急剧上腹痛，并迅速扩展为全腹痛，伴有显著的腹膜刺激征，结合X线检查发现腹部膈下游离气体，诊断性腹腔穿刺抽出液含有胆汁或食物残渣等特点，正确诊断一般不困难。在既往无典型溃疡病者，位于十二指肠及幽门后壁的溃疡小穿孔，胃后壁溃疡向小网膜腔内穿孔，老年体弱反应性差者的溃疡穿孔及空腹时发生的小穿孔等情况下，症状、体征不太典型，较难诊断。另需注意的是，X线检查未发现膈下游离气体并不能排除溃疡穿孔的可能，因约有20%患者穿孔后可以无气腹表现。

（二）鉴别诊断

（1）急性胰腺炎：溃疡急性穿孔和急性胰腺炎都是上腹部突然受到强烈化学性刺激而引起的急腹症，因而在临床表现上有很多相似之处，在鉴别诊断上可能造成困难。急性胰腺炎的腹痛发作虽然也较突然，但多不如溃疡穿孔者急骤，腹痛开始时有由轻而重的过程，疼痛部位趋向于上腹偏左及背部，腹肌紧张程度也略轻。血清及腹腔渗液的淀粉酶含量在溃疡穿孔时可以有所增高，但其增高的数值尚不足以诊断。急性胰腺炎 X 线检查无膈下游离气体，B 超及 CT 提示胰腺肿胀。

（2）胆石症、急性胆囊炎：胆绞痛发作以阵发性为主，压痛较局限于右上腹，而且压痛程度也较轻，腹肌紧张远不如溃疡穿孔者显著。腹膜炎体征多局限在右上腹，有时可触及肿大的胆囊，Murphy 征阳性，X 线检查无膈下游离气体，B 超提示有胆囊结石，胆囊炎，如血清胆红素有增高，则可明确诊断。

（3）急性阑尾炎：溃疡穿孔后胃十二指肠内容物可顺升结肠旁沟或小肠系膜根部流至右下腹，引起右下腹腹膜炎症状和体征，易被误诊为急性阑尾炎穿孔。仔细询问病史当能发现急性阑尾炎开始发病时的上腹痛一般不十分剧烈，阑尾穿孔时腹痛的加重也不以上腹为主，腹膜炎体征则右下腹较上腹明显。

（4）胃癌穿孔：其急性穿孔引起的腹内病理变化与溃疡穿孔相同，因而症状和体征也相似，术前难以鉴别，有的甚至术中也难以确认溃疡是否已有癌变，或根本就是胃癌穿孔。因两者在预后和处理上有很大区别，所以对老年人，特别是无溃疡病史而近期内有胃部不适、消化不良或消瘦贫血等症状者，出现溃疡急性穿孔的症状及体征时，应考虑到胃癌穿孔的可能，术中需仔细检查穿孔部位的病变情况，并作活检以确诊。

四、治疗

（一）现代医学疗法

对胃十二指肠溃疡急性穿孔的治疗原则首先是终止胃肠内容物继续漏入腹腔，使急性腹膜炎好转，以挽救患者的生命。

（1）药物治疗

抗感染：胃及十二指肠溃疡穿孔常为混合性感染、可选用抗生素加氢氧化铝胶、西咪替丁、西咪替丁、奥美拉唑等。

解痉止痛：常用溴丙胺太林、复方颠茄片、阿托品、654-2 片剂或针剂。

其他：还可根据病情选用甘珀酸、硫糖铝等。在以上药物治疗的同时，患者宜取半卧位、禁食、持续胃肠减压以及输液、输血纠正水电解质紊乱，维持酸碱平衡及能量供给等。

（2）手术治疗

单纯穿孔缝合术是目前治疗溃疡病穿孔主要的手术方式，只要闭合穿孔不致引起胃出口梗阻，就应首先考虑。缝闭瘘口、中止胃肠内容物继续外漏后，彻底清除腹腔内的污染物及渗出液。术后须经过一时期内科治疗，溃疡可以愈合。缝合术的优点是操作简便，手术时间短，安全性高，一般认为，以下为单纯穿孔缝合术的适应证。穿孔时间超过 8 小时，腹腔内感染及炎症水肿较重，有大量脓性渗出液；以往无溃疡病史或有溃疡病史未经正规内科治疗，无出血、梗阻并发症，特别是十二指肠溃疡；有其他系统器质性疾病而不能耐受彻底性溃疡手术。单纯穿孔缝合术通常采用经腹手术，穿孔以丝线间断横向缝合，再用大网膜覆盖，或以网膜补片修补；也可经腹腔镜行穿孔缝合大网膜覆盖修补。一定吸净腹腔内渗液，特别是膈下及盆腔内。吸除干净后，腹腔引流并非必需。对所有的胃溃疡穿孔患者，需做活检或术中快速病理学检查。若为恶性，应行根治性手术。单纯溃疡穿孔缝合术后仍需内科治疗，Hp 感染者需根除 Hp，以减少复发的机会，部分患者因溃疡未愈合仍需行彻底性溃疡手术。

利用腹腔镜技术缝合十二指肠溃疡穿孔为 Nathanson 等于 1990 年首先报道。后来 Mouret 等描述一种无缝合穿孔修补技术：以大网膜片和纤维蛋白胶封闭穿孔。以后相继报道了吸收性明胶海绵填塞、胃镜引导下肝圆韧带填塞等技术。无缝合技术效果不确切，其术后再漏的机会很大（10%左右），尤其在穿孔＞5mm 者，因此应用要慎重。缝合技术有单纯穿孔缝合、缝合加大网膜补片加强和以大网膜补片缝合修补等。虽然腔镜手术具有微创特点，而且据报道术后切口的感染发生率较开腹手术低，

但并未被广大外科医生普遍接受，原因是手术效果与开腹手术比较仍有争议，术后发生再漏需要手术处理者不少见，手术时间较长和花费高。

以下情况不宜选择腹腔镜手术：① 存在前述高危因素（术前存在休克、穿孔时间＞24 小时和伴随内科疾病）；② 有其他溃疡并发症如出血和梗阻；③ 较大的穿孔（＞10mm）；④ 腹腔镜实施技术上有困难（上腹部手术史等）。

（二）中医疗法

（1）辨证论治

初期（穿孔后 24 小时左右）：上腹剧痛，犹如刀割，殃及全腹。拒按，手不可近，面青唇紫，冷汗淋漓，四肢厥冷。舌苔薄白，脉弦细数。病机为中焦气血骤闭。治法疏通气血，缓急止痛。该期禁服中药，宜选用针灸疗法。

中期（从穿孔闭合到腹膜炎症完全消散阶段，穿孔后约 2～10 天内）：腹痛渐减，但仍觉胀满而拒按，发热，口干，大便燥结，小便短赤。舌质红，苔黄燥或黄腻，脉洪数或弦滑而数。病机为气血郁闭化热。治以清热解毒，通腑和胃。方用凉膈散加减。常用药：黄连、柴胡、川楝子、厚朴、枳壳、生大黄、黄芩、生甘草等。热盛者，加蒲公英、金银花、连翘；腹痛剧者，加延胡索、广木香；结块者加赤芍、丹参、桃仁；便秘者加玄明粉；大便次数多者，生大黄改制大黄。

后期（从腹腔炎症消退后到溃疡愈合阶段）：胃脘时痛或胀，嗳气或得矢气则舒，间或泛酸、嘈杂。舌淡，苔薄白，脉弦紧或弦细。病机为肝胃不和。治以疏肝理气，和胃止痛。方用逍遥散合左金丸加减。常用药：柴胡、制香附、白芍、枳壳、黄连、吴茱萸、延胡索、木香、苏梗、陈皮、法半夏、炙甘草等。泛酸明显者，加海螵蛸、煅瓦楞；呕吐清涎者加丁香、姜半夏。

（2）药物外治

① 中药保留灌肠。若病变过程中见肠麻痹可用大承气汤加水浓煎 200ml 保留灌肠；若为盆腔残余感染或脓肿形成者，可用金黄散 15～30g，加水 200ml，调煮成稀糊状，微冷后（43℃）作保留灌肠，1 日 1～2 次。

② 金黄膏外敷。适用于腹腔脓肿形成者。

（3）中成药

① 胃可宁片。每次 4～6 片，1 日 3～4 次。适用于胃痛反复发作、泛酸者。

② 大黄白及片。每次 6 片，1 日服 3 次。适用于溃疡病及溃疡出血等。

五、预防与调护

（1）避免暴饮暴食、饮酒过度。

（2）要心情愉快，避免暴怒、忧郁等精神刺激。

（3）宜劳逸结合，防止受凉劳累，注意保暖，可用热水袋温敷胃脘部。

（4）治疗原发病。

（5）如需做消化道钡餐或纤维胃镜检查，应尽可能安排在穿孔闭合 1 个月后进行。

第二节　胃十二指肠溃疡大出血

因胃或十二指肠溃疡引起呕血、大量柏油样黑便，导致红细胞计数、血红蛋白和血细胞比容下降，患者心率加快、血压下降，甚至出现休克症状称为胃十二指肠溃疡大出血。不包括少量出血或仅有大便隐血阳性的患者。《不居集》称“胃经失血”，《医学入门》称“损胃失血”。十二指肠溃疡出血多位于球部后壁，胃溃疡出血多位于小弯。胃十二指肠溃疡出血，是上消化道大出血中最常见的原因，占 50%以上。十二指肠溃疡并发症住院患者中，出血多于穿孔 4 倍。约 20%的十二指肠溃疡患者在其病程中会发生出血，十二指肠溃疡患者出血较胃溃疡出血为多见。虽然 H 受体拮抗药和奥美拉唑药物治疗已减少难治性溃疡择期手术的病例数，但因合并出血患者的手术例数并无减少。

一、病因和发病机制

（一）现代医学对胃十二指肠溃疡大出血病因和发病机制的认识

溃疡大出血是因溃疡基底小动脉被侵蚀破裂所致，溃疡侵蚀过程中使毛细血管、微小静脉破裂则表现为渗血和少量出血。通常位于胃、十二指肠前壁的溃疡易穿孔，而位于胃、十二指肠后壁以及胃小弯的溃疡易引起大出血。因此，溃疡出血的来源常为胃左动脉、胃右动脉的分支或肝胃韧带中的较大血管。十二指肠溃疡出血多来自胰十二指肠上动脉。溃疡大出血引起的病理生理变化与失血量的多少及失血的速度有直接的关系。出血量在 50ml 以上即可引起黑便，而持续大量地失血导致血容量下降、贫血、组织缺氧，直至循环衰竭及死亡。积聚在胃肠道内的大量血液可引起一系列化学变化。由于血红蛋白被分解、吸收，导致血液中非蛋白氮增高；伴有休克的患者由于肾血流量不足，可导致肾功能受损。

（二）中医学对胃十二指肠溃疡大出血病因病机的认识

中医认为本病多因饮食不节、胃中积热、湿热内蕴；或肝火扰动，脉络瘀阻，邪逆乘胃；或劳伤久病，脾胃虚弱，气不摄血；或久病入络，血络损伤所致。

二、临床表现

胃十二指肠溃疡大出血的临床表现主要取决于出血的量及出血速度。呕血和柏油样黑便是胃十二指肠溃疡大出血的常见症状，多数患者只有黑便而无呕血症状，迅猛的出血则为大量呕血与紫黑血粪。呕血前常有恶心症状，便血前后可有心悸、眼前发黑、乏力、全身疲软，甚至晕厥症状。患者过去多有典型溃疡病史，近期可有服用阿司匹林或 NSAIDs 药物等情况。一般失血量在 400ml 以上时，有循环系统代偿的现象，如苍白、脉搏增速但仍强有力，血压正常或稍增高。继续失血达 800ml 后即可出现明显休克的体征，如出汗、皮肤凉湿、脉搏快弱、血压降低、呼吸急促等。患者意识清醒，表情焦虑或恐惧。腹部检查常无阳性体征，也可能有腹胀、上腹压痛、肠鸣音亢进等。约半数的患者体温增高。

三、诊断和鉴别诊断

（一）诊断

有溃疡病史者，发生呕血与黑便，诊断并不困难。10%～15%的患者出血无溃疡病史，鉴别出血的来源较为困难。大出血时不宜行上消化道钡剂检查，因此，急诊纤维胃镜检查在胃十二指肠溃疡出血的诊断中有重要作用，可迅速明确出血部位和病因，出血 24 小时内胃镜检查检出率可达 70%～80%，超过 48 小时则检出率下降。

（二）鉴别诊断

（1）胃癌出血： 胃癌患者常有上腹部持续胀痛、食欲减退、进行性消瘦等表现。胃癌在浸润过程中穿透、穿破血管时即可发生呕血、便血。当出血量达到一定程度时，可伴有失血性休克，应用药物止血效果不佳。体检时少数患者可在上腹部摸到肿块，癌肿晚期可有恶病质，在左锁骨上可触及肿大的转移淋巴结，胃肠钡餐摄片可见钡影残缺，癌性龛影狭窄或梗阻，并可见胃壁僵硬、蠕动不对称和黏膜皱襞消失。纤维胃镜检查可见典型的恶性溃疡表现，活检可明确诊断，癌肿标记物检查明显升高提示癌肿存在。

（2）食管与胃底静脉破裂出血： 有慢性肝炎、肝硬化病史的患者突然发生出血且伴有腹痛，提示出血来势凶猛，常以呕血为主，并很快出现失血性休克。实验室检查常可见肝功能异常，全血细胞减少。纤维胃镜检查可见食管下段和胃底布满曲张静脉，并可见到出血部位。

（3）当干呕或呕吐后突然发生出血： 须警惕食道贲门部黏膜撕裂征；食道裂孔疝亦可引起大出血。

（4）急性胃黏膜出血： 出血前有烧伤、损伤或严重感染等病史，或者有长期服用激素者，应高度怀疑急性胃黏膜出血。呕血和便血均可发生，但以呕血为主，反复间歇发生，持续时间可达数日，应用药物止血效果较好，急诊胃镜检查可见胃内散在性浅表溃疡，黏膜糜烂，有时可见到出血灶，此时可行镜下止血，效果较确切。

（5）胆道出血：有胆道疾病史者可出现周期性反复出血，呕血、便血均可发生，但以便血为主，大多发生在胆绞痛缓解后，间歇期约为 1 周左右。X 线胆道造影有时对确诊本病性质和出血原因有帮助，但由于 X 线胆道造影本身的局限性，多数患者还需手术探查方能找到病因。

四、治疗

（一）现代医学疗法

治疗原则是补充血容量，防止失血性休克，尽快明确出血部位，并采取有效的止血措施，防止再出血。

（1）非手术治疗

主要是针对休克的对症治疗。① 补充血容量，建立可靠畅通的静脉通道，快速滴注平衡盐液，做输血配型试验。同时严密观察血压、脉搏、尿量和周围循环状况，并判断失血量，指导补液。失血量达全身总血量的 20%时，应输注羟乙基淀粉、右旋糖酐或其他血浆代用品，用量在 1000ml 左右。出血量较大时可输注浓缩红细胞，也可输全血，并维持血细胞比容不低于 30%。输注液体中晶体与胶体之比以 3∶1 为宜。监测生命体征，测定中心静脉压、尿量，维持循环功能稳定和良好呼吸、肾功能十分重要。② 留置鼻胃管，用生理盐水冲洗胃腔，清除血凝块，直至胃液变清，持续低负压吸引，动态观察出血情况。可经胃管注入 200ml 含 8mg 去甲肾上腺素的生理盐水溶液，每 4～6 小时 1 次。③ 急诊纤维胃镜检查可明确出血病灶，还可同时施行内镜下电凝、激光灼凝、注射或喷洒药物等局部止血措施。检查前必须纠正患者的低血容量状态。④ 止血、制酸、生长抑素等药物的应用经静脉或肌内注射巴曲酶；静脉给予 H 受体拮抗药（西咪替丁等）或质子泵抑制药（奥美拉唑等）；静脉应用生长抑素（善宁、奥曲肽等）。

（2）手术治疗

内镜止血的成功率可达 90%，使急诊手术大为减少，且具有创伤小、极少并发穿孔和可重复实施的优点，适用于绝大多数溃疡出血，特别是高危老年患者。即使不能止血的病例，内镜检查也明确了出血部位、原因，使后续的手术更有的放矢，成功率升高。内镜处理后发生再出血时仍建议首选内镜治疗，仅在以下患者考虑手术处理：① 难以控制的大出血，出血速度快，短期内发生休克，或较短时间内（6～

8小时）需要输注较大量血液（＞800ml）方能维持血压和血细胞比容者；② 纤维胃镜检查发现动脉搏动性出血，或溃疡底部血管显露再出血危险很大；③ 年龄在60岁以上，有心血管疾病、十二指肠球后溃疡以及有过相应并发症者；④ 近期发生过类似的大出血或合并穿孔或幽门梗阻；⑤ 正在进行药物治疗的胃十二指肠溃疡患者发生大出血，表明溃疡侵蚀性大，非手术治疗难以止血。

（二）中医疗法

（1）胃热内盛证：胃脘胀满且有焮热感，口干口臭，喜冷饮，呕血色淡红，夹杂血块，大便如柏油状，奇臭；舌质红，苔黄或黄糙，脉滑数。治宜清泻胃火，凉血止血。方药：泻心汤加茜草根、侧柏叶、白及、石斛、海螵蛸、仙鹤草等。

（2）肝火犯胃证：胁痛脘胀，头痛目赤，心烦易怒，失眠多梦，口干口苦，吐血色暗红，大便色黑；舌红或红绛，苔黄，脉弦数。治以泻肝清热，降逆止血。方药：龙胆泻肝汤加丹皮、白芍、生大黄、海螵蛸、藕节炭等。

（3）脾虚不摄证：胃脘隐痛，面色㿠白，唇甲色淡，头晕目眩，神疲乏力，心悸；吐血色暗淡，大便溏黑，时发时止；舌质淡苔白，脉细弱。治以益气健脾，温中止血。方药：黄土汤加地榆炭、海螵蛸、黄芪、党参、仙鹤草等。

五、中西医结合最新研究进展

祛瘀止血散鼻胃管推注对胃十二指肠溃疡大出血患者止血改善程度的评估

刘凤琴等[1]对胃十二指肠溃疡大出血患者鼻胃管推注祛瘀止血散的止血改善程度进行了评估。选取2014年6月至2016年2月胃十二指肠溃疡大出血患者86例，按随机数字表法分为观察组和对照组各43例，对照组给予奥美拉唑40mg、对氨甲基苯甲酸注射液0.2g、西咪替丁0.2g静脉滴注，每天一次。观察组在对照组治疗基础上加用祛瘀止血散鼻胃管推注，2组均治疗14d为1个疗程，对2组患者治疗前后症状评分和实验室指标进行观察评估。2组治疗后呕血、黑便等症状评分与治疗前比较均有明显降低，且观察组低于对照组，观察组治疗后血小板计数（bloodplatelet，PLT）显著高于对照组，便隐血（fecaloccultblood）阳性率显著低于对照组；观察组治疗后经Rockall评分高危占13.95%，低危占65.12%，低危人数显著高于对照组，高危人数显著低于对照组（Uc=-3.8606），2组比较差异有统计学意义。因此，认为鼻胃管推注祛瘀止血散可以增强胃十二指肠溃疡大出血患者血小板聚集功能，促进创口止血愈合，明显改善患者临床症状。

参考文献：

[1]刘凤琴，孙廷兰，邱守芳，等.祛瘀止血散鼻胃管推注对胃十二指肠溃疡大出血患者止血改善程度的评估[J].中国中医基础医学杂志，2017，23（08）：1119-1120，1182.

第三节　胃十二指肠溃疡瘢痕性幽门梗阻

胃十二指肠溃疡瘢痕性幽门梗阻是指幽门附近的溃疡瘢痕愈合后，造成胃收缩时胃内容物不能通过，并因此发生呕吐、营养障碍、水电解质紊乱及酸碱平衡失调等一系列改变的情况。胃十二指肠溃疡瘢痕性幽门梗阻见于胃幽门、幽门管或十二指肠球部溃疡反复发作，形成瘢痕狭窄。通常伴有幽门痉挛和水肿。溃疡引起幽门梗阻的原因有痉挛、水肿和瘢痕，通常三者同时存在。在溃疡瘢痕尚未狭窄到足以影响胃的流出道时，待痉挛和炎症水肿消退后，症状是可逆的。但当瘢痕引致严重狭窄时，则需手术介入。瘢痕性幽门梗阻较胃十二指肠溃疡的其他并发症少见，占手术治疗的溃疡病患者的5%～20%。在引起瘢痕性幽门梗阻的溃疡中，十二指肠溃疡远较胃溃疡为多，十二指肠球部后壁的大溃疡尤易引起幽门梗阻，约有2%的十二指肠溃疡患者会出现梗阻症状。

一、病因和发病机制

（一）现代医学对胃十二指肠溃疡瘢痕性幽门梗阻病因和发病机制的认识

溃疡引起幽门梗阻的原因有：① 幽门括约肌反射性痉挛，梗阻为间歇性；② 幽门附近溃疡炎症水肿使幽门窄小，炎症水肿消退或减轻后，梗阻即缓解；③ 溃疡在愈合过程中，过多瘢痕组织形成，使幽门狭窄，梗阻为持续性。此3种情况可同时存在，但程度上有差异，前2种原因本身不构成手术治疗的适应证，而后一种原因必须进行手术治疗。在溃疡幽门狭窄病例中，溃疡本身可能已愈合，但也可能仍为活动性。由于幽门瘢痕性狭窄系长时期内逐步形成的，梗阻由部分变为接近于完全，所以在梗阻初期胃蠕动增强，胃壁肌层肥厚，胃呈轻度扩大。食物在胃窦部滞留使促胃液素释放，刺激更多的胃酸分泌，可以导致胃黏膜溃疡的形成。久之，这种代偿功能渐渐衰退，胃呈高度扩张，蠕动减弱，致使胃内容物滞留愈趋严重，因而引起胃黏膜慢性炎症和萎缩，胃酸分泌减退。

（二）中医学对胃十二指肠溃疡瘢痕性幽门梗阻病因病机的认识

本病是因为饮食不节，或因中焦阳气不振，寒自内生；或脾虚不运，湿聚生痰；或久病入络，瘀血阻滞等致使胃失和降，食积不化，逆而上出成病。总之，本病是脾弱气虚、寒饮相搏而胃气不降，逆上呕吐为病。

二、临床表现

（1）症状

多数患者有长时期溃疡症状多次发作的病史。在幽门梗阻发生后，症状的性质和节律逐渐改变。原有的空腹疼痛为上腹部膨胀或沉重感所代替，后又可出现阵发性胃收缩痛，进食后反而加重。患者常自己诱发呕吐以缓解症状。经过一段时间后，呕吐成为突出的症状，为自发性，多在下午或晚间出现，呕吐物量很大，多为积存的食物，甚至有前一两天所进食物，并含大量黏液，且有酸臭味，一般无血液或胆汁，呕吐后上腹膨胀感即显著减轻。在此时期腹痛消失，但全身情况变坏，出现消瘦、便秘、尿少、无力、食欲缺乏等症状。

（2）体征

营养不良（皮肤干燥松弛，皮下脂肪消失），上腹隆起，有时可见自左肋下至右上腹的胃蠕动波，手拍上腹部时有振水音。少数患者胃可以极度扩大，其下极可达下腹中部，使整个腹部隆起，易误认为是肠梗阻。有碱中毒低血钙时，耳前叩指试验（Chvostek 征）和上臂压迫试验（Trousseau 征）呈阳性。

三、诊断和鉴别诊断

（一）诊断

根据长期溃疡病史、特征性呕吐和体征，结合生化及 X 线钡剂检查即可诊断幽门梗阻。

（二）鉴别诊断

（1）痉挛水肿性幽门梗阻：系活动溃疡所致，有溃疡疼痛症状，梗阻症状为间歇性，经胃肠减压和应用解控制酸药，疼痛和梗阻症状可缓解。

（2）成人幽门肌肥厚症：为罕见的疾病，在部分患者，幼年即有幽门梗阻症状，可能为先天性。在另一部分患者，病期较短，除幽门环状括约肌肥厚外，无其他病变，在临床上难与溃疡瘢痕性幽门梗阻或幽门部癌肿相鉴别。由于肥厚的幽门括约肌并不均匀一致，甚至在手术时也不易排除胃癌的可能，如在钡剂检查时发现幽门管细小而外形光滑，十二指肠球底部有凹形阴影，可考虑幽门肌肥厚症的诊断。

（3）胃癌所致幽门梗阻：胃幽门部肿瘤可以引起幽门梗阻，若为癌肿晚期所引起的幽门梗阻，可有恶性肿瘤的全身症状及癌胚抗原等标记物的异常，或可见远处转移的迹象（如左锁骨上淋巴结肿大、痛性腹水及固定而偏硬的腹部癌块等）。通过钡餐和胃镜检查、活组织检查等，往往都能获得确诊。

（4）十二指肠球部以下梗阻性病变：如胰头壶腹部肿瘤压迫十二指肠所致梗阻往往有阻塞性黄疸出现，CT 等检查可见该部位的占位及浸润；十二指肠肿瘤所致梗阻常有血便表现；肠系膜上动脉压迫综合征者可有呕吐，但一般不为宿食，呕吐物中有胆汁。钡餐检查可确定梗阻的部位。这类患者在餐后俯卧 15～30 分钟可使食物通过而使症状缓解。

四、治疗

（一）现代医学疗法

溃疡病并发瘢痕性幽门梗阻后即需要进行手术治疗，治疗的目的首先是解除梗阻，使食物和胃液能进入小肠，从而矫正水、电解质及酸碱失衡，改善营养。与此同时，减少胃酸以去除胃溃疡的成因。术式以胃大部切除术为主，也可采用迷走神经切断加胃窦切除术。对胃酸低、溃疡已愈合的患者，特别是老年或全身健康状况差的患者，可以仅做胃空肠吻合术以解除梗阻，或同时加做迷走神经切断术。为了降低手术危险性，预防吻合口水肿和愈合不良等并发症，术前必须给患者以必要的准备，全身准备主要为纠正脱水、低氯、低钠、低钾、碱中毒。患者常有重度营养不良，因此在术前应争取给予短时期静脉营养补充，同时可给予 H 受体拮抗药以减少胃酸分泌。对胃的局部准备为持续胃管吸引减压以及温盐水洗胃以减轻胃黏膜水肿。

（二）中医疗法

（1）脾胃虚寒证：上腹饱胀，食后较甚，朝食暮吐，暮食朝吐，吐出物为宿食残渣及清稀黏液，吐后则舒服，畏寒喜热，神疲乏力，大便溏少；舌质淡红，苔白或白滑，脉沉弱。治宜温中健脾，和胃降逆。方用丁香透散加减。

（2）痰湿阻胃证：脘腹胀满，进食后加重，胸膈痞闷，呕吐频繁，吐出物为食物残渣及痰涎白沫；伴有眩晕、心悸；舌质淡红，苔白厚腻或白滑，脉弦滑。治以涤痰化浊，和胃降逆。方用导痰汤加减。

（3）胃中积热证：脘腹胀满、餐后加重，朝食暮吐，暮食朝吐，吐出物为食物残渣及秽浊酸臭之黏液；心烦口渴，欲进冷饮，小便黄少，大便干结；舌质红少津，苔黄燥或黄腻，脉滑数。治宜清泻胃热，和中降逆。方用大黄黄连泻心汤加减。

（4）气阴两虚证：病程日久，反复呕吐，形体消瘦，神疲乏力，唇干口燥，小便短少，大便干结；舌红少津，脉细数。治宜益气生津，降逆止呕。方用麦门冬汤加减。

第四节　胃癌

胃癌是起源于胃黏膜上皮细胞的恶性肿瘤，为世界上发病率较高的恶性肿瘤之一。据国际抗癌联盟估计，全世界每年新发胃癌患者约为68万。胃癌发病率较高的国家有日本、智利、哥斯达黎加等。我国为胃癌高发国家，根据卫健委1992年全国人口死亡原因抽样调查结果，我国胃癌死亡率为25.6/10万，占各种恶性肿瘤死因的23.24%，位于各种肿瘤的首位。胃癌的病因目前尚不清楚，早期症状亦不明显，我国早期胃癌发现率约占所有胃癌的10%。根据病变进展情况，胃癌可分为早期胃癌和进展期胃癌，一般所说胃癌主要是指进展期胃癌。早期胃癌又称表浅型胃癌，即癌变限于黏膜内及黏膜下层。癌变超过此范围者则为进展期胃癌。胃癌发病部位以胃窦部多见，约占50%，胃体小弯侧占25%，贲门部占10%。胃癌的扩散方式以直接蔓延和淋巴道转移为主，晚期常见血行转移。胃癌的器官转移以肝脏最常见，约为38.1%～46.5%，肺脏次之，为20%～32.2%，其他如胰、肾上腺、骨等。胃癌属于中医学“胃脘痛”“心下痞”“反胃”“食噎”“心口痛”“胃翻”“伏梁”“积聚”等范畴。《灵枢•胀论》记载：“胃胀者，腹满，胃脘痛，鼻闻焦臭，妨于食，大便难。”《素问•邪气脏腑病形》记载：“胃病者腹胀，胃脘当心而痛……脉紧而涩，其病难治。”汉•张仲景《金匮要略》曰：“朝食暮吐，暮食朝吐，宿谷不化，名曰反胃。”隋•巢元方《诸病源候论》曰：“朝食暮吐，暮食朝吐，心下牢大如杯，往来寒热，甚者食已即吐……名曰反胃。”

一、病因和发病机制

（一）现代医学对胃癌病因和发病机制的认识

现代医学认为胃癌的发病因素和发病条件可能与下列几点有关

（1）饮食

亚硝基化合物：亚硝基化合物是一大类化学致癌物，天然存在的亚硝基化合物是极微量的。在食品加工过程中产生的亚硝基化合物也并非人类暴露于亚硝基化合物的主要来源。人类可以在体内内源性合成亚硝基化合物，而胃则是主要合成场所。经食物摄入胃内的前体物能够进一步内源性合成亚硝基化合物。流行病学研究表明，人群硝酸根和亚硝酸根的暴露水平与胃癌流行呈正相关。胃是亚硝基化合物的致癌器官之一。

多环芳烃化合物：多环芳烃类化合物被认为是重要致癌物，可污染食品或在加工过程中形成。熏、烤、炸等加工过程，可使蛋白变性，产生大量致癌性多环芳烃化合物，其主要代表是3，4－苯并芘。有人举例认为，冰岛居民食用新鲜食品增加，熏制食品减少，使胃癌发病率下降。

高盐饮食：已有比较充足的证据说明胃癌与高盐饮食及盐渍食品摄入量多有关。摄入高浓度食盐可使胃黏膜屏障损伤，造成黏膜细胞水肿，腺体丢失。在给予致癌性亚硝基化合物同时给予高盐可增加胃癌诱发率，诱发时间也较短，有促进胃癌发生的作用。食盐本身无致癌作用，由食盐造成胃黏膜损伤使其易患性增加或协同致癌可能为增加胃癌危险性的原因。

其他：有研究表明，吸烟、饮酒增加胃癌的发病风险。世界各地的流行病学研究一致性表明：新鲜蔬菜、水果具有预防胃癌的保护性作用，并显示剂量效应关系。经常食用新鲜蔬菜的人患胃癌的相对危险度降低30%～70%。含有巯基类的新鲜蔬菜，如大蒜、大葱、韭菜、洋葱和蒜苗等也具有降低胃癌危险的作用。

（2）幽门螺杆菌

大量的实验室和流行病学研究显示，幽门螺杆菌（Hp）感染与慢性活动性胃炎和消化性溃疡高度相关。幽门螺杆菌感染是胃癌的主要危险因素之一，相对危险度为1.8～3.6。研究显示，幽门螺杆菌感染主要与发生在远端的肠型胃癌有关。

（3）胃慢性疾患

胃癌，特别是肠型胃癌的发病模式为多因素作用下的多阶段过程。一些胃慢性疾患，如慢性萎缩性胃炎，胃黏膜肠上皮化生和异型性增生与胃癌发病相关。① 慢性萎缩性胃炎。以胃黏膜腺体萎缩、减少为主要特征，常伴有不同程度的胃黏膜肠上皮化生。慢性萎缩性胃炎患者胃癌发病风险增加，对此类患者应该密切随访。② 胃溃疡根据长期随访研究及动物实验研究结果，目前多数学者认为慢性胃溃疡会发生癌变，其发生率为0.5%～5%。③ 残胃。残胃作为一种癌前状态，它与胃癌的关系也一直受到重视。一般主张，因良性病变行胃大部切除术后10年为残胃贲门癌发病高峰期。

（4）遗传因素

胃癌在少数家族中显示有聚集性。尽管有一些证据说明遗传与胃癌有关，但大多数人对此观点持谨慎态度。遗传因素与共同生活环境因素相互交错，很难区分也增加了研究工作的难度。就发病因素来看，环境因素似乎更为重要。胃癌主要分为肠型胃癌和弥漫型胃癌。肠型胃癌的发病年龄较晚，多发于胃窦部，主要由环境致癌因素所致。弥漫型胃癌的发病年龄轻，有遗传倾向性。研究表明，25%的遗传性弥漫型胃癌（hereditarydiffusegastriccancer，HDGC）是因为抑癌基因 E-cadherin（CDHI）存在各种胚系突变所致。

（二）中医学对胃癌病因病机的认识

中医学认为在胃癌的发生发展过程中，正气虚损、外邪、情志、饮食等诸多因素互为因果。

（1）外感邪毒

六淫之邪内侵，正气不足以祛邪，致使外邪稽留不去，伤及脏腑，阻滞气机，升降失司，气血不畅，痰湿内生，瘀血留滞而成积聚，发为本病。《诸病源候论》曰："荣卫俱虚，其血气不足，停水积饮，在胃脘则脏冷，脏冷则脾不磨，脾不磨则水谷不化，其气逆而成胃反也。"

（2）情志因素

人的情志活动与内脏有着密切的关系，因为情志活动需以五脏精气作为物质基础。《素问•阴阳应象大论》说："人有五脏，化五气，以生喜怒悲忧恐。"朱丹溪曰："反胃之病是由七情六淫，遂有火热上炎，多升不降，津液不布，积而成热，血液虚耗，胃脘干枯，大便秘少，上下不通。"情志即喜、怒、忧、思、悲、恐、惊，是人体对客观事物的反应，属于正常的精神活动，但是，长期的精神刺激或突然强烈的精神创伤超过人体生理活动所能调节的范围，就可导致人体阴阳失调，气血不和，脉络阻塞，脏腑功能紊乱而致病。明•邵达《订补明医指掌》指出："（噎膈）多起于忧郁，忧郁则气结于胸，臆而生痰，久则痰结成块，胶于上焦，道路窄狭，不能宽畅，饮水可下，食则难入，而病已成矣。"清•姜天叙《风劳鼓胀四大证治》指出："夫郁怒则气滞，忧思则气结，痰因气聚而生，气因痰碍而愈结，故为噎膈反胃也。"

（3）饮食因素

饮食不节、过饱过饥、饮食不洁、偏食等均可损伤脾胃，致胃不受纳，脾失运化，水谷精微不能输布，反酿湿生热，湿热内蕴而成痰，痰浊与气血相搏而成结块，发为积聚。《景岳全书》谓："或以酷饮无度，伤于酒色，或以纵食生冷，败其真阳……致损胃气而然。"明•徐春甫《古今医统》说："膈噎始因酒色过度，继以七情所伤。"

（4）正气虚损

《丹溪心法》曰："翻胃大约有四：血虚，气虚，有热，有痰。"明代张景岳指出："少年少见此症，而惟中衰耗伤者多之。"意即机体脏腑气血亏损，毒邪内侵，留滞不去，致使气机紊乱，痰浊瘀血内生，瘤结不散，结于胃而成癌。

二、临床表现

（1）症状

胃癌早期常无特异症状，甚至毫无症状。随着肿瘤的发展，影响胃功能时才出现较明显的症状，但此种症状亦非胃癌所特有，常与胃炎、溃疡病等胃慢性疾病相似。因此早期胃癌诊断率低。主要症状为上腹痛或不适。疼痛和体重减轻是进展期胃癌最常见的症状。随着病情进展，出现食欲缺乏、乏力、消瘦，部分患者可有恶心、呕吐。根据肿瘤的部位不同，也有其特殊表现。胃底贲门癌可有胸骨后疼痛和进行性吞咽困难；幽门附近的胃癌则有幽门梗阻表现；肿瘤破溃者可有呕血、黑便等消化道出血症状。

（2）体征

胃癌通常无明显的体征，上腹部深压痛，有时伴有轻度肌抵抗感，常是唯一值得注意的体征。上腹部肿块、直肠前触及肿物、脐部肿块、锁骨上淋巴结肿大等均是胃癌晚期或已出现转移的体征。临床上须仔细检查这些部位，因不但有诊断意义且对决定治疗方针颇为主要。根据北京肿瘤医院的临床资料，各转移灶的发生率以左锁骨上淋巴结最为常见（9.9%），其余依次为直肠前陷窝（5%）、肝（4.7%）、腋下淋巴结（2%）、肺（1.4%）。胃癌病例可出现副癌综合征：① 皮肤症状，黑棘皮症、皮肌炎、环状红斑、类天疱疮、脂溢性角化病；② 中枢神经系统症状，痴呆、小脑共济失调；③ 其他症状，血栓性静脉炎、微血管病性溶血性贫血、膜性肾病等。

三、诊断和鉴别诊断

（一）诊断

（1）临床表现：早期往往无明显症状。即使出现胃脘痛、食欲减退、恶心呕吐、消瘦等症候时，亦常按胃炎等治疗，一直到出现梗阻症状或胃出血、黑便、上腹包块等时，往往病情已晚。故凡年龄在 40 岁以上患者，有上腹部不适、隐痛、胀饱、食欲减退、进行性消瘦与贫血者，应积极地进行有关检查，以排除胃癌。（2）内窥镜检查：由于胃镜的普及，使胃癌早期诊断率大大提高，胃镜活检对胃癌的阳性诊断率达 90%以上。（3）X 射线钡剂造影检查：气钡双重对比造影能观察胃黏膜的细小变化，也能较早地诊断胃癌，甚至表浅型胃癌。（4）实验室检查：胃液内混有血液；大便潜血检查常阳性，胃脱落细胞学检查及肿瘤标记物检查（CEA、CA-199 等）均可参考。但最终还是以胃镜活检病理学检查结果确诊。

（二）鉴别诊断

胃溃疡：胃溃疡以青中年居多，病史较长，有反复发作史，有明显的周期性胃痛，服用抗酸药或进食后缓解，发病时上腹压痛，无肿块及锁骨上淋巴结肿大，胃酸分析正常或偏低，大便潜血暂时性阳性。X 线钡餐检查见龛影直径＜2.5cm，突出于胃腔外，边缘光整，龛影周围胃壁柔软，可呈星状聚合征。胃镜检查见溃疡呈圆形或椭圆形，较规则，黏膜柔软，基底平坦，被有灰白或黄白胎膜。以上几点可与胃癌相鉴别。

胃炎、胃息肉、胃平滑肌瘤以及胃部其他恶性肿瘤，如胃原发性恶性淋巴瘤、胃平滑肌肉瘤等，虽各有特征，但临床症状和胃癌基本类同，只有通过 X 线钡餐和胃镜检查才能最后明确诊断。

四、治疗

（一）现代医学疗法

（1）手术治疗

手术治疗在胃癌的治疗中占重要地位，是目前达到治愈的主要方法。手术也是早期胃癌的首选治疗方法。即使晚期胃癌患者也应根据具体情况，争取做原发病灶的姑息切除术，以利于进行其他综合治疗。

（2）化疗

胃癌的化疗有效率较低，故只能作为辅助疗法。化疗主要适用于中晚期胃癌不能手术或术后复发转移者。目前，治疗胃癌的化疗药物有 10 余种，常用方案有 MFC、LCF、VLF、PX、ELF、CPT11 等。① MFC 方案：MMC10mg，第 1 天静脉滴注中冲入；CF300mg，第 1～5 天静脉滴注；5-FU300mg/m2，第 1～5 天静脉滴注。每 3 周为一疗程，共 6 个疗程。② LCF 方案：L-OHP200mg，第 1 天静脉滴注；CF200mg，第 2～6 天静脉滴注；5-FU500mg，第 2～6 天静脉滴注。21 天为一个周期，3 个周期为一个疗程，一般可进行 2 个疗程。③ VLF 方案：VP-16100mg，第 1 天静脉滴注；CF300mg，第 1～5 天静脉滴注；5-FU500mg，第 1～5 天静脉滴注。21 天为一个疗程，一般2～6个疗程。④ PX方案：DDP100mg，水化，第1天静脉滴注；Xeloda0.15g，第1～14天口服，每日2次，休息14天后再重复4～6个周期。⑤ ELF方案：EPL70mg，第1天静脉滴注冲入；CF、5-FU，用量与方法同MFC方案。⑥ CPT11方案：CPT11200mg，第1天静脉滴注；CF、5-FU，用量与方法同MFC方案。

（3）放疗

由于大多数胃癌患者确诊时已为晚期，手术很难彻底切除，此时可适当进行放疗。（1）术前放疗：适用于Ⅱ、Ⅲ期胃癌根治有一定困难的患者，病灶以在6cm内为宜，照射剂量35～40Gy/4～4.5周。若为未分化癌，30～35Gy/3～3.5周。放疗2周后进行手术，最迟不超过3周。（2）术后放疗：适用于姑息手术，有明显残留病灶或病理证实切面见癌细胞者。剂量40Gy/20次，缩野追加剂量至50Gy/5.5～6周。放疗一般在术后2～3周开始，最长不超过2个月。（3）术中放疗：用于手术切除后的瘤床及淋巴引流区的预防照射和未能切除病灶的治疗性照射，剂量以每次20～30Gy为宜。如病灶无法切除，剂量可达35Gy。

（二）中医疗法

辨证施治

肝胃不和型：胃脘胀满，时时作痛，串及两胁，口苦心烦，嗳气频作，饮食少进或呕吐反胃，舌苔薄黄或薄白，脉弦细。治以疏肝和胃，降逆止痛。方药：旋覆花10g（包），代赭石15g，郁金10g，枳壳10g，姜半夏10g，杭芍15g，甘草6g，厚朴花10g，白屈菜10g，玫瑰花10g，焦三仙各10g。

脾胃虚寒型：胃脘胀隐痛，喜按喜温，时呕清水，面色晄白无华，肢凉神疲，或便溏浮肿，舌质胖淡，齿痕，苔白滑润，脉沉缓或沉细濡。治宜温中散寒，健脾和胃。方药：人参10g，白术10g，茯苓10g，清半夏10g，良姜6g，荜茇10g，娑罗子10g，陈皮10g，甘草6g，生黄芪30g，紫豆蔻6g。

瘀毒内阻型：胃脘刺痛，焮热灼痛，食后痛剧，口干思饮，脘胀拒按，心下痞块，或有呕血便血，肌肤枯燥甲错，舌质紫暗或见瘀点，脉沉弦、细涩或弦数。治以解毒祛瘀，清热养阴。方药：生蒲黄10g，五灵脂10g，蛇蜕6g，血余炭30g，仙鹤草30g，露蜂房12g，延胡索10g，陈棕炭20g，肥玉竹15g，白屈菜20g，藕节20g，白英30g，龙葵20g。

气血双亏型：晚期胃癌，高度贫血，面苍无华，面目虚肿，畏寒身冷，全身乏力，心悸气短，头晕目眩，虚烦不寐，自汗盗汗，纳少乏味，形体羸瘦，上腹包块明显，舌质淡胖，白苔，脉虚细无力或虚大。治以补气养血，健脾补肾。方药：黄芪 30g，党参 15g，白术 10g，茯苓 10g，当归 10g，熟地黄 15g，杭芍 15g，黄精 15g，阿胶 10g（烊化），陈皮 10g，淫羊藿 10g，麦、稻芽各 10g，人参 10g（另煎），紫河车 3g（冲），甘草 6g。

五、预防与调护

由于胃癌病因未明，故缺乏有效的一级预防（病因预防）。根据流行病学调查，可做以下预防：**（1）饮食预防：**① 多食新鲜蔬菜水果，多饮牛奶。这些食物含有丰富的维生素，可阻止化学致癌物在体内的合成。改进饮食习惯和生活方式，按时进食，不暴饮暴食，进食不宜过快、过烫，进食时应心情舒畅。不饮烈酒，不吸烟。粗糙的食物如玉米、高粱等，有可能对消化道黏膜造成机械性损伤，且经常食用这些食品可使蛋白质和脂肪的摄入不足，损伤的消化道黏膜不易及时修复，因此应适量食用。② 少吃或不吃咸肉、香肠、火腿、肉类罐头等，这些食品含有较多的盐，有损胃黏膜的完整性。煎炸熏烤的食品在加工的过程中可使致癌物质含量增加，故应少吃。食品以清炖和红烧为好。一般每天进食的食盐以低于 10g 为宜。**（2）积极正确治疗胃部疾患。**① 积极治疗胃息肉、胃溃疡、萎缩性胃炎、反流性胃炎、胃黏膜肠上皮化生、胃黏膜上皮异型性增生等癌前病变。② 积极控制幽门螺杆菌（HP）感染。**（3）早发现，早治疗。**熟悉和掌握高危人群，尤其是有胃癌家族史和 40 岁以上胃病久治不愈者，应定期检查。一旦确诊，应及早手术，同时采用恰当的综合治疗。此外，我国人口众多，全面普查不可能，但在胃癌高发地区对高危人群定期普查，是一个可行的办法。

六、中西医结合最新研究进展

（1）四君子汤加减联合肠内营养对胃癌患者术后免疫功能影响的荟萃分析

翟林等[1]对四君子汤加减联合肠内营养对胃癌患者术后免疫功能的影响进行了荟萃分析。从中国知网、维普资讯、万方数据库、中国生物医学数据库、PubMed、Embase 等数据库中检索有关四君子汤加减联合肠内营养对胃癌患者术后免疫功能影响的随机对照试验（RCTs）。采用 Cochrane 指南中推荐的质量评价工具对纳入文献进行方法学质量评价，采用 ReviewManager5.3 软件进行数据分析。最终纳入 13 个 RCTs，共 1091 例胃癌术后患者，其中四君子汤联合肠内营养组 545 例，单纯肠内营养组 546 例。Meta 分析结果表明，四君子汤加减联合肠内营养能有效提升胃癌患者术后外周血 T 淋巴细胞亚群。$CD3^+$[MD=5.65，95%CI（3.27，8.04），$P<0.00001$]，

CD4+[MD=4.05，95%CI（2.91，5.19），P＜0.00001]、CD4+/CD8+[MD=0.25，95%CI（0.16，0.34），P＜0.00001]水平，提高外周血免疫球蛋白。IgA[MD=0.52，95%CI（0.23，0.80），P=0.0004]IgG[MD=2.02，95%CI（1.42，2.63），P＜0.00001]，IgM[MD=0.24，95%CI（0.18，0.31），P＜0.00001]水平，且能有效降低外周血抑制性 T 淋巴细胞 CD8+水平[MD=-1.23，95%CI（-1.93，-0.54），P=0.00005]，疗效优于单纯肠内营养组。得出四君子汤加减联合肠内营养在改善胃癌患者术后免疫功能、提高机体免疫力方面优于单纯肠内营养。但因文献质量较低、发表偏倚的存在及纳入文献量较少，本结论有待更多高质量、大样本的 RCTs 加以验证。

（2）益气化瘀解毒方辅助化疗对胃癌Ⅳ期脾胃气虚、瘀毒内阻证患者血清炎症因子及生活质量的影响

温芳等[2]对益气化瘀解毒方辅助化疗对胃癌Ⅳ期脾胃气虚、瘀毒内阻证患者血清炎症因子及生活质量的影响进行了研究。将 70 例胃癌Ⅳ期脾胃气虚、瘀毒内阻证患者随机分为治疗组及对照组各 35 例。对照组患者仅给予常规化疗，21 天为 1 个化疗周期；治疗组患者在化疗基础上给予益气化瘀解毒方口服，每日 1 剂。两组均治疗 2 个化疗周期。治疗前后检测血清炎症因子[包括白细胞介素 1β（IL-1β）、白细胞介素 2（IL-2）、白细胞介素 12p70（IL-12p70）、白细胞介素 4（IL-4）、白细胞介素 6（IL-6）、白细胞介素 8（IL-8）、白细胞介素 10（IL-10）、肿瘤坏死因子α（TNF-α）、干扰素γ（IFN-γ）]水平、肿瘤标志物[包括癌胚抗原（CEA）、糖类抗原 199（CA199）]水平，进行中医证候（胃痛、胃胀、纳少、嗳气、泛酸、进食梗阻、呕吐、腹泻、便结、乏力 10 项症状）评分、Karnofsky 功能状态评分（KPS 评分）；治疗后判定肿瘤客观疗效、中医证候疗效及生活质量疗效，记录两组患者治疗过程中不良事件发生情况判定安全性。治疗后采用 Pearson 相关性分析评价治疗组患者血清炎症因子、肿瘤标志物水平与 KPS 评分的相关性。结果与本组治疗前比较，治疗组治疗后 IL-1β、IL-2、IL-12p70、TNF-α 及 IFN-γ 水平均明显升高，IL-4、IL-6、IL-10 表达水平均明显降低，除便结外其余各项中医症状评分以及总分均明显降低（$P<0.05$ 或 $P<0.01$）。治疗后两组患者血清 CEA、CA199 水平均较本组治疗前明显降低（$P<0.05$）。治疗组肿瘤客观疗效客观缓解率为 34.29%，与对照组的 20.59%比较差异无统计学意义（$P>0.05$）。治疗组中医证候疗效总有效率为 65.71%，生活质量疗效改善率为 65.71%，均分别高于对照组的 26.47%、32.35%（$P<0.05$）。两组患者在白细胞减少、血小板减少、贫血、肝功能异常、肾功能异常发生情况方面差异无统计学意义（$P>$

0.05)。相关性分析结果显示，治疗组患者 KPS 评分与 IL-1β、TNF-α 和 IFN-γ 之间呈正相关（相关系数分别为 0.78、0.88、0.77），而与 IL-12p70、IL-8、IL-10 呈负相关（相关系数分别为-0.82、-0.95、-0.88）。因此，认为益气化瘀解毒方辅助化疗能够明显改善胃癌Ⅳ期脾胃气虚、瘀毒内阻证患者临床症状，提高生活质量，且安全性好，其机制可能与调节失衡的免疫炎性因子、改善免疫微环境有关。

（3）胃癌患者中医证型与幽门螺杆菌感染及免疫功能的相关性研究

张琼等[3]探究胃癌患者中医证型与幽门螺杆菌（Hp）感染及免疫功能的相关性。选取 82 例胃癌患者，根据辨证标准分为肝胃不和型、瘀毒内阻型、痰湿凝结型、脾胃虚寒型、气血双亏型、胃热伤阴型，检测并比较各中医证型患者 Hp 感染情况及免疫功能。结果：82 例胃癌患者有肝胃不和型 18 例（21.95%）、瘀毒内阻型 10 例（12.20%）、痰湿凝结型 16 例（19.51%）、脾胃虚寒型 16 例（19.51%）、气血双亏型 13 例（15.85%）、胃热伤阴型 9 例（10.98%）；各中医证型 Hp 阳性率比较，差异无统计学意义（P＞0.05）；肝胃不和型与气血双亏型 CD3+、CD4+、CD8+T 淋巴细胞水平比较，差异有统计学意义（P＜0.05），肝胃不和型与痰湿凝结型、脾胃虚寒型、气血双亏型 CD4+/CD8+水平比较，差异有统计学意义（P＜0.05），瘀毒内阻型与气血双亏型 CD4+/CD8+水平比较，差异有统计学意义（P＜0.05）。认为 Hp 感染对胃癌患者中医证型无明显影响，但不同中医证型免疫功能差异明显，提示胃癌患者中医证型与免疫功能之间关系密切。

（4）中医药精准靶向治疗胃癌前病变及相关信号通路研究

康文婷等[4]对中医药精准靶向治疗胃癌前病变及相关信号通路进行了研究。胃癌前病变（PrecancerousLesionsofGastricCancer，PLGC）是胃癌发展的关键阶段，尽早诊断、及时干预 PLGC 是预防胃癌发生的重点，如何减缓或逆转 PLGC，降低人群中胃癌的发病率、死亡率是现阶段消化领域研究的热点问题。当前西医上主要采用抑酸、抗幽门螺杆菌（HelicobacterPylori，Hp）感染、内镜下治疗、定期随访等措施来治疗 PLGC，但主要是针对病因及症状的治疗，对 PLGC 的逆转多无确切疗效。许多研究证实中医药治疗 PLGC 具有独特优势，在辨证论治与辨病论治相结合，联合胃镜、组织病理学、血清学、基因组学表现精准靶向治疗 PLGC，不仅能有效改善患者临床症状，且能不同程度上逆转 PLGC，减缓疾病进程，但具体机制尚未完全明确。作者就中医药精准靶向治疗 PLGC 及其相关信号通路进行概述，以期为中医药治疗本病提供理论基础及机制研究。

参考文献：

[1]翟林，刘伟，熊健康，等.四君子汤加减联合肠内营养对胃癌患者术后免疫功能影响的荟萃分析[J].广州中医药大学学报，2023，40（5）：1301-1308.

[2]温芳，黄雯洁，李烨，等.益气化瘀解毒方辅助化疗对胃癌Ⅳ期脾胃气虚、瘀毒内阻证患者血清炎症因子及生活质量的影响[J].中医杂志，2023，64（8）：812-819.

[3]张琼，朱晓华，莫国增.胃癌患者中医证型与幽门螺杆菌感染及免疫功能的相关性研究[J].新中医，2023，55（7）：175-178.

[4]康文婷，刘嵩，时昭红.中医药精准靶向治疗胃癌前病变及相关信号通路研究[J].辽宁中医药大学学报，2023，25（10）：91-96.

第九章　小肠疾病

第一节　克罗恩病

克罗恩病是消化道慢性非特异性炎性疾病，临床以腹痛、慢性腹泻、腹部肿块、便血、发热等为典型症状。其病因至今不明，本病可累及胃肠道任何部位，但以远端的回肠和结肠最为常见。表现为肉芽肿性炎性病变伴有溃疡与纤维组织增生，临床表现多样，部分可自行缓解，但多数患者迁延不愈，反复发作。曾先后被命名为非特异性局限性回肠炎，局限性结肠炎，肉芽肿性小肠结肠炎等。中医学虽无克罗恩病的病名，但根据不同的病理阶段和主要临床表现，可分别归属于“泄泻”“腹痛”“积聚”“便血”等病的范畴。

一、病因和发病机制

（一）现代医学对克罗恩病病因和发病机制的认识

（1）病因

现代医学认为本病可能与下列因素有关：（1）感染因素：有研究发现，一部分克罗恩病患者切除的肠段和肠系膜淋巴结中培养出堪萨斯分枝杆菌或副结核分枝杆菌，且此种菌能致动物内脏产生肉芽肿。目前，有人认为本病发生与肠道共栖菌群的某些产物有关。本学说仍有争议。麻疹病毒是另一个备受关注的病原微生物，妊娠期患过麻疹的母亲所生子女本病发病几率增高。一般认为，病原微生物，食物及其他抗原均可作为本病的促发因素。（2）遗传因素：大量资料表明：本病患者亲属发病率高于普通人群，而该病患者配偶的发病率并不增高。单卵双胎同胞本病发病率远高于双卵双胎同胞。许多学者认为本病符合多基因病的遗传规律，是由许多对等位基因共同作用的结果，在一定环境因素作用下由于遗传易感性而发病。（3）免疫因素：利用免疫酶标法在病变组织中能发现抗原抗体复合物和补体 Ca 等。其外周血和肠黏膜的 T 细胞活性增强及免疫反应增高。炎症病变中淋巴细胞、浆细胞、巨噬细胞和肥大细胞都有增加。同时应用免疫抑制剂可缓解病情；而且本病有肠外表现。推测本病可能与免疫因素有关。

（2）病理

克罗恩病可以累及胃肠道从口腔到肛门的任何部位，以末段回肠和右半结肠最为常见。超过半数的病例同时累及小肠和结肠，病变局限于小肠者30%左右，局限于结肠者20%左右，直肠受累者不到50%。全肠壁炎症纤维化、深裂沟状溃疡、肉芽肿形成是克罗恩病的三项主要病理特征。克罗恩病的病变呈节段性、跳跃状分布，病变肠段肠壁明显充血、增厚、水肿、僵硬，常导致不同程度的肠腔狭窄，进而引起近侧肠管不同程度的扩张。病变肠管的黏膜表面充血水肿，并可见裂沟状深溃疡或口疮样浅表溃疡，周围黏膜正常或轻度水肿。病变肠管的浆膜表现为暗红色且呈细颗粒状外观，表面有扩张的血管、淋巴管、纤维素渗出及细小的淋巴颗粒。病变肠管的相应肠系膜及系膜淋巴结常受累，因炎症水肿使系膜增厚，系膜脂肪沉积，系膜脂肪向肠系膜对侧生长，甚至全部包裹肠壁。系膜淋巴结中等程度肿大并可有肉芽肿形成。病变肠管常与其他肠管或邻近器官形成粘连，甚至与其他肠管或器官产生内瘘或皮肤外瘘。病变肠段之间的肠段及其相应系膜可保持正常。显微镜下可见克罗恩病的病变始于黏膜下层，向黏膜层及肌层、浆膜层发展，侵及肠壁的各层。黏膜下层明显水肿，淋巴管阻塞或扩张；病变肠管黏膜增厚，常有多发的纵行裂沟状溃疡，黏膜溃疡可穿透肠壁的各层。慢性期肠壁各层组织内有大量淋巴细胞及浆细胞浸润，50%以上病例形成非干酪性肉芽肿。

（二）中医学对克罗恩病病因病机的认识

中医学认为本病多由素体先天禀赋不足，饮食不节，情志所伤或感受毒邪致脾胃失常、肝郁脾虚、气滞血瘀而发。诸原因使肠胃功能紊乱及五脏六腑调节失常，导致腹痛、腹泻，腹部肿块；脾主肌肉，脾失健运则形体消瘦。其病因病机特点为先天禀赋不足加之饮食、情志所伤等，最终导致以脾胃失调为主的系列病变，同时可累及肝肾。

二、临床表现

克罗恩病的潜伏期较长，常为慢性发病，临床表现轻重不一，轻者仅有较少的腹部症状，重者往往有明显的全身症状和并发症。（1）腹泻：常见，占80%～90%，多数每日大便2～5次，常无脓血，黏液，无里急后重，而结肠受损者可有血便。（2）腹痛：占80%～90%，轻者仅感腹部不适及肠鸣，重者呈绞痛、多为阵发性，排便后缓解，进食后加重，常位于右下腹及脐周，压痛明显。易误诊为阑尾炎。（3）腹部肿块：右下腹可扪及鹅卵大小的肿块，较固定。系肠粘连、肠壁和肠系膜增厚、肠系膜淋巴结肿大、内瘘和腹内脓肿等形成的炎性肿块。（4）发热：占5%～40%，活动性肠道炎症及组织破坏后毒素的吸收均可导致发热，一般为低热或中等热度，常间接出现。（5）便血：约占20%，本病偶可引起出血，甚至连续大量便血，与维生素K吸收不良及继发性肝损伤影响凝血因子的生成有关。（6）其他症状：纳差、腹胀、恶心、呕吐、消瘦、乏力、头晕、贫血和低蛋白血症、营养障碍。口腔呈鹅口疮样溃疡，出现杵状指、关节痛、虹膜睫状体炎、皮肤溃疡等。（7）并发症：肛周炎、肛裂、肛瘘、内外瘘管形成、肠梗阻、脓肿、消化道出血、胆石症、肾结石、吸收不良综合征等。

三、诊断和鉴别诊断

（一）诊断

本病目前尚无统一诊断标准。对青壮年患者有慢性反复发作性右下腹疼痛与腹泻、腹部包块或压痛、发热等表现，X线或（和）结肠镜检查发现肠道炎性病变主要在回肠末段与邻近结肠且呈节段性分布者，应考虑本病的诊断。临床多参照日本制定的诊断标准，具体如下。

（1）符合克罗恩病的临床表现和病理变化，并参照以下情况：① 肠管非连续性或区域性病变；② 肠黏膜卵石样征象或纵行溃疡；③ 肠壁全层性炎症（肿胀或狭窄）；④ 镜下见类肉瘤样非干酪性肉芽肿；⑤ 裂隙或瘘管；⑥ 肛门周围病变（难治性溃疡、不典型的肛瘘或肛裂）。（2）存在上述情况中的①②③项为可疑病例，再加上④ ⑤ ⑥ 中任意一项即可确诊。（3）存在上述情况中的④ ，同时存在①②③中的任意两项也可诊断。

（二）鉴别诊断

（1）肠结核。绝大多数继发于肠外结核，因此常有开放性肺结核，病变虽可涉及回肠末端，但同时多累及盲肠、升结肠，无节段性分布，瘘管形成较少，结核菌素试验阳性，抗结核治疗有效，组织学检查可见干酪性肉芽肿病变。

（2）溃疡性结肠炎。克罗恩病与溃疡性结肠炎有许多相似之处，二者临床容易混淆，其不同之处：① 克罗恩病常易累及回肠远端，并可累及整个消化道；而溃疡性结肠炎主要累及远端结肠，严重者可蔓延至全肠及回肠末端，但不侵犯小肠。② 克罗恩病变累及肠壁全层，以肉芽肿为典型病变；而溃疡性结肠炎的病变表浅，主要累及黏膜层及黏膜下层。③ 克罗恩病的病变呈跳跃式；而溃疡性结肠炎病变则连续而均匀。④ 克罗恩病常并发瘘管及不完全性肠梗阻；而溃疡性结肠炎则少见。

（3）急性阑尾炎。在急性阶段或位于回盲部首次发作的克罗恩病常易误诊为急性阑尾炎，但阑尾炎患者，一般以往无发热和腹泻病史，右下腹压痛局限，固定在麦氏点，白细胞计数明显增高。手术中如发现阑尾正常或病理改变很轻微时，应细致探查回肠末段，若充血水肿，病变上下段肠管正常或呈跳跃式改变，即为克罗恩病。

（4）急性出血坏死性小肠炎。本病亦呈节段分布，临床表现和克罗恩病呈急性起病者相似。但本病多见于儿童及青年，有地区性和季节性，发病前有不洁饮食或暴饮暴食史，腹痛以右上腹、右中腹为主，便血多见，呈血水样或暗红色糊状粪便，且腥臭，本病中毒症状较明显，病程较短，很少复发。

（5）盲肠癌。本病年龄多在 40 岁以上，病程呈进行性发展，右下腹常见包块，较克罗恩病为多，并有结节感，X 线钡灌肠示盲肠有充盈缺损，纤维肠镜和活组织检查可发现癌瘤证据。

四、治疗

（一）现代医学疗法

（1）一般治疗

一般治疗主要包括全身支持治疗，纠正营养不良，贫血，低蛋白血症。给予高热量、高蛋白，低脂肪，少渣易消化的饮食，并辅以大量维生素及抗贫血制剂。急性期患者不能进食和大量腹泻者，应给予营养要素或静脉高营养。长期患病、营养状况差者也应给予静脉高营养。有明显梗阻及严重失水时，需胃肠减压并纠正脱水及电解质紊乱。腹痛者可用阿托品或溴丙胺太林。腹泻者，可用地芬诺酯 2mg，每日 3 次，口服。

（2）药物治疗

在急性活动期，可用药物适当缓解症状，促进食欲，改善一般状况。药物治疗可改善全身情况，为手术创造条件。

免疫抑制剂：① 肾上腺皮质激素：可缓解急性期的症状。急性期可采用泼尼松 10～20mg，每日 3 次，口服，或用相应量的氢化可的松静滴。直肠病变者可用泼尼松肛栓，每日 1～2 次，或用氢化可的松 25～50mg 保留灌肠，布地奈德的全身不良反应较少，疗效略逊于皮质激素，3mg/次，3 次/d，口服。② 硫唑嘌呤：每日 100～150mg，分次口服。疗效不如皮质激素，或效果不明显，副作用较多，而与激素合用，有减轻症状，增强疗效的作用。不良反应有骨髓抑制表现等，不耐受者可试换用甲氨蝶呤。

抗生素治疗：其作用机制，可能为杀灭肠道细菌，从而减少细菌产生的大量抗原并参与肠道的免疫反应，使病变好转，腹泻减轻。① 水杨酸偶氮磺胺嘧啶：活动期每日 2.0～4.0g，分次服用。必要时可加大剂量，国内一般维持量为 0.5～2.0g/d，应注意白细胞减少等磺胺类药物的副作用；美沙拉嗪能在回肠末端、结肠定位释放。② 甲硝唑：0.4g，每日 2 次。

生物制剂：英夫利西促炎性细胞因子拮抗剂试验证明对传统治疗无效的克罗恩病有治疗作用。

（3）手术治疗

在内科治疗失败并伴有某些并发症时需要手术治疗。

手术指征：① 积极内科治疗后无效。② 发生肠穿孔。③ 发生完全性肠梗阻。④ 腹腔脓肿，内外瘘。⑤ 消化道大出血，内科治疗无效。⑥ 并发癌肿。

手术方式：① 单纯病灶切除。② 直肠结肠切除术或次全结肠切除术。③ 回肠造瘘术。

（二）中医疗法

（1）内治法

脾虚湿阻证：大便时泻，完谷不化，食减少，痛喜按，而色黄，形体消瘦，神疲乏力：舌质淡，苔薄白，脉细弱。治以健脾止泻，益气止痛。方药：参苓白术散加减。中冷痛、手足不温者加吴茱萸、肉桂；疼痛明显者加柴胡、白芍：便稀甚者加白头翁。

肝郁脾虚证：右少腹或脐周胀满，痛则欲便，便后痛减，大便稀，胸腹胀痛，嗳气食少，气郁恼怒或情绪紧张时发生腹痛、腹泻，矢气频作；舌质淡苔薄，脉弦。治以抑肝健脾，益气止痛。方用痛泻要方加减。痛甚者加延胡索；泻甚者加白头翁、蒲公英。

脾肾阳虚证：病久迁延，反复腹泻，黎明腹泻，肠鸣即泻，泻后痛减，形寒肢冷，腰膝酸软，舌质淡，苔白，脉沉细。治以温补脾肾，止泻扶脾。方用附子理中汤合四神丸加减。腹痛较重者加白芍，便血者加地榆、黄连。

气滞血瘀证：腹部积块，固定不移，腹部胀痛或刺痛，大便溏泻，胃纳不振，形体消瘦，神疲乏力；舌质青紫或紫暗有瘀点瘀斑，脉细涩。治以疏肝理气，活血化瘀。方用柴胡疏肝汤合少腹逐瘀汤加减。瘀血重者加泽兰、红花或王不留行、三七；胀痛明显者加延胡索。

（2）针灸疗法

体针：泄泻取脾俞、中脘、章门、天枢、足三里；腹痛取脾俞、胃俞、足三里、中脘、气海、关元；便血取足三里、三阴交、关元、阴陵泉。伴出血性休克者取人中、少商、合谷、涌泉、百会。

耳针：泄泻取大肠、小肠、胃、脾、交感、神门；腹痛取交感、神门、皮质下、胃、脾、小肠；便血取皮质下、心、肾上腺、肝、脾、胃、十二指肠、神门。

穴位埋线：选穴两组，一组，胃俞透脾俞（双）、中脘透上脘、天枢（双）；二组，同一组，去天枢，加大肠俞（双）、足三里（双），每隔 15～20 天，两组交替埋植 1 号羊肠线 1 次，10 次为 1 疗程。

五、预防与调护

（1）加强锻炼，增加体力和自身防病能力。

（2）饮食避免过度刺激，宜清淡。

（3）调整心理，避免剧烈活动。

六、中西医结合最新研究进展

（1）“温脾涩肠方”隔药饼灸对克罗恩病的作用机制

冯骅等[1]就隔药饼灸对克罗恩病（CD）模型大鼠的作用机制进行了研究，为隔药饼灸的临床应用提供科学依据。将 18 只雄性 SD 大鼠随机分为正常对照组、模型对照组和隔药饼灸组，每组 6 只。模型采用 2，4，6-三硝基苯磺酸（TNBS）灌肠法建立，隔药饼灸组用天枢（双）和气海穴隔药饼灸治疗 14d。采用结直肠扩张刺激（CRD）检测内脏敏感性。采用逆转录 PCR 和蛋白质印迹法分别检测磷脂酰肌醇 3 激酶（PI3K）、蛋白激酶 B（AKT）和哺乳动物西罗莫司靶蛋白（mTOR）以及下游自噬相关 16 样蛋白 1（Atg16L1）、免疫相关鸟苷三磷酸酶 M 蛋白（IRGM）的 mRNA 和蛋白表达水平。结果与正常对照组比较，模型对照组和隔药饼灸组的内脏疼痛阈值均显著下降（$P<0.001$）。干预后，与模型对照组比较，隔药饼灸组内脏疼痛阈值均显著上升（$P<0.01$），与正常对照组比较，隔药饼灸组内脏疼痛阈值差异无统计学意义（$P>0.05$）。与正常对照组比较，模型对照组的 PI3K、AKT、mTOR、Atg16L1、IRGM 蛋白表达量及 mRNA 表达量均明显升高，差异有统计学意义（均 $P<0.01$）；与模型对照组比较，隔药饼灸组的 PI3K、AKT、mTOR、Atg16L1、IRGM 蛋白表达及 mRNA 表达均明显降低，差异有统计学意义（均 $P<0.001$）。因此，认为隔药饼

灸可通过 P13K/AKT/mTOR 信号通路调节 CD 模型大鼠结肠组织自噬，提高内脏疼痛阈值，促进大鼠结肠溃疡组织恢复正常。

（2）隔药灸对克罗恩病大鼠结肠黏膜巨噬细胞 M1/M2 型极化的影响

周竞等[2]研究了隔药灸对克罗恩病大鼠结肠黏膜巨噬细胞 M1/M2 型极化的影响，并探讨了其作用机制。将 40 只雄性 SD 大鼠随机分为正常组、模型组、西药组、隔药灸组，每组 10 只。采用 2，4，6-三硝基苯磺酸灌肠法制备 CD 模型。造模成功后隔药灸组大鼠给予隔药饼灸“天枢”“气海”，每次每穴灸 2 壮，每日 1 次，共 10d。西药组大鼠给予美沙拉嗪灌胃，每日 2 次，共 10d。治疗结束后取各组大鼠结肠上皮组织，分离、纯化和培养结肠黏膜固有层巨噬细胞。HE 染色法观察结肠组织病理变化；透射电镜观察结肠组织超微结构；Westernblot 法检测结肠黏膜巨噬细胞 α 7 烟碱型乙酰胆碱受体（α 7nAChR）、核因子 κ B（NF- κ B）p65、肿瘤坏死因子（TNF）- α 的表达水平；流式细胞术检测结肠黏膜组织 M1、M2 型巨噬细胞的数量；免疫荧光法检测结肠黏膜组织 M1、M2 型巨噬细胞的表达情况。结果与正常组比较，模型组大鼠结肠组织呈现巨大溃疡及炎性表现，结肠上皮细胞连接疏松，细胞器结构破坏；结肠黏膜巨噬细胞 α 7nAChR 表达水平降低（$P<0.01$），NF- κ Bp65 和 TNF- α 表达水平升高（$P<0.01$）；结肠黏膜 M1、M2 型巨噬细胞数量和表达增加（$P<0.01$，$P<0.05$）。与模型组比较，隔药灸组和西药组大鼠结肠形态结构改善，肠道炎性反应减轻，结肠上皮细胞连接较紧密，细胞器形态较正常；结肠黏膜巨噬细胞 α 7nAChR 表达水平升高（$P<0.01$），NF- κ Bp65 及 TNF- α 表达水平降低（$P<0.01$），结肠黏膜 M1 型巨噬细胞数量和表达减少（$P<0.05$），M2 型巨噬细胞数量和表达增加（$P<0.05$）。因此，认为隔药灸可能是通过上调 CD 大鼠结肠黏膜巨噬细胞 α 7nAChR 的表达来抑制 NF- κ B 活化，并促使巨噬细胞由 M1 向 M2 型极化，减少 M1 巨噬细胞比例，抑制结肠黏膜 TNF- α 的表达，从而有效抑制肠道炎性反应。

（3）针灸对克罗恩病模型大鼠天枢穴局部皮肤中缓激肽、CGRP 和 NPY 的影响

周竞颖等[3]研究了艾灸与针刺对克罗恩病模型大鼠天枢穴局部皮肤中缓激肽（bradykinin，BK）、降钙素基因相关肽（calcitoningenerelatedpeptid，CGRP）、神经肽 Y（neuropeptideY，NPY）含量的影响。将 50 只 SD 大鼠随机分为正常组、模型组、艾灸组、针刺组和西药组，每组 10 只。除正常组外，其余各组应用 2，4，6-三硝基苯磺酸（2，4，6-trinitrobenzenesulfonicacid，TNBS）灌肠的方法制备克罗恩病肠纤维化大鼠模型。模型制备成功后，分别采用艾灸和针刺的方法干预艾灸组和针刺组大鼠双侧天枢穴和上巨虚穴，每次 15min；西药组大鼠给予美沙拉嗪肠溶片溶液灌胃。上述干预均 1 次/d，连续干预 7d。干预结束后，肉眼和 HE 染色观察各组大鼠结肠病理形态学变化；剪取各组大鼠天枢穴局部皮肤，ELISA 法检测 BK 的蛋白表达，Westernblot 法检测 CGRP、NPY 的蛋白表达。结果与正常组相比，模型组大鼠肠壁可见典型鹅卵石样改变、黏膜充血水肿等病理形态学损伤，天枢穴局部皮肤中 BK 含量显著升高（$P<0.01$），CGRP 相对表达量显著降低（$P<0.05$），NPY 相对表达量差异无统计学意义（$P>0.05$）。与模型组相比，各治疗组大鼠肠黏膜受损情况明显较轻，天枢穴局部皮肤中 BK 含量均显著降低（$P<0.01$），CGRP 相对表达量均显著升高（$P<0.01$ 或 $P<0.05$），NPY 相对表达量差异无统计学意义（$P>0.05$）。针刺组、艾灸组和西药组 3 组之间相比，天枢穴局部皮肤中 BK、CGRP 和 NPY 的差异均无统计学意义（$P>0.05$）。因此，认为克罗恩病大鼠天枢穴局部皮肤中 BK、CGRP 的变化可能是肠腑病变在体表的客观反映，艾灸、针刺对克罗恩病大鼠天枢穴局部皮肤中 BK、CGRP 具有调节作用。

（4）电针对克罗恩病大鼠结肠 AIM2 炎症通路和自噬的调节作用

陈立铭等[4]研究了电针对克罗恩病（CD）大鼠结肠组织 AIM2 炎症通路和自噬相关分子的调节作用。方法：将 SD 大鼠随机分为正常组、模型组、电针组、西药组，每组 8 只。采用 TNBS 诱导 CD 大鼠模型，电针组予电针气海穴和双侧天枢穴，西药组予柳氮磺吡啶肠溶片灌胃。检测结肠组织 AIM2、p62、FliⅠ、Nrf2、LC3Ⅱ、ASC、Caspase-1、IL-18 蛋白和/或 mRNA 表达，以及血清 ICAM-1、VCAM-1 和 E-Selectin 的浓度。结果：模型组结肠 HE 染色可见溃疡，电针组、西药组结肠上皮覆盖较完整，可见愈合性溃疡。与模型组比较，电针组、西药组血清 ICAM-1、VCAM-1、E-Selectin 浓度均显著降低（$P<0.01$），结肠组织 p62、FliⅠ、Nrf2 蛋白表达显著升高（$P<0.01$），AIM2、LC3Ⅱ、Caspase-1、IL-18 蛋白表达显著降低（$P<0.01$），电针组、西药组结肠组织 LC3Ⅱ、AIM2、ASCmRNA 表达均显著降低（$P<0.05$，$P<0.01$），西药组结肠组织 p62mRNA 表达显著升高（$P<0.01$）。因此，认为电针能调节结肠组织自噬相关分子表达，抑制 AIM2 炎症通路，并能降低血清黏附分子浓度，可能是电针减轻克罗恩病结肠炎症反应的效应机制之一。

参考文献：

[1]冯骅，丁敏，蔡彬，等.“温脾涩肠方”隔药饼灸对克罗恩病的作用机制[J].

世界中医药，2023，18（4）：458-463.

[2]周竞，张梁，赵庆逸，等.隔药灸对克罗恩病大鼠结肠黏膜巨噬细胞 M1/M2 型极化的影响[J].针刺研究，2023，48（5）：415-422.

[3]周竞颖，来奕恬，丁攀婷，等.针灸对克罗恩病模型大鼠天枢穴局部皮肤中缓激肽、CGRP 和 NPY 的影响[J].湖南中医药大学学报，2023，43（1）：100-105.

[4]陈立铭，祁琴，马喆，等.电针对克罗恩病大鼠结肠 AIM2 炎症通路和自噬的调节作用[J].中华中医药杂志，2022，37（5）：2627-2632.

第二节　肠梗阻

肠梗阻是以肠内容物不能正常顺利通过肠道为特征的疾病。是外科常见急腹症之一，具有病因复杂、病情严重、发展迅速等特点，并可引起一系列局部和全身的病理变化，若处理不当可危及生命。中医学在《内经》中即有类似肠梗阻的记载，后世医书对这方面的论述更多。按肠梗阻不同的病理阶段和主要临床表现可分别列入“腹痛”“呕吐”“便秘”等病的范畴。《灵枢•四时气》指出：“饮食不下，膈塞不通，邪在胃脘”。“腹中常鸣，气上冲胸，喘不能久立，邪在大肠”。《金匮要略•腹满寒疝宿食病脉证并治》：“腹满时减复如故此为寒，当与温药”“心胸中大寒、痛，呕不能欲食，腹中寒，上冲皮起，出见有头足，上下痛而不可触近，大建中汤主之”。“病者腹满，按之不痛为虚，痛者为实，可下之；舌黄未下者下之，黄自去”“脉数而滑者实也，此有宿食，下之愈，宜大承气汤”“腹满不减减不足言，当须下之，宜大承气汤”。“痛而闭者厚朴三物汤主之”，以上治则和方药，至今仍在沿用。宋•李东垣在病因方面作了进一步阐述：“腹中诸痛，皆由劳役过甚饮食失节中气不足，寒邪乘虚而客入之，故卒然而作大痛”。引起肠梗阻的因素很多，有些常同时存在着交叉影响，可见于多种疾病，因此其病因较为复杂，按基本的发病环节可归纳为五类：① 管腔堵塞；② 管腔受压；③ 肠壁病变，以上三类均属机械性肠梗阻；④ 血运障碍；⑤ 动力障碍。肠管发生梗阻后可引起一系列局部和全身的病理变化，临床上以腹痛、腹胀、呕吐、排便、排气停止为主要表现。近数年来，随着中西医结合治疗急腹症的广泛开展，对肠梗阻病理生理的认识不断加深和治疗方法的改进，使治疗效果得到了显著提高，但严重的绞窄性肠梗阻的死亡率仍在 10%左右。

一、病因和发病机制

（一）现代医学对肠梗阻病因和发病机制的认识

（1）病因

机械性肠梗阻： 由于多种原因引起肠腔狭窄、腹膜粘连、绞窄性疝、肠套叠、肠扭转等，以致肠内容物因机械的原因而不能通过者，均称为机械性肠梗阻。机械性肠梗阻的病因又可归纳为三类。① 肠壁内的病变。这些病变通常是先天性的，是炎症、新生物或是创伤引起。先天性肠扭转不良、梅克尔憩室炎症、克罗恩病、结核、放线菌病甚至嗜伊红细胞肉芽肿、原发性或继发性肿瘤等都可以产生梗阻。创伤后肠壁内血肿，可以产生急性梗阻，也可因缺血产生瘢痕而狭窄、梗阻。② 肠壁外的病变。肠粘连是常见的产生肠梗阻的肠壁外病变，在我国，疝也是产生肠梗阻的一个常见原因，其中以腹股沟疝为最多见，其他如股疝、脐疝以及一些少见的先天性疝如闭孔疝、坐骨孔疝也可产生肠梗阻。先天性环状胰腺、腹膜包裹、小肠扭转也都可产生梗阻。肠壁外的肿瘤、局部软组织肿瘤转移、腹腔炎性肿块、脓肿、肠系膜上动脉压迫综合征，均可引起肠梗阻。③ 肠腔内病变。相比之下，这一类病变较为少见，如寄生虫（蛔虫）、粗糙食物形成的粪石、发团、胆结石等在肠腔内堵塞导致肠梗阻。

动力性肠梗阻： 动力性肠梗阻又分为麻痹性肠梗阻与痉挛性肠梗阻两类，是由于神经抑制或毒素刺激以致肠壁肌肉运动紊乱。麻痹性肠梗阻较为常见，发生在腹腔手术后、腹部创伤或急性弥漫性腹膜炎患者，由于严重的神经、体液与代谢（如低钾血症）改变所致。痉挛性较为少见，痉挛性肠梗阻是由于交感神经麻痹或副交感神经兴奋，致肠管肌肉强烈痉挛收缩而肠腔变得很细小，肠内容物也不能向下运行。可在急性肠炎、肠道功能紊乱或慢性铅中毒患者发生。

血运性肠梗阻： 血运性肠梗阻也可归纳入动力性肠梗阻之中，是因肠系膜血管有血栓形成或发生栓塞，致肠管的血运发生障碍，因而失去蠕动能力；肠腔本身并无狭窄或阻塞。

假性肠梗阻： 假性肠梗阻与麻痹性肠梗阻不同，无明显的病因可查。它是一种慢性疾病，表现有反复发作肠梗阻的症状，有肠蠕动障碍、肠胀气，但十二指肠与结肠蠕动可能正常，患者有腹部绞痛、呕吐、腹胀、腹泻甚至脂肪泻，体检时可发现腹胀、肠鸣音减弱或正常，腹部 X 线片不显示有机械性肠梗阻时出现的肠胀气与气液面。假性肠梗阻的治疗主要是非手术方法，仅有些因并有穿孔、坏死等而需要进行手术处理，而重要的是认识这一类型肠梗阻，不误诊为其他类型肠梗阻，更不宜采取手术治疗。不明原因的假性肠梗阻可能是一种家族性疾病，但不明了是肠平滑肌还是肠壁内神经丛有异常。近年来，有报告认为肠外营养是治疗这类患者的一种方法。

（2）病理

局部病理改变：① 肠蠕动变化：机械性肠梗阻表现为梗阻上段肠管的蠕动增强，这是机体企图克服通过障碍的一种抗病反应。麻痹性肠梗阻则肠蠕动减弱或消失。② 肠腔膨胀、积气积液：肠腔内的气体70%是咽下的，30%则由血液弥散至肠腔内和肠腔内细菌发酵所产生。液体来源于胃、肠、胆、胰所分泌的消化液和饮入的液体。梗阻进一步发展，这些气体、液体不能顺利通过肠道，以及肠黏膜吸收功能障碍，造成梗阻上段肠管大量积液和积气，肠管随之逐渐扩张，肠壁变薄，梗阻以下肠管则塌陷空虚。③ 肠壁充血水肿、通透性增加：若梗阻进一步发展，肠内压力逐渐增高，压迫肠壁血管，致肠壁静脉回流受阻，引起肠壁充血水肿。由于血运障碍，肠壁通透性增高，肠壁出现小出血点，并有血性渗出液渗入肠腔和腹腔。④ 肠壁坏死穿孔：当出现动脉血运受阻，血栓形成，肠管可发生缺血坏死、溃破及穿孔。

全身病理改变：① 体液丧失：是肠梗阻很主要的病理生理改变。正常胃肠道每天的分泌液约8000ml，绝大部分被肠道再吸收回到全身循环系统。肠梗阻时由于不能进食且频繁呕吐，大量的液体潴留在肠腔，以及肠壁静脉回流受阻使肠壁水肿和血浆渗出于肠腔或腹腔内，同时正常的再吸收功能丧失，可迅速导致严重缺水、血容量减少和血液浓缩，甚至出现休克。② 电解质紊乱和酸碱平衡失调：液体大量丢失的同时，也带来大量电解质的丢失和酸碱平衡失调。其变化可因梗阻部位的不同而有区别。一般低位的小肠梗阻丧失的液体多为碱性或中性，钠、钾离子的丢失较氯离子为多，在低血容量和缺氧情况下酸性代谢产物增加，加之缺水、少尿，可引起严重的代谢性酸中毒。大量的钾离子丢失可加重肠麻痹，并可引起肌无力、心律失常等。③ 感染和中毒：梗阻肠腔内的细菌数量明显增加，并产生多种毒素，通过变薄或坏死穿孔的肠壁渗入腹腔引起严重的腹膜炎，导致全身感染中毒，甚至因休克及重要器官功能衰竭而死亡。

（二）中医学对肠梗阻病因病机的认识

中医学认为肠梗阻多因多种因素导致肠道通降功能失常，肠腑传化障碍，食下之水谷精微不升，浊气不降而积于肠内引起肠梗阻。影响因素主要有以下几种：

（1）饮食不节：由于暴饮暴食，嗜食膏粱厚味，或过食油腻，致湿邪食滞交阻，使肠道气机失其疏利，通降功能失常，壅滞上逆而引起。

（2）寒邪凝滞：寒邪凝滞肠间，血不得散，导致肠管气血痞结，通降功能失常，壅滞上逆。

（3）热邪郁闭：由于外邪侵入肠中，导致经络阻塞，气血凝滞，瘀积日久，化热化火，热邪郁闭肠腑，或肠腑瘀久化热，伤阴损阳而致。

（4）气血瘀阻：气血运行于周身，循环全身而不息，若情志不畅，郁怒伤肝，气机逆乱致脏腑功能失调，络脉瘀滞而成。

（5）燥屎内结：过食辛辣厚味致肠胃积热或热性病后余热留恋，津液不足致肠道燥热，或病后、产后及年老体弱，气血亏虚，气虚则大肠传导无力，血虚则津枯不能润肠，因而大肠干枯，燥屎内结，致肠腑气血痞结，肠腑传化障碍，食下之水谷精微不升，浊气不降，积于肠内而成。

（6）细虫聚团：由于蛔虫堵塞肠道，引起肠腑通过障碍，气机逆乱而成。

肠为传化之俯，吸收水谷精微，排出糟粕，传化物而不藏，以通降为顺为用。以上因素均可导致腑气痞结，传化失常，水谷精微不升，浊气不降而发生为“关格”“肠结”。本病病机演变可分 3 个阶段。早期为痞结期，气机不利，滞塞不通，痰饮水停，阵痛大作出现痛、吐、胀、闭等肠梗阻四大症状；中期为瘀结期，瘀血阻滞，痛有定处，胀无休止，甚至瘀积成块，血不归经，呕血便血；晚期为毒结期，气滞血瘀加重，瘀久化热，血肉腐败，热毒炽盛，正不克邪，甚至出现亡阴亡阳之厥证。到晚期出现肠坏死、肠穿孔、腹膜炎、中毒性休克甚至死亡。

二、临床表现

痛、呕、胀、闭是各类肠梗阻共同的四大症状。（1）痛是指腹痛。由于梗阻近端肠管内容物不能向下运行，肠管强烈蠕动所致。呈阵发性剧烈绞痛。在腹痛发作时，患者自觉有肠蠕动感，且有肠鸣，有时还可出现移动性包块。（2）呕是指呕吐。高位小肠梗阻出现较早，在梗阻后短期即可发生，呕吐较频繁。早期呕吐物为食物或胃液，其后为胃液、十二指肠和胆汁。低位小肠梗阻的呕吐出现较晚，主要为积蓄在肠内并经发酵、腐败呈粪样带臭味的肠内容物。结肠梗阻少有呕吐。（3）胀是指腹胀。腹胀的发生往往在腹痛之后。在腹壁较薄的患者，常可显示梗阻部位近端肠管的膨胀而出现肠型。高位小肠梗阻常表现为上腹尤其是上腹中部饱胀，低位小肠梗阻为全腹性胀气，以中腹部为明显，低位结肠梗阻呈全腹性广泛胀气，闭袢肠梗阻可出现局限性腹胀。（4）闭是指停止排气排便。在完全性肠梗阻，停止排气排便是肠梗阻的主要症状。在梗阻发生的早期，梗阻部位以下肠内积存的气体或粪便可以排出，可能会误认为肠道通畅，在询问病史时应注意。

三、诊断和鉴别诊断

（一）诊断

症状：典型的痛、呕、胀、闭四大症状。

体征：心率正常或加快；体温正常或略有升高，伴有严重休克时反而下降；腹壁紧张、压痛、反跳痛，可见肠型或蠕动波、肠鸣音亢进，且有气过水声或金属声；直肠指诊用来检查直肠是否有肿瘤，并查看指套是否有鲜血。

实验室检查，血液检查：肠梗阻早期正常，梗阻时间过久出现脱水时，可发生血液浓缩和白细胞增高，绞窄性肠梗阻时白细胞明显增高。血清电解质：二氧化碳结合力、血气分析、尿素氮、血球压积的测定可出现变化。血清无机磷：肌酸激酶及同工酶可出现异常。尿液检查：尿量减少，比重升高，多为1.025～1.030，pH值偏酸性。大便检查：镜检见大量红细胞，或隐血试验阳性，提示肠管有血运障碍。

影像学检查：肠管扩张是肠梗阻共有的X线征象，小肠梗阻并伴有结肠梗阻时，钡灌肠检查可有助于了解肠梗阻的部位及性质。B超检查，可见小肠明显增粗，肠管内可见液性暗区，有时扩张的肠管内可见气体反射。

（二）鉴别诊断

急性胰腺炎：急性胰腺炎起病急，腹痛与呕吐较剧烈，但疼痛多位于中上腹部，可向腰背部放射，急性坏死性胰腺炎可出现休克，血、尿淀粉酶检查可以确定诊断。

急性胆囊炎：胆系结石可出现阵发性腹痛、恶心、呕吐，类似早期肠梗阻，但痛在右肋下，扯引右肩痛，伴有发热或黄疸，胆囊触痛明显，B超检查胆囊肿大，且常伴有结石，可以鉴别。

肾及输尿管结石：结石所致的腹痛为剧烈绞痛，疼痛可在左侧腹部或右侧下腹部，或向腰部及会阴部放射，腹部无肯定压痛，腰部可有叩击痛，可伴有呕吐、腹胀，但不影响排气、排便。

急性胃肠炎：阵发性腹部绞痛、呕吐、肠鸣音增强等，类似肠梗阻，但肠鸣音调不高亢，无气过水声，无金属音，临床多以腹泻为主，呕吐较轻，腹胀不明显，腹部X线检查摄片，立位片或侧位片无气液面。

卵巢囊肿扭转：本病仅限于妇女下腹剧烈疼痛，体检局部压痛，可触及痛性肿物，妇科检查可触及圆形、光滑、活动、明显触痛的肿块，B超以及腹部X线可以鉴别。

四、治疗

（一）现代医学疗法

（1）非手术治疗

胃肠减压：通过放置胃管，减轻胃肠压力，可引出吞入的气体和滞留的液体，改善腹胀症状，还可以预防老年患者误吸的发生及有利于手术探查。对于麻痹性肠梗阻和单纯性的粘连性肠梗阻有时仅用胃肠减压与静脉输液就可治愈，另外还可通过胃管注入中药，避免服药引起的呕吐。

矫正水与电解质的紊乱和酸碱失衡：失水和电解质丢失在急性肠梗阻时表现相当严重，故根据肠梗阻部位、时间长短以及化验检查来进行水与电解质的补充。单纯性肠梗阻给予常规补液，绞窄性肠梗阻和机械性肠梗阻的晚期，除补充等渗液体外，还应补充血浆及全血等。

防治感染：应用抗生素。一般单纯性肠梗阻可不用抗生素，对绞窄性肠梗阻，应积极应用广谱抗生素，以减少或抑制细菌繁殖，特别是肠管坏死引起的腹膜炎，甚至毒血症时更应使用。

解除梗阻：可根据不同病因采取相应的措施，如驱虫，使用乙状结肠镜插入或钡灌肠、空气灌肠等治疗乙状结肠扭转、肠套叠等。

（2）手术治疗

原则上适用于各种类型的绞窄性肠梗阻，肿瘤引起的肠梗阻，先天性肠道畸形以及采用非手术治疗无效的病例，手术方法根据梗阻原因的不同，大致有以下四种分类。

粘连松解术、复位术：为解决引起梗阻的原因，可根据病因进行粘连松解，肠扭转、肠套叠复位术。

肠袢间短路吻合术：若梗阻的原因不能解除，如癌肿、放射性肠炎、腹腔结核等引起的粘连十分严重，难以分离，可行短路手术。

肠切除吻合术：如肿瘤梗阻所致的肠壁坏死，肠系膜血管栓塞导致的肠梗阻等，可行肠切除吻合术。

肠造瘘术或肠外置术：一般适用于结肠梗阻，患者情况极差或手术过程中血压下降，虽经抢救而血压仍不能维持，合并有肠坏死，都宜用此法。

（二）中医疗法

（1）辨证论治

痞结证（相当于单纯性机械性肠梗阻）：腹痛阵作，或持续胀痛、痛时自觉气体窜行，伴肠鸣音亢进，或腹部可见肠型、蠕动波。并有恶心呕吐，无排便及排气，腹软，无腹膜刺激征。舌苔薄白，脉弦。病机为肠腑气滞。治法行气通腑。方用金铃子散合小承气汤加减。常用药：金铃子、延胡索、大黄、枳实、厚朴等。

瘀结证（相当于早期绞窄性肠梗阻）：腹痛剧烈，腹部中度膨胀，可见明显肠型，并有固定压痛，有反跳痛和轻度肌紧张。腹部常可触到痛性包块，肠鸣音亢进，有气过水声或金属音，伴胸闷、气促、呕吐、无大便、不排气、发热、小便短赤。舌质红，苔黄腻，脉弦数或洪数。病机为肠腑瘀滞化热。治法通腑化瘀清热。方用血府逐瘀汤合小承气汤加减。常用药：生大黄、枳实、厚朴、桃仁、红花、赤芍、丹皮、川芎、红藤、败酱草等。

症结证（相当于晚期绞窄性肠梗阻以及中毒性肠麻痹等）：脘腹胀痛、痞满，全腹压痛，反跳痛和腹肌紧张，肠鸣音减弱或消失，呕吐剧烈，呕出或自肛门排出血性液体，伴有发热、烦躁、自汗、口干、舌燥，甚至四肢厥冷等症。苔黄腻，脉沉细而数。病机为肠腑热毒炽盛。

治法根据急则治标原则，若无手术禁忌证应即行急诊手术。

（2）中成药

巴豆散（每囊含纯巴豆粉 40mg）：每次服 2 粒，3～5 小时后根据病情确定是否再服。适用于肠梗阻属肠腑寒凝证。若泻下过度，应立即停药。

三物备急丸：每次 2～3 粒，1 日服 2～3 次。用于气滞型肠梗阻，尤适用于粘连性肠梗阻。

番泻叶冲剂：每次 2 包，必要时可重复使用。用于气滞型肠梗阻，尤适用于粘连性肠梗阻。

（3）药物外治

中药煎水灌肠枳实 15g，川朴 15g，生大黄 15g（后下），芒硝 12g（冲）煎成 200ml。患者右侧卧位，以细肛管插入乙状结肠（距肛门 15cm）。每分钟约 60 滴。6 小时后无效再滴 1 剂。适用于低位肠梗阻。

（4）针灸疗法

急性单纯性肠梗阻以足三里、内庭、中脘、曲池、合谷为主穴。呕吐、腹痛剧者加内关，章门；少腹痛加气海、关元。手法为强刺激，每次留针 20～30 分钟。此外，麻痹性肠梗阻可取足三里，每侧新斯的明 0.25ml，作穴位注射。

（5）推拿疗法

早期小肠扭转可用颠簸疗法。患者取肘膝位、使上下肢跗离加大。施术者跨于患者之上或站于患者一侧，嘱患者轻轻哈气，放松腹肌，术者双手轻置于患者腹部两侧，由上而下或左右震荡，震度由小渐大，以患者能忍受为度。每次可进行 5～10 分钟，根据情况反复使用。并可配合逆时针方向（右下→左下→左上→右上）的推拿手法，重复数次，直至复位。

早期嵌顿性外疝可用嵌顿疝回纳法、先肌注镇静剂或解痉止痛剂，患者平卧，臀部垫高，局部热敷，然后针刺太冲穴（患侧），或加刺三阴交穴，配合手法回纳。具体复位操作是用右手摇疝囊底部或疝囊体部，持续均匀缓慢加压，左手按摩外环颈部，并把外环处凸起的疝体推平。二手配合操作。切忌暴力挤压。回纳后腹胀痛消失，但仍需严密观察 1 天，以证实是否完全解除梗阻。

五、中西医结合最新研究进展

（1）温针灸辅助常规胃肠减压治疗腹部肿瘤术后化疗间歇期并发肠梗阻的疗效及对免疫功能的影响

朱丽等[1]对温针灸辅助常规胃肠减压治疗腹部肿瘤术后化疗间歇期并发肠梗阻患者的疗效及对免疫功能的影响进行了研究。选取 2019 年 2 月—2021 年 2 月在南通市肿瘤医院行腹部肿瘤术且术后化疗间歇期并发肠梗阻的患者 80 例，按照随机数字表法分为对照组和观察组，各 40 例。对照组行常规胃肠减压治疗，观察组在常规胃肠减压治疗基础上辅以温针灸，分析并评价两组的临床疗效，术后饮食时间、首次排气及排便时间、腹胀及腹痛缓解时间等临床指标情况，胃肠反应体征评分，免疫功能指标。结果治疗后，观察组临床有效率为 92.50%，显著高于对照组的 75.00%（$P<0.05$）；治疗期间，观察组术后饮食时间，首次排气、排便时间，腹胀、腹痛缓解时间均短于对照组（$P<0.05$）；治疗前，两组胃肠反应体征评分无明显差异（$P>0.05$）；治疗后，两组恶心、呕吐、食欲评分均降低，且观察组恶心、呕吐、食欲评分均显著低于对照组（$P<0.05$）；治疗前，两组各项免疫功能指标均无显著差异（$P>0.05$）；治疗后，两组 T 细胞分化簇 3（CD3+）、T 细胞分化簇 4（CD4+）、自然杀伤细胞（NK）水平均升高，且观察组 CD3+、CD4+、NK 水平均显著高于对照组（$P<0.05$）。因此，认为温针灸辅助常规胃肠减压治疗腹部肿瘤术后化疗间歇期并发肠梗阻，可缓解患

者恶心、呕吐等胃肠反应，提高免疫功能，有助于早期患者恢复。

（2）针药联合治疗不完全性肠梗阻临床效果及对血清 CRP、VIP 水平的影响

马慧芳等[2]对针药联合治疗不完全性肠梗阻临床效果及对血清 CRP、VIP 水平的影响进行了研究。选取 177 例胃肠道肿瘤术后不完全性肠梗阻住院患者为研究对象，随机分为 3 组，每组 59 例；西医治疗组应用常规西医治疗，中药治疗组在西医治疗组用药的基础上应用加味大柴胡汤治疗，针药治疗组在中药治疗组的基础上结合针刺治疗，对比 3 组患者治疗后的临床疗效及对血清 CRP、VIP 水平的影响。针药治疗组临床治疗有效率为 93.22%，明显高于中药治疗组的 83.05%和西医治疗组的 77.97%；针药治疗组中医证候疗效有效率为 98.31%，明显高于中药治疗组的 88.14%和西医治疗组的 57.63%；针药治疗组的腹痛、腹胀缓解时间，第 1 次排气、排便、进食固体食物时间及住院时间均明显短于西医治疗组和中药治疗组（$P<0.05$）；针药治疗组治疗后血清 CRP、VIP 水平及中医证候评分均明显低于中药治疗组和西医治疗组（$P<0.05$）。因此，认为胃肠道肿瘤术后患者发生不完全性肠梗阻采用加味大柴胡汤联合针刺治疗效果显著，通过降低血清 CRP、VIP 水平减少了炎性反应，加速了患者康复进程。

（3）复方积雪草灌肠剂治疗妇科恶性肿瘤相关肠梗阻的临床研究

张㚖等[3]对复方积雪草灌肠剂治疗妇科恶性肿瘤相关肠梗阻进行了临床研究。将 60 例妇科恶性肿瘤相关肠梗阻患者随机分为治疗组和对照组，每组各 30 例。对照组给予西医常规治疗，治疗组在对照组常规治疗基础上给予复方积雪草灌肠剂保留灌肠，连续治疗 6d。观察 2 组患者治疗前后症状总积分的变化情况，评价 2 组患者的临床疗效、生活质量改善疗效及安全性。治疗 6d 后，治疗组患者的临床疗效和生活质量改善的总有效率分别为 76.7%（23/30）、90.0%（27/30），对照组分别为 50.0%（15/30）、63.3%（19/30）；组间比较（χ^2 检验），治疗组患者的临床疗效和生活质量改善疗效均明显优于对照组，差异均有统计学意义（$P<0.05$）。治疗后，2 组患者的症状总积分均较治疗前明显降低（$P<0.05$），且治疗组患者的症状总积分明显低于对照组，差异有统计学意义（$P<0.05$）。研究过程中，均未出现与中药灌肠相关的严重不良反应，具有较高的安全性。复方积雪草灌肠剂治疗妇科恶性肿瘤相关肠梗阻患者疗效确切，可有效改善患者临床症状，提高患者生活质量。

参考文献：

[1]朱丽，韩添龙，季进锋.温针灸辅助常规胃肠减压治疗腹部肿瘤术后化疗间

歇期并发肠梗阻的疗效及对免疫功能的影响[J].四川中医，2023，41（4）：195-198.

[2]马慧芳，马慧琴，马永剑.针药联合治疗不完全性肠梗阻临床效果及对血清CRP、VIP水平的影响[J].宁夏医学杂志，2022，44（11）：1010-1013.

[3]张奡，伍家鸣，孟金成，等.复方积雪草灌肠剂治疗妇科恶性肿瘤相关肠梗阻的临床研究[J].广州中医药大学学报，2022，39（8）：1744-1749.

第三节　肠系膜血管病

肠系膜缺血性疾病（AMI）是少见的急腹症之一，随着人口老龄化的进展，近年来发病率呈上升趋势。急性肠系膜血管血栓或栓塞所致的急腹症在临床上少见，但近年来随着中国人口老龄化，该病的发生率也在增高，该病病情凶险，进展迅速，如不及时得到正确的治疗，预后较差。中医认为，急性肠系膜血管阻塞性疾病证候的类似记载出现在《黄帝内经• 素问•举痛论》中："寒气客于小肠膜原之间，络血之中，血泣不得注于大经，血气稽留不得行……小络急引故痛"。"经脉流行不止，环周不休，寒气入经而稽迟，泣而不行……客于脉中则气不通，故卒然而痛"

一、病因和发病机制

（一）现代医学对肠系膜血管病病因和发病机制的认识

现代医学认为其主要病因是肠系膜血管急性血液循环障碍，导致肠管缺血坏死。主要分为以下四类：① 肠系膜上动脉栓塞（mesentericarterialembolism），是最常见的 AMI 病因，约占 50%，栓子多来源于心脏，也可来自主动脉壁脱落的粥样斑块；② 肠系膜上动脉血栓形成（mesentericarterialthrombosis）；③ 肠系膜上静脉血栓形成（mesenteriavenousthrombosis）；④ 非肠系膜血管阻塞性缺血（nonocclusivemesentericischemia）。

肠系膜上动脉栓塞的危险因素绝大多数的栓子来源于心脏，常见原因包括长期心房纤颤、心室室壁瘤、细菌性心内膜炎、风湿性心脏病和心脏瓣膜病。约 1/3 的患者既往有其他部位的栓塞病史。高血压、高血脂、长期吸烟的患者合并动脉硬化的概率较大，血管内径狭窄，较易在此基础上发生动脉栓塞。

（二）中医学对肠系膜血管病病因病机的认识

中医学认为本病主要与饮食、痰火、脉痹、忧思等关系密切。其机理为饮食不节，恣酒嗜食肥甘，致痰火内盛，痰湿互结，阻塞脉道则血流不通。从临床症状看，本病属中医“腹痛证”，症见突然腹痛、恶心、呕吐、压痛、腹胀等。病机当为湿热内蕴，气机壅滞，腑气不通，不通则痛；肝气郁结，脾运不健，湿阻中焦，浊气充塞所致。

二、临床表现

肠系膜上动脉栓塞和血栓形成常表现为突发的剧烈腹部绞痛，伴有频繁的恶心呕吐，查体时腹部平坦柔软或伴有轻度压痛，特点是严重的症状与轻微的体征不符。随着肠管的缺血坏死和腹膜炎的进展，病情逐步恶化。剧烈腹痛是肠系膜上动脉栓塞患者的早期症状，绝大多数的患者会出现这种症状，部分患者会合并恶心呕吐和腹泻的胃肠道症状。随着病情的进展，肠黏膜缺血、坏死脱落，可能会出现血便。“症状重、体征轻”是该病的临床特点，发病早期腹痛剧烈，但全身改变不明显，腹部平坦、柔软，可有轻度压痛，肠鸣音正常。对于这种临床症状和体征不相符的情况应考虑肠系膜上动脉栓塞的可能性。

三、诊断和鉴别诊断

（一）诊断

实验室检查：异常结果包括：血液浓缩，白细胞升高，血气分析常提示代谢性酸中毒，血清淀粉酶，乳酸脱氢酶等酶学指标可升高，但是敏感性和特异性不高。

腹部平片检查：早期无特异性表现，随着病情进展可出现气液平面，肠管积气扩张等肠梗阻的征象。

超声检查：患者多数有肠壁的水肿，肠管积气，对超声检查的影响较大。另外患者体形、顺应性以及操作者的水平等诸多因素都会影响检查结果。

CT 血管造影检查：对于肠系膜缺血性疾病诊断的敏感性和特异性很高，为疑似肠系膜缺血性疾病患者的首选检查。腹部 CT 增强检查不仅可以清楚显示动静脉，还可以排除其他急腹症相关疾病，也可以从肠壁的水肿、增强程度和是否存在气泡等方面来判断肠管活力。CT 血管造影检查的血管三维重建可以明确血管阻塞部位和程度，还能够评价远端血管的灌注及侧支循环的形成情况，对治疗有很大的指导意义。

血管造影检查：是诊断肠系膜缺血性疾病的金标准，可以鉴别肠系膜缺血性疾病的病因，在诊断的同时可以进行动脉内置管溶栓，血管成型或支架植入等介入治疗。

（二）鉴别诊断

1.肠系膜上动脉栓塞：首先出现急性缺血性肠痉挛，患者突发剧烈的 上腹痛，常伴有消化道痉挛所致的呕吐、排便等，早期症状重但体征轻，后期 可出现腹膜刺激征，往往出现明显症状时治疗已较困难。

2.肠系膜静脉血栓形成：不如动脉缺血急骤，常为进行性腹部不适，多有厌食、腹胀、大便性状较稀、次数增多，后期出现消化道出血症状，腹痛 较轻，一旦出现明显腹痛及腹膜炎症状时治疗为时已晚。

3.胆系疾病：胆道结石应与肠系膜上动脉栓塞相鉴别，结石疼痛症状多可有间歇期，给解痉药物症状可减轻，辅助检 查CT可有助于鉴别；慢性胆系炎症应与肠系膜静脉血栓形成相鉴别，但胆系炎症性疾病多有固定的疼痛部位，且Murphy征多呈阳性，而血栓患者多 有心脑血管病史，辅助CT或B超检查可有助于鉴别。

四、治疗

（一）现代医学疗法

（1）非手术治疗

包括液体复苏，稳定循环血容量，纠正水、电解质和酸碱平衡紊乱。应用针对肠道菌群和厌氧菌的抗生素。对于症状较轻、没有腹膜炎症状的患者可以进行溶栓、抗凝等治疗。

（2）手术治疗

肠系膜上动脉栓塞可行介入或开腹手术取栓。血栓形成可行血管内膜切除或“搭桥”手术改善病变肠管的血液供应。如果出现肠坏死，应行肠切除吻合术。对于肠系膜静脉血栓形成的患者，切除范围应包括全部有静脉血栓形成的肠系膜，否则术后静脉血栓有继续发展的可能。术后应积极进行抗凝治疗，预防血栓的再次栓塞。同时还应注意患者的营养支持，如有可能，应当争取建立肠内营养通路，改善患者的营养状况。

（二）中医疗法

应用大柴胡汤加减，合用氢化可的松、罂粟碱，如有水电解质紊乱，应加以调节。处方：柴胡12g，黄芩12g，白芍12g，枳壳9g，大黄6g，延胡索12g，川楝子9g，清半夏9g，甘草9g。方中柴胡、黄芩清热和解；大黄、枳壳清热通腑；白芍、甘草缓急止腹痛；半夏降逆止呕；延胡索、川楝子理气止痛。腹部有肿块者，上方加赤芍15g，当归12g，起到活血化瘀之功。2周为1个疗程，治疗第1周应禁食、补液。[1]

参考文献：

[1]付岚岚，陶树贵.秦学贤治疗急性肠系膜血管阻塞性疾病经验[J].河南中医，2013，33（9）：1417-1418.

第四节　短肠综合征

短肠综合征多由于小肠广泛切除术或做小肠旁路手术，使小肠有效通道明显缩短，而出现营养、代谢和功能障碍等一系列表现。临床表现差异很大，突出的表现为严重的水样泻、水、电解质、酸碱平衡失调和营养不良。少数可并发消化性溃疡、胰腺炎、尿路结石。以往，该病病死率很高，造成患者死亡的主要原因是原发病本身（如广泛的血管病变或肿瘤）、肠道吸收功能障碍导致的营养不良和肠外营养及其并发症所造成的感染和肝肾功能损害等并发症。随着营养支持技术的进步以及对短肠综合征病理生理过程和肠道代谢机制认识的深入，该病的病死率已有显著下降，部分患者已能长期存活。

一、病因和发病机制

短肠综合征因残留小肠过短而引起吸收不良，主要受下列因素的影响：

（1）切除小肠的长度及其部位：吸收不良与营养障碍的程度取决于被切除小肠的长度，如残留肠段过短，则因吸收面积锐减、肠内容物运送过快，使营养物质、维生素和钾、钙、镁等无机物从粪便中大量丧失。回肠末段是吸收维生素 B12 与胆盐的主要场所，因此切除回肠末段即使不到 100cm，可使维生素 B12 吸收不良，从而引起巨幼红细胞性贫血；同时因有胆盐吸收障碍，参与肠肝循环的胆汁酸含量明显减少，进入近段小肠的胆盐不足，影响微胶粒的形成，使空肠内脂肪消化与吸收不良；另一方面由于胆盐与长链脂肪酸进入结肠，可干扰结肠中水与电解质的正常吸收，往往使腹泻加重。

（2）回盲瓣是否被保留：回盲瓣具有调节肠内容物进入结肠和阻止结肠内容物反流至小肠的作用。当包括回盲瓣在内的小肠被切除，腹泻一般更为严重。这不仅是由于肠内容物运送过快，且因回盲瓣的切除使结肠细菌逆行至残留小肠内大量繁殖，作用于胆盐而成脱结合状态，游离胆盐以非离子弥散方式被小肠黏膜吸收，致肠腔内胆盐缺乏，即可引起脂肪泻。此外，摄入的维生素 B12 被小肠内细菌消耗，可加重维生素 B12 缺乏所致的巨幼红细胞性贫血。

（3）机体的适应过程：残留小肠在术后数月内常有适应性代偿变化。胃肠道动力减低，使其内容物运送缓慢；残留肠襻的肠壁各层肥厚，特别是回肠可出现黏膜绒毛增高肥大、肠腺延长、上皮细胞增生，其吸收能力也有相应增加。小肠切除后均有胃酸分泌亢进，其严重程度和切除小肠的长度成正比，但为时短暂，随机体渐趋适应而一般在半年左右恢复正常。由于胃酸浓度过高，可并发胃十二指肠溃疡，甚至出现出血、穿孔。十二指肠与空肠酸度增高可使脂肪酶丧失活性，引起脂肪泻。此外，因大量胃液分泌倾注进入小肠，可类似 Zollinger-Ellison 综合征，导致严重腹泻。目前认为在正常情况下小肠可分泌多肽激素，具有抑制胃泌素的生成，在小肠被广泛切除后，因上述激素减少而致胃窦 G 细胞增生，从而使胃泌素分泌亢进。有关这方面的机制尚待进一步研究。

（4）残留小肠及有关消化器官的功能状况：即使残留小肠的长度已能满足生理要求，但若病变广泛（见于严重的 Crohn 病、放射性肠病等）而未能彻底切除，则残留小肠的消化、吸收功能仍受到限制，必将带来不良后果。此外，重度营养不良可引起胰腺功能障碍，或合并脂肪肝、肝硬化，而有肝功能损害，均可加重小肠消化与吸收不良，使病情在术后恶化。

总之，小肠的整体长度和肠功能的代偿能力个体之间差异较大，肠切除的范围达到何种程度不致引起短肠综合征，并不以切除小肠的长度作为依据，而是主要取决于保留肠段的长度及其代偿能力。回盲瓣的存在对肠道消化吸收功能有重要意义，它既可延缓肠内容物输入结肠的速度，使其在小肠内的消化、吸收更完全，又能阻止结肠内细菌的反流，保持小肠内环境的稳定；结肠对于水和电解质的吸收具有重要作用，如术中回盲部与部分结肠被切除，则保留小肠的长度至少应达 150cm 左右。不同营养物质的吸收是在小肠不同节段完成的，通常状况下，水、电解质、糖类、蛋白质、脂肪及各种维生素在空肠和回肠皆可被吸收，其中蛋白质和脂肪在回肠内吸收更完全，铁、钙和叶酸盐主要在十二指肠和上段空肠吸收，胆盐、胆固醇、维生素 B.等只在回肠吸收。由于多种原本在空肠吸收的营养物质可以在回肠代偿吸收，而回肠切除后空肠难以完全替代其的吸收功能，因此回肠切除后产生的营养物质吸收障碍较空肠切除后为重。小肠被大量切除后，残留的肠段将逐步进行代偿。表现为肠管增粗、延长，肠壁增厚；肠黏膜绒毛变长、皱襞增多，肠腺凹加深。小肠的代偿改变有助于增强小肠的消化、吸收功能，但上述代偿的发生需要以肠黏膜与肠腔内食物相接触为前提。如长期接受全胃肠外营养支持，则肠黏膜将出现萎缩。

二、临床表现

术后早期：手术后短期出现腹泻，每日约6～8次，粪质多呈水样，进食可促使腹泻加重。重症患者特别在回盲瓣未能保留者，便次频繁、排便失禁。这一阶段约为2～3周，如未及时处理，有失水、低钾血症、低钠血症等严重的水与电解质紊乱。

过渡期：约需3～6月，腹泻有所缓解，但每日粪便量仍在2，000ml以上，并出现脂肪泻，伴有食欲减退与腹胀。除有水与电解质丧失外，突出表现为全身营养障碍，包括消瘦、贫血、营养不良性水肿、多种维生素缺乏症、低钙血症（或伴有低镁）产生的手足搐搦，甚至有骨软化症、出血倾向与恶病质。

稳定期：可耐受通常口饲营养，无明显脂肪泻，全身情况稳定，可参加一般工作，但体重多处于正常低限水平。

三、诊断和鉴别诊断

为进一步判明机体的消化功能状态和全身营养情况，需进行下列辅助性检查：① 血常规检验发现有不同程度的贫血，多系维生素B12、叶酸缺乏所致的巨幼红细胞性贫血，也可合并铁吸收不足引起的缺铁性贫血。有时出现低比重尿，表明有持久低钾造成的肾小管损害；② 小肠吸收功能试验，包括粪便脂肪定量测定、放射性核素标记的脂肪吸收试验、D-木糖吸收试验等；③ 血液生化检验，包括电解质与酸碱平衡检验，血浆蛋白、钙、磷、镁及碱性磷酸酶等测定；④ 胃酸及胃液分泌量测定；⑤ 胃肠X线钡餐检查了解残留小肠的长度、扩张情况与黏膜皱襞形态；⑥ 必要时进行小肠黏膜活组织检查。

四、治疗

根据术后临床表现的三个阶段，可采取相应的治疗措施：① 术后患者的营养和代谢需要完全由静脉途径提供。一般采用静脉导管输入营养物质，包括糖、氨基酸、脂肪、电解质与维生素，以维持足够热量和正氮平衡，不仅能使机体保持较好的营养状态，且有利于伤口愈合，增加对感染的抵抗力。在静脉营养治疗过程中，应密切观察，防止静脉导管感染、高糖血症、高渗血症、电解质与酸碱平衡紊乱。内科治疗无效的患者可进行外科治疗，主要采用小肠倒置术将残剩的一小段小肠倒转吻合，利用此肠段对抗蠕动来减慢肠内容物通过，可缓解症状。本阶段常有胃酸分泌亢进，应予及时处理，对病情严重者可考虑进行迷走神经切断与幽门成形术，但原则上应以内科治疗为主。近年用H2受体拮抗剂西咪替丁（cimetidine）取得良好的疗效；② 过渡期可用口饲流质营养，配合静脉补充，进行试探性治疗，宜谨慎地少量多次进食，以不加重腹泻为度。可采用化学要素食谱，系以单糖、必需氨基酸、中链甘油三酸酯、电解质、维生素、叶酸等配方组成，可不必通过消化过程，直接被小肠黏膜吸收，是经口提供营养的有效措施。腹泻较顽固而不易控制者可用复方樟脑酊、可待因、鸦片酊等进行对症治疗；也可口服抗生素控制小肠菌群。有时用胰酶片加强脂肪消化，以减轻脂肪泻。因胆盐进入结肠而引起腹泻者可试用考来烯胺口服，但其缺点在有时加重脂肪泻；③ 待情况稳定，可停止静脉营养，过渡至完全由口饲满足机体的营养需要。应避免粗糙食物，限制过多脂肪。由于空肠切除使乳糖酶不足，有时不能耐受乳糖，应少饮牛奶。回肠切除者应定期肌内注射维生素B12。宜限制草酸盐含量丰富的食物，以预防草酸钙肾结石的形成。

第五节　肠瘘

肠瘘系肠管与体表间的异常通道，肠内容物经此外溢，为肠皮肤瘘或肠外瘘的简称。肠管与其他空腔脏器直接相通时则称为肠内瘘。肠瘘为腹部手术或外伤后较常见的并发症，80%见于胃、肠、胆道等手术后，也可继发于感染、肿瘤、外伤及放射性损伤之后。病理生理改变系由于肠液大量丢失所致，主要为水、电解质、酸碱失衡及消化吸收障碍。前种变化见于病程近期，引起血容量降低、氮质血症，甚至肾功能衰竭或周围循环衰竭。而后种情况出现则较晚，可导致营养不良。高位肠瘘的外溢肠液内含大量消化酶，对瘘口周围组织有腐蚀性，使其易受细菌入侵，引起局部或腹腔感染，甚至全身性感染、败血症、中毒性肝炎等。亦可引起局部组织出血或胃肠道应激性溃疡所致的大出血。消化吸收障碍引起营养不良，对感染抵抗力降低，而感染又可影响消化吸收，形成恶性循环。后期病理生理变化更趋复杂，致使治疗困难。

一、病因

肠瘘的常见原因有手术、创伤、腹腔感染、恶性肿瘤、放射线损伤、化疗以及肠道炎症与感染性疾病等方面。临床上肠外瘘主要发生在腹部手术后，是术后发生的一种严重并发症，主要的病因是术后腹腔感染，吻合口裂开、肠管血运不良造成吻合口瘘。外伤的致伤因素主要来自肠腔外者，如锐器伤、火器伤。致伤因素来自肠腔内者，如异物等。腹部钝性伤可致肠管直接断裂或延期穿孔，进而出现肠瘘。疾病因素小肠炎症、结核、肠道憩室炎、恶性肿瘤，腹腔炎症、脓肿也可直接穿破肠壁而引起肠瘘。

二、临床表现

局部症状主要为肠液或气体自创口溢出，或能自创口见到肠黏膜。瘘口较小时，可仅有腹腔脓肿或腹膜炎症状。十二指肠、上段空肠瘘进食后食物迅速从瘘口流出，24 小时肠液损失可达 3～5L，水、电解质与酸碱失衡均较严重，可迅速发生脱水、酸中毒、低血钾症、尿毒症、营养不良等。瘘口周围皮肤常有较重糜烂。下段空肠瘘流出肠液呈黄色蛋花样，胆汁含量较少，脱水、电解质丢失、营养失调、皮肤糜烂等均较轻。回肠瘘流出肠液较黏稠，刺激性较小，肠液中食物已基本消化，但当肠蠕动增强时仍可流出多量未消化食物。结肠瘘流出物多为半成形或成形粪便，如瘘口小，仅有气体外溢，对全身影响较小，但引流不畅时可致严重感染。

三、诊断和鉴别诊断

（一）诊断

当创口溢出肠液或气体时确诊较易。如肠液外溢不显，则可口服骨炭或染料等，做瘘管造影及钡餐检查以帮助诊断。治疗方法与预后随不同类型而异。可根据形态分为管状瘘与唇状瘘。前者较常见，肠瘘内、外口间以管道相通。由于大部分肠内容物仍经肠腔流向远侧，若远端肠管无梗阻、瘘管内无异物、瘘管未上皮化或瘢痕化，则非手术治愈率可高达 60%～70%。唇状瘘系肠黏膜外翻与皮肤愈合所致，多继发于腹壁切口裂开，肠液外溢量较多须行手术治疗。按瘘口多少可分单个瘘与多发瘘，后者治疗过程较复杂、困难。十二指肠瘘与高位空肠瘘属高位瘘，其余为低位瘘。高位瘘因水、电解质与营养丧失较多，病理生理改变较著，治疗较为困难。按肠液流出量可分高流量瘘与低流量瘘。如空腹时 24 小时肠液流出量超过 500ml 为高流量，否则为低流量。高位高流量肠瘘治疗较难，预后亦较差。

（二）鉴别诊断

腹壁脓肿：腹壁脓肿可有局部疼痛及脓性渗液，但多无全身症状，腹部 CT 及造影检查可除外该病。消化道穿孔可突发剧烈的腹痛，立位腹平片及 CT 检查可发现膈下游离气体，具有腹膜炎的体征。

肠道炎性疾病：肠道炎性疾病包括细菌性痢疾、溃疡性结肠炎、克罗恩病等，这些疾病可出现腹痛、腹泻、黏液血便，结肠镜检查可资鉴别。

消化道肿瘤：消化道肿瘤多见于高龄患者，可有腹痛、肠梗阻等表现，腹部 CT 及结肠镜检查及活检对于结肠癌有诊断意义。

缺血性结肠炎：缺血性结肠炎好发于老年人。临床表现多为剧烈腹痛后解黑大便。结肠镜检查有助于诊断本病。

四、治疗

肠瘘的治疗原则为早期充分引流，严格控制感染；加强对瘘口的处理及水、电解质与营养的补充；恰当地选择手术的时机与方法；并防止并发症。

（1）全身治疗

① 营养支持疗法：高位肠瘘应予全胃肠外营养。补足热量、氮量、水分、电解质及维生素、微量元素等。低位肠瘘可逐步增加肠内营养，如肠内营养乳剂 TP，空腹或鼻饲 500～1000mL，每日 1 次。② 控制感染：可选用广谱抗生素（如头孢吡肟 2.0g，静脉滴注，每日 2～3 次）及甲硝唑（250mL，静脉滴注，每日 2 次），或依据细菌培养用药。③ 应用生长抑素：首选思他宁 6mg，生理盐水 50mL，24 小时微量泵给药，可减少肠瘘流量。也可用奥曲肽 3mg，5%葡萄糖溶液 500mL，24 小时维持静脉滴注。

（2）局部治疗

充分引流：应敞开伤口，随时吸引，直至 2～4 周后瘘口不再扩大，进入稳定期。瘘口周围涂氧化锌油膏，以防止皮炎、湿疹。溢出液稀薄者可用引流管借负压吸引。

肠瘘封堵：引流 2～4 周，甚至 1 个月后，窦道稳定之管状瘘，经造影了解瘘口大小，排除远端肠梗阻者，可用以下方法粘堵。① 黏合剂堵塞用医用黏合剂，对直径小于 1cm 的管状瘘有效，3～4 周可愈合。② 水压法对直径小于 1cm 的管状瘘，还可用相同口径管道插入瘘管，顶端距肠瘘 1.5～2cm。接输液瓶向瘘管内滴入生理盐水，每日 1000mL 左右，瓶高 1m 即可对抗肠瘘外溢。2～3 周可愈合。对于稳定期的唇状瘘，<3 个月，暂不能手术者，可用硅胶片粘堵减少流量，以利营养和择期手术。选用稍大于瘘口的硅胶片，置瘘口内。自动弹开。胶片固定于腹壁的支架上。

（3）手术治疗

适应证：① 长期不愈的瘘管。② 唇状瘘。③ 瘘口远端肠梗阻。④ 瘘流量>5000mL/d。

手术时机：腹腔感染局限，全身状况良好，瘘口 3 个月以上者手术方式：① 肠切除吻合术，切除有瘘口肠段，粘连松解，对端吻合。为最常用术式。② 肠瘘旷置术，当瘘口周围粘连严重，或仍有感染的病例，可将肠瘘段旷置，封闭两断端。将瘘的近、远侧对端吻合，恢复肠道连续性。旷置肠段日后Ⅱ期切除。③ 肠瘘修补术，小的瘘口可楔形切除，缝合。或用带蒂浆肌层修补。

第十章　急性阑尾炎

急性阑尾炎是最为常见的急腹症，也是临床上引起急性右下腹疼痛的主要疾病之一。其主要的病因是阑尾管腔的阻塞和细菌入侵。急性阑尾炎的典型临床表现为转移性右下腹痛，常伴有恶心、呕吐、腹泻等消化道症状及乏力、发热等全身症状：典型病例查体有麦氏点压痛及局部腹膜刺激征象。各年龄段及妊娠期妇女均可发病，但以青年最为多见。急性阑尾炎临床表现变化较多，需要与许多腹腔内外疾病相鉴别。早期明确诊断，及时治疗，可使患者在短期内恢复健康。若延误诊治，则可能出现严重后果。中医关于阑尾炎的记载归于肠痈范畴，在历代医学著作中有着详尽的描述，肠痈病名最早见于《素问•厥论》：少阳厥逆……发肠痈不可治，惊者死”。《金匮要略》总结了肠痈辨证论治的基本规律，推出了大黄牡丹汤等有效方剂，至今仍为临床所应用。

一、病因和发病机制

（一）现代医学对急性阑尾炎病因和发病机制的认识

（1）病因

急性阑尾炎的发病机制却是一个较为复杂的过程，归纳起来与下列因素有关。

阑尾管腔的阻塞：阑尾的管腔狭小而细长，远端又封闭呈一首端，管腔发生阻塞是诱发急性阑尾炎的基础。正常情况下，阑尾腔的内容物来自盲肠，经阑尾壁的蠕动可以完全排出，如果不同因素导致管腔发生阻塞后，这种正常排空的能力受阻。据统计坏疽性阑尾炎的病理中，有70%～80%可发现阑尾腔有梗阻的因素存在，梗阻的部位大多在阑尾的根部，当然也可在阑尾的中段和远段，梗阻的原因有：① 淋巴滤泡的增生。阑尾黏膜下层有着丰富的淋巴组织，且常增生而使黏膜隆起呈颗粒状，任何原因使这些组织肿胀，均可引起阑尾腔的狭窄。在全身感染或其他情况而使淋巴组织普遍发生增殖性肿胀反应时，更易使阑尾腔发生梗阻。阑尾炎的发生与阑尾内淋巴滤泡的数目多少有密切关系。阑尾壁内的淋巴滤泡在青少年时期增长最为旺盛，30岁以后逐渐退化。因此阑尾炎以青少年患者最多。② 粪石阻塞。粪石是引起成年人急性阑尾炎的主要原因。粪石是阑尾腔内由粪便、细菌及分泌物混合、浓缩而成，大多为一个，约黄豆大小。粪石一旦在阑尾腔内形成，虽不一定会引起梗阻并诱发急性阑尾炎，但当粪石偶然嵌顿于阑尾腔的狭窄部位时，或阑尾壁有一时性的痉挛时，即可发生梗阻。③ 其他异物。约占4%，如食物中的残渣，寄生虫的虫体（蛔虫）或寄生虫卵（如蛔虫卵、血吸虫卵），均可引起阑尾腔阻塞。④ 阑尾本身。当腹腔内先天性因素或炎症性粘连可使阑尾发生扭曲、折叠，索带、肿物压迫可使阑尾腔狭窄。⑤ 盲肠和阑尾壁的病变。阑尾开口附近的盲肠壁炎症、肿瘤及阑尾本身息肉等，可引起阑尾引流不畅，导致阑尾腔的阻塞，以致并发阑尾炎。阑尾管腔发生阻塞后，大量黏液在腔内潴留，使腔内压力逐渐上升，过高压力可压迫黏膜，使其出现坏死及溃疡，为细菌侵入创造了条件。如腔内压持续增高，阑尾壁也受压，首先静脉回流受阻，静脉血栓形成，阑尾壁水肿及缺血，腔内细菌可渗透到腹腔。严重时动脉也受阻，使部分，甚至整个阑尾发生坏死。

细菌感染：阑尾腔内存在大量细菌，包括需氧菌及厌氧菌两大类，菌种与结肠内细菌一致，主要为大肠杆菌，肠球菌及脆弱类杆菌等。细菌侵入阑尾壁的方式有3种。直接侵入：正常阑尾腔内有各种肠道固有细菌，在阑尾黏膜受到损伤而致破溃时，细菌可由损伤处侵入，并逐渐向阑尾壁各层发展，引起化脓性感染。血源性感染：细菌经血液循环到达阑尾，由于阑尾壁内淋巴组织丰富，血液中的细菌不易滤过而常停留在阑尾壁内，引起急性炎症。儿童在上呼吸道感染时，急性阑尾炎的发病有显著增加。邻近感染的蔓延：阑尾周围脏器的急性炎症，直接蔓延波及阑尾，可继发引起阑尾炎，炎症自阑尾浆膜层开始而后累及阑尾壁全层，这种途径较为少见。

神经反射：阑尾受神经系统支配，因此阑尾的生理和病理变化与神经系统的活动有密切关系。各种原因的胃和肠道功能紊乱，均可反射性引起阑尾环形肌和阑尾动脉的痉挛性收缩。这种肌肉和血管的一时性痉挛也足以导致阑尾壁的损害，前者可加重阑尾腔的阻塞，使引流更为不畅，后者可导致阑尾的缺血、坏死，加速了急性阑尾炎的发生和发展。

总之，急性阑尾炎虽表现为阑尾壁的细菌性感染，但其发病原理是一个复杂的过程。管腔梗阻、细菌感染和神经反射痉挛这三个因素可能单独存在，也可能是同时存在，且相互影响的。

（2）病理分型

急性单纯性阑尾炎：阑尾轻度肿胀，浆膜充血，常附有少量纤维素性渗出物，失去正常的光泽。阑尾黏膜可能有小溃疡和出血点，阑尾腔内可能有少量的渗出液，但渗出物的细菌培养大多仍属阴性。阑尾壁各层均有水肿和中性粒细胞浸润，以黏膜和黏膜下层最显著。阑尾周围脏器和组织炎症尚不明显，腹腔内可有少量的渗出液。一般代表急性阑尾炎的早期变化。

急性化脓性阑尾炎： 也称急性蜂窝织炎性阑尾炎，阑尾显著肿胀、增粗，浆膜高度充血，表面常覆盖有多量的纤维素渗出和脓性渗出。腹腔内有脓性渗出物，阑尾与周围组织已黏着，有时整个阑尾可完全被包裹在大网膜内。阑尾黏膜面溃疡增大，阑尾腔内常充满稀薄脓液，其脓液的细菌培养常有链球菌和大肠杆菌混合感染，少数培养为厌氧菌。阑尾壁内也有小脓肿形成。阑尾各层组织间除有大量的多核白细胞浸润外，常有小脓肿形成。

急性坏疽性阑尾炎： 阑尾全层坏死，坏死范围可局限于阑尾的一部分或累及整个阑尾，阑尾浆膜呈暗红色或黑紫色，局部可能已穿孔。穿孔的部位大多在血运较差的远端部分，也可在粪石直接压迫的局部，穿孔后或形成阑尾周围脓肿，或并发弥漫性腹膜炎。此时，阑尾黏膜大部已溃烂，腔内脓液呈血性。阑尾周围有脓性渗出液和大网膜包裹现象，但其多大程度则可有不同。阑尾周围脓肿。是属于慢性炎症增殖性改变，是阑尾炎症扩散与机体防御机制处于相对平衡时形成的。脓肿发生部位以回盲部多见，在对症支持治疗下能被吸收，但也可扩大破裂，形成腹膜炎。由于不同病因之间互有联系且相互影响，其的病理变化不是静止孤立的，也是可以演变的，它们随机体的防御反应和治疗措施而有不同的转归。

（二）中医学对急性阑尾炎病因病机的认识

中医学认为急性阑尾炎病在肠腑，属里、热、实证。主要病因病机为：（1）饮食不节：由于暴饮暴食，嗜食膏粱厚味，或恣食生冷，致脾胃功能受损，导致肠道功能失调、传导失司，糟粕积滞，生湿生热，遂致气血瘀滞，积于肠道而成痈。（2）寒温不适：由于外感六淫之邪，外邪侵入肠中，导致经络阻塞，气血凝滞，郁久化热而成。（3）情志不畅：由于郁闷不舒，致肝气郁结，气机不畅，肠道传化失职，易生食积，痰凝瘀积壅塞而发病。（4）暴急奔走或跌仆损伤：由于劳累过度，或饱食后暴急奔走、跌仆损伤，致气血违常，败血浊气壅遏肠中而成痈。

二、临床表现

（1）症状

转移性右下腹疼痛： 约有 70%～80%的急性阑尾炎患者具有这种典型的腹痛，

腹痛多起始于上腹部或脐周围，呈阵发性疼痛并逐渐加重，数小时甚至1～2天后疼痛转移至右下腹部。这种特点主要是由于早期炎症只侵犯阑尾黏膜及黏膜下层，刺激内脏神经而反射性引起脐上或脐周疼痛。当炎症波及阑尾浆膜时，刺激体神经所支配的壁腹膜而出现定位痛，引起阑尾所在的右下腹呈持续性疼痛，可阵发性加剧并逐渐加重。腹痛的性质和程度与阑尾炎病理类型有一定的关系。单纯性阑尾炎多呈隐痛或钝痛，程度较轻；梗阻化脓性阑尾炎一般为阵发性剧痛或胀痛；坏疽性阑尾炎开始多为持续性跳痛，程度较重，而当阑尾坏疽后即变为持续性剧痛。

胃肠道症状：发病初期常伴有恶心、呕吐，呕吐物多为食物，并多数伴有便秘、食欲减退。盆腔位阑尾炎刺激直肠可有腹泻和里急后重感。弥漫性腹膜炎时可出现麻痹性腹胀。

全身症状：早期一般并不明显，体温正常或轻度升高，可有头晕、头痛、乏力、汗出、口干、尿黄、脉数等症状。当体温升高至38～39℃，应注意到阑尾有化脓、坏疽穿孔的可能性。少数坏疽性阑尾炎或导致门静脉炎时，可有寒战高热，体温高达40℃以上。

（2）体征

压痛：右下腹局限性显著压痛是阑尾炎最重要的特征。压痛点通常在麦氏点，但可随阑尾位置和阑尾尖端的部位而改变，即使在早期，疼痛尚在反射痛阶段，阑尾处也可有局限性压痛。炎症逐渐加重，压痛范围也随之扩大。

反跳痛（Blumberg征）：为炎症波及壁腹膜时的表现，在化脓性阑尾炎时即可出现，随炎症的加剧而加重。将手指放在右下腹阑尾部位或腹部其他象限，并逐渐缓慢地压迫至深部，然后迅速抬手放松，若患者感到该区腹内剧痛为阳性。

腹肌紧张：腹膜壁层受到刺激后可出现防御性腹肌紧张，其程度及范围大小是区别各型阑尾炎的重要依据。急性单纯性阑尾炎多无腹肌紧张，轻型化脓性阑尾炎可有轻度腹肌紧张，严重化脓、坏疽穿孔性阑尾炎腹肌紧张显著。但需注意，衰竭患者、老人、小儿、孕妇、肥胖及盲肠后位阑尾炎时，腹肌紧张可不明显；对触觉敏感的患者往往容易出现假性腹肌紧张，临床上需反复作细致轻柔的检查，方能做出准确的判断。

右下腹包块：若阑尾周围脓肿形成，右下腹可扪及痛性包块，边界不清且固定。

三、诊断和鉴别诊断

（一）诊断

根据转移性右下腹疼痛的病史和右下腹局限性压痛的典型阑尾炎的特点，一般即可作出诊断。但症状不典型的阑尾炎或异位阑尾炎的诊断则有一定的困难，应根据详细的病史和仔细的体检，辅以化验及特殊检查，全面分析，才能提高阑尾炎的诊断率。

（二）鉴别诊断

本病需与急性胃肠炎、急性肠系膜淋巴结炎、右输尿管结石、胃、十二指肠溃疡穿孔、急性胆囊炎、急性盆腔炎、宫外孕破裂、右侧卵泡或黄体破裂、右侧卵巢囊肿蒂扭转等鉴别。

急性胃肠炎：有饮食不洁史，吐、泻先于腹痛，压痛部位不固定，肠鸣音亢进，大便检查可有脓细胞及未消化食物。

急性肠系膜淋巴结炎：以儿童为多见，发热虽高而右下腹压痛、反跳痛不甚明显，且偏于内侧，白细胞计数不增高。

右输尿管结石：见右下腹突发性绞痛，向会阴部放射，但压痛不显著，右肾区多有叩击痛，尿常规检查见红细胞。

胃、十二指肠溃疡穿孔：绝大多数患者有慢性溃疡病史、穿孔时表现为剑突下或右上腹刀割样剧痛，并向右中、下腹扩散，肝浊音界缩小或消失，腹部透视或腹部摄片提示膈下有游离气体。

急性胆囊炎：疼痛位于右上腹，阵发性绞痛，可伴有右肩部放射痛，右上腹压痛、墨非征多呈阳性。偶因盲肠下降不全所致的高位阑尾炎要注意鉴别。

急性盆腔炎：多见已婚妇女，白带较多，疼痛起于下腹部，两侧下腹部均有压痛。

宫外孕破裂：有停经史及低血容量性临床表现，腹痛并不剧烈，会阴部常有下坠感，经阴道后穹窿穿刺可见不凝鲜血。

右侧卵巢滤泡破裂和黄体破裂：前者常发生在月经中期，后者常发生在月经后期，腹痛范围较为广泛，同时有腹腔内出血现象，腹腔穿刺可见不凝固血液。

右侧卵巢囊肿蒂扭转：右侧腹痛的位置偏下，呈阵发性绞痛，痛势剧烈，妇科检查可触及囊性包块。

四、治疗

（一）现代医学疗法

手术切除是治疗急性阑尾炎的主要方法，但阑尾炎的病理变化比较复杂，非手术治疗仍有其价值。

（1）非手术治疗

非手术治疗的内容和方法有卧床、禁食、静脉补充水电解质和热量，同时应用有效抗生素，以及对症处理（如镇静、止痛、止吐）等。关于抗生素的选择与用量，应根据具体情况而定。阑尾炎多为混合感染，以往采用氨苄西林、庆大霉素与甲（替）硝唑联合应用，效果满意。随着新型高效抗生素的出现，目前常采用头孢霉素或其他新型β-内酰胺类抗生素与甲（替）硝唑联合应用。适应证：① 患者一般情况差或因客观条件不允许，如合并严重心、肺功能障碍时。② 急性单纯性阑尾炎早期，药物治疗多有效，其炎症可吸收消退，阑尾能恢复正常，也可不再复发。③ 当急性阑尾炎已被延误诊断超过48小时，病变局限，已形成炎性肿块，也应采用非手术治疗，待炎症消退，肿块吸收后，再考虑择期切除阑尾。当炎性肿块转成脓肿时，应先行脓肿切开引流，以后再进行择期阑尾切除术。④ 急性阑尾炎诊断尚未明确，临床观察期间可采用非手术治疗。

（2）手术治疗

手术方法的选择：急性单纯性阑尾炎：行阑尾切除术，近年来有些单位也开展了经腹腔镜行阑尾切除术。急性化脓性或坏疽性阑尾炎：应及早行阑尾切除术，如腹腔内已有脓液可清除脓液后关腹。注意保护切口。穿孔性阑尾炎：切除阑尾，清除腹腔脓液，根据情况放置腹腔引流，术后积极行支持疗法和抗感染治疗。阑尾周围脓肿：一般先采用输液，应用抗生素治疗，促使炎症吸收消散。待2～3个月以后酌情实行手术，切除阑尾。也可在B超引导下穿刺抽脓或置管引流。但保守治疗后脓肿无局限趋势，症状明显，脓肿有可能破溃而形成弥漫性腹膜炎时，可行脓肿切开引流，阑尾是否切除应视术中具体情况而定。术后加强支持治疗，合理使用抗生素。

手术方法：一般采用硬脊膜麻醉。右下腹麦氏切口最常用，标准麦氏切口是在右髂前上棘与脐连线的外1/3与中1/3交界点上，做一与连接线垂直的切口，切口也可随估计阑尾部位略移动。另一种可选择的切口是右下腹直肌旁（或经腹直肌）切口，暴露的范围较大，上下伸延方便，所以当急性阑尾炎诊断不明确或有弥漫性腹膜炎疑为阑尾穿孔时，应采用此切口。先在髂窝内找到盲肠，沿 3 条结肠带向盲肠顶端寻找阑尾根部，多能找到阑尾。另一种方法是沿末端回肠追踪盲肠，找到阑尾根部。如仍未找到阑尾，应考虑盲肠后位阑尾，可切开盲肠外侧腹膜寻找。寻找阑尾时尽量使用器械，勿用手指触摸，以防污染切口。找到阑尾后，根据阑尾可以移动的程度，尽量将其置于切口中部或超出切口以外，如系膜菲薄，可于阑尾根部处结扎切断，若阑尾系膜肥厚或水肿明显，一般应分次钳夹、切断结扎或缝扎系膜。在距阑尾根部 0.5～1.0cm 的盲肠壁上做一荷包缝合，距盲肠 0.5cm 处轻轻钳夹阑尾后结扎阑尾，再于结扎线远侧 0.5cm 处切断阑尾，残端用碘酊、乙醇处理后，用荷包缝合将其包埋入盲肠壁内。有时阑尾远端暴露困难，可先处理阑尾根部，再分段切断系膜，最后切除整个阑尾，称为阑尾逆行切除法。

（二）中医疗法

（1）辨证论治

瘀滞证：转移性右下腹痛，呈持续性、进行性加剧，右下腹局限性压痛或拒按；伴恶心纳差，可有轻度发热；苔白腻，脉弦滑或弦紧。治以行气活血，通腑泄热。方用大黄牡丹汤合红藤煎剂加减。气滞重者加青皮、枳实、厚朴；瘀血重者加丹参、赤芍；恶心加法半夏、竹茹。

湿热证：腹痛加剧，右下腹或全腹压痛、反跳痛，腹皮挛急，右下腹可摸及包块；壮热，恶心纳差，便秘或腹泻；舌红苔黄腻，脉弦数或滑数。治以通腑泄热，利湿解毒。方用大黄牡丹汤合红藤煎剂加败酱草、白花蛇舌草、蒲公英。湿重者加藿香、佩兰、薏苡仁；热甚者加黄连、黄芩、生石膏；右下腹包块加炮山甲、皂角刺。

热毒证：腹痛剧烈，全腹压痛、反跳痛，腹皮挛急；高热不退或恶寒发热，恶心纳差，便秘或腹泻；舌红绛苔黄厚，脉洪数或细数。治以通腑排毒，养阴清热。方用大黄牡丹汤合透脓散加减。若持续性高热或寒热往来，热在气分者加白虎汤，热在血分者加犀角地黄汤；腹胀加青皮、厚朴；腹痛剧烈者加延胡索、广木香；口干舌燥加生地、玄参、天花粉；大便秘结加甘遂末 1g，冲服。

（2）中成药

肠痈丸每次 3g，1 日服 3～4 次。用于急性单纯性、化脓性阑尾炎。

（3）药物外治

① 金黄散、玉露散或双柏散，以水或蜜调制成糊状，外敷右下腹，1 日 1～2 次。

② 大蒜糊剂（大蒜 60g，芒硝 30g，大黄 30g）外敷。先将大蒜、芒硝放在一起，捣烂如泥状，敷腹部最痛处，敷 2 小时后去药。再将已研成粉末的大黄用醋调成糊状，敷 6～8 小时，此为 1 疗程。必要时隔数小时后重复使用。在敷药前局部皮肤应涂一薄层凡士林，以防灼伤。

③ 灌肠。采用通里攻下、清热解毒等中草药煎汤 200ml 作保留灌肠，能使药液到达直肠腔，加速吸收。这种给药途径可弥补口服之不足，并有促进肠蠕动、清热排毒等作用。

（4）针灸疗法

此法适用于急性单纯性或轻型化脓性阑尾炎。选穴原则为疏通腑气，清泄肠热。取阑尾、上巨虚、足三里，方法为强刺激，持续捻针 2～3 分钟，留针 0.5～1 小时，每隔 15 分钟运针 1 次，1 日 2～3 次。发热加合谷、曲池；痛甚加天枢；恶心、呕吐加内关。如需持续运针者亦可用电针。

五、预防与调护

（1）养成良好的饮食和排便习惯，避免饮食不节和食后剧烈运动。

（2）初期可根据患者的食欲的病情适当给予清淡的饮食。

（3）应采用卧床休息或半坐卧位。

（4）保守治疗症状消失后，不可立即停药，仍需坚持医嘱服药。

六、中西医结合最新研究进展

（1）中药穴位热敷对急性阑尾炎腹腔镜术后胃肠运动功能的影响

曾昭等[1]探讨了中药穴位热敷对急性阑尾炎腹腔镜术后胃肠运动功能的影响。选择 2017 年 10 月—2020 年 10 月医院通过腹腔镜手术治疗的 165 例急性阑尾炎患者，根据随机数字表法将其分为两组，对照组 82 例术后行常规治疗，观察组 83 例术后在常规治疗基础上予以中药穴位热敷治疗，对比两组中医症状评分、临床疗效、胃肠激素水平及患者胃肠运动功能恢复时间。观察组治疗后腹胀评分是（1.52±0.36）分，纳差评分是（1.55±0.33）分，呕吐评分是（4.77±0.56）分，腹痛评分是（1.69±0.23）分，分别低于对照组的（2.19±0.35）分、（2.24±0.29）分、（2.13±0.22）分及（2.65±0.38）分，差异有统计学意义（$P<0.05$）；观察组总有效率是 97.59%，高于对照组的 89.02%，差异有统计学意义（$P<0.05$）；观察组治疗后胃泌素（GAS）是（154.26±7.21）pg/mL，胃动素（MTL）是（230.45±15.27）pg/mL，分别高于对照组的（138.41±7.62）pg/mL、（230.45±15.27）pg/mL，差异有统计学意义（$P<0.05$）；

观察组首次排气时间是（19.86±4.58）h，首次排便时间是（32.76±4.64）h，肠鸣音恢复时间是（11.67±2.33）h，住院时间是（5.23±1.21）d，分别短于对照组的（19.86±4.58）h、（45.67±5.78）h、（18.34±3.65）h 及（7.86±1.23）d，差异有统计学意义（$P<0.05$）。所以，认为中药穴位热敷可有效提升急性阑尾炎腹腔镜术后胃肠运动功能干预效果及患者胃肠激素水平，并且有助于缩短患者胃肠运动功能恢复时间。

（2）急性阑尾炎中医证型与改良 Alvarado 评分和病理类型相关性分析

胡存存[2]对急性阑尾炎中医证型与改良 Alvarado 评分和病理类型相关性进行了研究。急性阑尾炎是外科最常见的急腹症，传统观念认为急性阑尾炎一旦确诊需要积极手术治疗，但近些年越来越多的专家发现阑尾具有自己的功能，阑尾炎的非手术治疗越来越多地被我们选择，非手术治疗的前提是我们需要对急性阑尾炎患者的病理发展情况有一个准确的评估，以免延误最佳手术时机，同时也可以减少阑尾炎非必要手术治疗的发生率，减少阑尾手术切除后的并发症。通过对急性阑尾炎中医证型、Alvarado 评分、术后病理类型的调查统计，分析急性阑尾炎中医证型与 Alvarado 评分和阑尾术后病理类型的分布特点，研究其证型、Alvarado 评分和术后病理分型的相关性、对应性，从而为医生术前评估急性阑尾炎病理类型提供一种可靠的、易行的方法，此方法对指导阑尾炎选择非手术治疗或手术治疗方案具有重要临床意义。收集 2018 年 5 月至 2019 年 3 月于广州中医药大学第一附属医院二外科行手术治疗的急性阑尾炎患者 151 例，记录相关临床数据，术后收集统计病理结果，制作 Excel 工作表，参照阑尾炎中医证型判定表，对所搜集病例进行辨证分型，同时根据患者临床症状、腹部体征、实验室检查、发热与否参照改良 Alvarado 评分系统对病例进行评分并分组，采用两两对比的方式对中医证型、Alvarado 评分分组、术后病理类型进行统计学分析。作者搜集病例 151 例纳入调查对象，按照证型来统计，样本中淤滞型、湿热型、热毒型患者分别为 29 例、92 例、30 例；按照改良 Alvarado 评分分组法来统计，其低危组（0～4 分）、中危组（5～6 分）、高危组（7～10 分）分别为 30 例、81 例、40 例；按照病理类型来统计，单纯性阑尾炎、化脓性阑尾炎、坏疽穿孔性阑尾炎分别为 28 例、88 例、34 例。所统计的病例中，其证型分布占比是湿热型（60.93%）＞热毒型（19.87%）＞淤滞型（19.21%），其改良 Alvarado 评分分组的分布占比是中危组（53.64%）＞高危组（26.50%）＞低危组（19.87%），术后病理类型分布为化脓性（58.28%）＞坏疽穿孔性（22.52%）＞单纯性（19.21%）。28 例单纯性阑尾炎中，从证型来看淤滞型占比最多为 20 例，从 Alvarado 评分来看，低危评分患者占比最大为20例；88例急性化脓性阑尾炎中，湿热型患者占比最多为73例，其中危评分者分布亦最多为67例；34例坏疽穿孔性阑尾炎中分别按照证型和Alvarado评分来统计其分布情况，则热毒型、高危评分患者分布最多，分别占21例、24例。将中医证型、Alvarado评分分组、病理类型样本量统计情况行两两分析对比，统计资料行卡方检验，其P值均小于0.01，显提示两两对比差异具有显著性意义。得出结论：（1）急性阑尾炎中医证型与Alvarado评分分组及阑尾术后病理类型之间的分布规律相似，存在一定的对应分布关系：即阑尾炎的发病中，以湿热型阑尾炎患者分布最多，对应着分布规律相似的是中危评分患者、急性化脓性阑尾炎患者分布最多；其次是热毒型阑尾炎，对应相似的分布为高危评分、急性坏疽穿孔性阑尾炎；而淤滞型阑尾炎则对应分布的为低危评分、单纯性阑尾炎。（2）中医证型、改良Alvarado评分、术后病理类型之间分布、占比有相似规律，但不是一一对应关系，故中医证型结合改良Alvarado评分法可以作为主观与量化指标相结合的方法来对暂未施行手术切除的急性阑尾炎患者进行病理初步病理分期评估。

参考文献：

[1]曾昭，易敏，严培彩，等.中药穴位热敷对急性阑尾炎腹腔镜术后胃肠运动功能的影响[J].中国中西医结合外科杂志，2022，28（3）：347-351.

[2]胡存存.急性阑尾炎中医证型与改良Alvarado评分和病理类型相关性分析[D].广州：广州中医药大学，2019.

第十一章　结直肠肛管疾病

第一节　溃疡性结肠炎

溃疡性结肠炎（UC）又称慢性非特异性溃疡性结肠炎或特发性结肠炎，是一种病因不明的慢性非特异性炎症性肠病，病变主要限于直肠、结肠黏膜及黏膜下层，呈连续性非节段性分布，且以溃疡为主，直肠和远端结肠受累多见，也可向近端扩展，甚至遍及整个结肠。溃疡性结肠炎在北美和欧洲（特别是西欧和北欧）等地区比较常见，患者以白种人为主，可发生在任何年龄，20～40 岁年龄组为高发人群，两性间发病率无显著差异。溃疡性结肠炎在我国既往发病率较低，但近年来呈现逐渐增多的趋势。常见症状为腹泻、腹痛及黏液、脓血便，病程缓慢，有反复发作、不易治愈的倾向和特点。溃疡性结肠炎与祖国医学“肠澼”“痢疾”“泄泻”等证候相似，因其反复发作，故又有“久痢”“休息痢”之称。

一、病因和发病机制

（一）现代医学对溃疡性结肠炎病因和发病机制的认识

（1）病因

溃疡性结肠炎的病因至今尚不明确，有可能是多种因素交互作用的结果。现代医学认为本病主要与下列因素有关：① 环境因素。如饮食、吸烟或其他尚不明确的环境因素。② 遗传因素。溃疡性结肠炎不仅是多基因病，而且也是遗传异质性疾病，患者在一定环境因素作用下由于遗传易感而发病。③ 感染因素。可能存在对正常菌丛的免疫耐受缺失。④ 免疫因素。肠道黏膜免疫系统在溃疡性结肠炎肠道炎症发生、发展、转归过程中始终发挥重要作用。其中必须强调的是，近年来免疫学说已得到肯定，并被普遍重视，其有关研究已取得了一定进展。同时，现代医学研究还表明，对于病程长而严重者，应警惕有发生恶变的可能。

（2）病理

溃疡性结肠炎的病理学改变缺少特异性，早期典型病变是结肠黏膜弥漫炎症，炎症病变主要累及结直肠的黏膜和黏膜下层，严重者可以侵及肌层和浆膜层，甚至导致肠穿孔或中毒性结肠扩张。罹患溃疡性结肠炎时，直肠几乎必然受累，并且是多数病例的起始部位，病变可以向近侧以连续性而非跳跃式蔓延至全结肠，甚至累及回肠末段。溃疡性结肠炎的黏膜水肿、充血和灶性出血，呈颗粒状表现；其显著特征之一是大量炎症细胞聚集在肠腺隐窝底部；病变严重者可有较大面积的肠黏膜剥脱，肠壁增厚不明显，无肉芽肿形成。结肠袋可由于炎症及纤维化而消失而致结肠缩短，局部淋巴结可以有反应性增生。溃疡性结肠炎的长期炎症变化可导致体重减轻、消瘦、贫血和营养不良，部分病例引起结直肠狭窄和黏膜癌变。

（二）中医学对溃疡性结肠炎病因病机的认识

（1）病因

中医学认为病因主要与感受外邪、饮食所伤、情志不畅等有关。

感受外邪：《素问•阴阳应象大论》云：“湿胜则濡泻”。湿邪乃是本病的主要病因，因脾恶湿而喜燥，外感湿邪，最易困脾，脾失健运，水谷不能运化，混杂而下，故发病。因湿性黏腻，所以湿邪每与暑、热、寒相合为患。若湿热或暑热合而内侵，扰乱脾胃、郁蒸肠腑，致运化失司，气血阻滞，热毒壅盛，血腐肉败，化为脓血，随便而出；若寒湿同犯，寒性凝结，湿性黏滞，客于脾胃，损伤中阳，运化之职失常，清浊相混，下行于肠，便下黏液，发为本病。

饮食所伤：若饮食过量，损伤脾胃，运化失常，水谷不能运化，下行至大肠，清浊不分，发为本病；或恣食肥甘油腻，损伤脾胃，湿热内蕴，气血瘀滞肠腑，血败肉腐为脓，随便而下，发为本病；或过食生冷不洁食物，损伤脾胃，使运化失职，水湿内停，损伤中阳，湿从寒化，寒湿滞肠，气血凝滞，化为白冻黏液，自便而出，发为本病。诚如《景岳全书•泄泻》篇所说：“伤食不节，起居不时，以致脾胃受伤，则水反为湿，谷反为滞，精华之气不能输化，乃致合污下降而泄利作矣!”此说诚然。

情志不畅：内伤七情尤以郁怒忧思与本病有关，如郁怒不解可致肝失疏泄，进而影响脾胃、肠道气机不利、血运不畅，忧思过度则脾气郁结，气机升降不利，致肠胃气结血瘀。其病久则反复发作，耗伤正气，脾胃之气虚弱，久则及肾，导致脾肾两虚。湿热尚能灼伤胃津，耗伤元阴之气，胃阴不足，气虚无力，伤络出血。寒湿也易损伤脾阳，伤元阳之气、脾肾阳虚、命门火衰、阳虚夹寒、阴虚夹热均可损伤胃络而出血。

（2）病机

中医学认为脾肾两虚是本病发生的根本原因，《素问遗篇•刺法论》有云：“正气存内，邪不可干”。意思是人体的正气充足，即使有邪气来袭，也不易发病。相反，若是正气亏虚，邪气可乘虚而入，易罹本病。平素脾胃虚弱或久病之后，伤及脾阳，脾损及肾，脾失温煦，湿、热、毒、瘀之邪滞于脾胃，水谷不化，清浊同下，发为本病。正如张景岳说："泄泻之本无不由于脾胃"。肾主二便，脾主受纳水谷，胃主腐熟水谷，小肠分清泌浊，大肠传导糟粕，大便得以顺利排出。总之，本病病位在脾胃与大小肠，与肾有关，脾虚湿盛是主要病机；以脾虚、肾虚为本，毒、湿、热、气滞、血瘀等为标。发作期以标实为主，缓解期则以本虚为主。本病的病因病机为外感七淫，或脾肾两虚，或内伤八情，情志不遂，致湿邪蕴于大肠，气血与之相搏结，气机郁滞，肠道传导失司而发为本病。

二、临床表现

（1）症状

本病临床表现较为复杂，病情轻重悬殊，一般发病缓慢，最初表现为腹泻及腹部隐痛等，以后症状逐渐加重，出现黏液血便，并见不同程度的全身症状。其表现可分为肠道症状、肠道外症状和全身症状。根据其症状、体征，结合内窥镜、实验室等检查结果，溃疡性结肠炎的诊断并不困难。

肠道症状：主要表现为大便异常和腹痛等。大便异常以腹泻为主，常为黏液血便、脓血便、水样便等。个别患者也可见便秘或便秘、腹泻交替出现。腹泻常反复发作，甚至长期迁延不愈，轻者每日2～5次，重者10余次，甚至20～30次。本病以黏液血便最为多见，据乔丽华等统计的国内文献报告1363例，有脓血黏液便者占91.20%，血便占1.98%，便秘占2.05%，腹泻便秘交替占2.79%。本病所见的腹痛多局限在左下腹或下腹部，有时可为全腹痛。腹痛一般出现在急性发作期，多为绞痛，有的缓解期仍可有腹部隐痛。许多患者有腹痛、腹泻、泻后痛减的特点。疼痛一般不甚，轻者可无腹痛。据乔丽华等统计，本病有腹痛者占80.26%。

当腹泻次数较多，直肠黏膜充血水肿较重时，可见里急后重；当结肠功能紊乱时易出现腹胀，有时也可见到恶心、呕吐、纳呆等胃肠道症状。

肠道外症状：是指本病发展过程中所引起的全身性系统损害而表现出的症状，这些症状的存在也是本病的特点之一。但国内本病患者的肠外表现比国外少见，且症状较轻。肠道外症状一般见于本病的急性期，尤其是病变范围较广泛，病情较重者更易出现。肠道外症状与肠道症状可同时出现，也可先后出现，其表现得轻重常与本病的活动程度有关。最常见的肠道外症状是关节症状、皮肤症状、肝损害症状等。关节症状约占本病的15%～20%，表现为多关节疼痛，为非侵袭性，不遗留退行性变和功能障碍。皮肤症状多见于小儿患者，常见的皮肤损害有结节性红斑、脓皮症、坏死性丘疹等。肝脏损害的发生与本病病变程度及病变范围的变化是平行关系。肝脏损害所引起的病变常见的有脂肪肝、慢性活动性肝炎、胆管周围炎、肝硬化、原发性硬化性胆管炎、胆结石等。最常见的肝损害症状是肝区不适或疼痛等。据乔丽华等统计，1363 例中，肝大 15 例（1.10%），肝功能损害 11 例（0.81%）。此外，本病还可合并有眼病、杵状指、口腔溃疡、心血管病变、胸膜炎、慢性胃炎、缺铁性贫血、吸收不良综合征等肠外表现。

全身症状：本病症状时轻时重，发作和缓解交替出现。缓解期症状较轻，多仅有轻度腹泻，常因情绪激动、过度劳累、饮食不当或继发感染等诱发，病程持续数月或数年。病程久者，患者可出现发热、消瘦、水肿、乏力等全身症状。发热如见于缓解期多为低热，见于急性活动期多为高热，甚至伴有寒战等。据乔丽华统计，本病伴发热者占 3.08%，伴体重减轻者占 10.20%，伴乏力者占 8.66%，伴神经衰弱者占 5.43%。

（2）体征

患者左下腹部或下腹部可有压痛，有的压痛部位可遍及全腹。如患者病情较重，并出现腹部压痛、反跳痛、腹肌紧张等，应注意并发急腹症如肠穿孔的可能。

（3）辅助检查

实验室检查：① 粪便检查：一般肉眼观察可见粪便中有血、脓及黏液。急性期做粪便涂片检查，镜下可见大量红细胞、白细胞、脓细胞及巨噬细胞。此时大便内溶菌酶常有所增加。粪便培养无致病菌。② 血液检查：病程较久、病情较重的患者多有轻、中度贫血，表现为血色素低。白细胞多正常，重症者可明显升高，并可出现核左移及中毒颗粒等。血沉增快是本病活动期重要的标志之一。血清蛋白电泳检查也常作为了解本病活动性的重要指标，如 α 1 糖蛋白升高说明本病处在活动期，α 2 糖蛋白升高则反映病情缓解。重症患者可见血清电解质紊乱，低血钾最常见，低血钠次之，也可见低血镁。③ 免疫学检查：体液免疫学方面，活动期进行免疫球蛋白测定可见 IgG、IgM、IgA 升高，尤以 IgG 升高最为多见。少数病例可见 IgA 和 IgG 急剧增高。抗大肠杆菌抗体的检测多为阳性。细胞免疫方面，部分患者可见 T 淋巴细胞百分数低于正常。E 玫瑰花形成试验，部分患者亦可低于正常。淋巴细胞毒性试验，可见上皮细胞被淋巴细胞毒素所破坏。④ 病理检查：在病变处取活体组织进行病理检查可确定病变性质，对本病的诊断与鉴别诊断及早期发现癌变有重要意义。

组织学检查可见黏膜有炎性细胞浸润，异型上皮细胞增生，腺体排列异常，上皮纤维化，隐窝脓肿形成等。应用擦拭法进行细胞学检查，活动期可见中性粒细胞、浆细胞、网状细胞、异型上皮细胞、多核巨细胞等有明显增加。

影像学检查：① 内窥镜检查：可行乙状结肠镜或纤维结肠镜检查。内窥镜观察可见病变肠段黏膜充血、水肿、粒状突起、多发性点状或斑片状浅小糜烂或溃疡，表面有黏液或黄白色苔附着，肠黏膜较脆弱，镜角擦过易出血。由于水肿和淋巴组织增生，有时可见假性息肉。在急性期，肠管僵直，缺乏膨胀性；缓解期可见肠管呈管状，直肠瓣变钝而不清晰。② X 线检查：钡剂灌肠透视或摄片，可见病变肠段黏膜皱襞纹理紊乱，肠管边缘模糊，重者肠管边缘可见毛刺状或锯齿状变化。如有小的圆形充盈缺损，常为假性息肉，重者肠袋消失，肠管呈狭长的铅管状。

三、诊断和鉴别诊断

（一）诊断

（1）反复持续发作腹泻和黏液血便、腹痛，或伴有全身症状者。

（2）排除细菌性痢疾、阿米巴性痢疾、慢性血吸虫病、肠结核病、克罗恩病、缺血性结肠炎、放射性结肠炎等。

（3）其有内镜检查或 X 线钡剂灌肠检查特征中至少 1 项者。

（4）临床表现不典型者而 X 线钡剂灌肠和实验室检查典型者也可诊断。

（二）鉴别诊断

慢性细菌性痢疾：有明确的急性病史，粪便中能发现痢疾杆菌，抗菌治疗有效。

慢性阿米巴痢疾：粪便中可检出溶组织阿米巴包囊或滋养体，抗阿米巴治疗有效，该病所形成的结肠溃疡边缘为潜行性，溃疡之间的结肠黏膜正常。

肠道易激综合征：慢性病程，有间歇性腹泻伴腹痛，但粪便量少，有黏液便，里急后重，无血便、脓血便，发病与情绪关系密切，各项理化检查多正常，或仅 X 线检查提示结肠痉挛激惹。

结肠克罗恩病：结肠克罗恩病又称肉芽肿性结肠炎，也属炎症性肠病。结肠克罗恩病常为缓慢发病，腹泻不重，粪便稀软，少有便血，多见便秘，腹痛多位于右下腹或脐周，常见肛周病变和瘘管。病变为节段性分布，常见于右侧结肠和回肠，也可累及其余结肠，直肠和乙状结肠较少有病变。内窥镜检查可见病变肠段有溃疡，溃疡周围黏膜正常，可见鹅卵石样增生改变。X 线钡剂灌肠检查可见肠腔狭窄，肠袋形状不对称等。病理检查以淋巴组织肉芽肿样增生为主。

结肠癌：多见于中年以后，通过指诊、X线钡剂灌肠及内窥镜等检查可发现肿块，通过活体组织检查可确诊。

四、治疗

（一）现代医学疗法

（1）一般治疗

轻、中度患者，进食高营养，易消化饮食；重症者应禁食，静脉给予营养要素。及时纠正水、电解质失衡和贫血、低蛋白血症。轻、中度患者应注意休息，防止过劳；重症患者应卧床休息。精神过度紧张者，可给小剂量镇静剂；腹痛者可加山莨菪碱、洛哌丁胺等，但应慎用。

（2）药物治疗

水杨酸偶氮磺胺吡啶：适用于轻、中度患者，或用于间歇期以防复发，也可与肾上腺皮质激素并用治疗重症患者。剂量为发作期每日4～6g，4次/天，口服；病情缓解后改为每日2g，分次口服，如此维持1～2年；也有主张服上述维持量2周，停药1周，交替用1～2年，以防止复发。近年来有此药的衍生物5-氨基水杨酸问世，如美沙拉嗪、奥沙拉嗪作用较强，副作用少。

肾上腺皮质激素或促皮质激素：适用于重症患者，可迅速缓解病情，但不能防止复发，疗程不宜超过3个月。常用方法有：口服泼尼松20mg/d；静脉滴泼尼松龙琥珀酸钠40～60mg/d，疗程不超过1周。也可将泼尼松龙磷酸盐20mg加入生理盐水100mL内，保留灌肠或直接注入，每日1～2次。

硫唑嘌呤或巯嘌呤：适用于慢性持续性或反复发作的病例，特别是对于应用上述药物治疗无效者。一般用药每公斤体重每日1.5mg，分3次口服，当白细胞总数减少至5×109/L以下时，应减半药量服用，白细胞总数低于3×109/L时应停药，总疗程半年至2年。可用小剂量的硫唑嘌呤与小剂量的肾上腺糖皮质激素联合治疗，可减少两药的副作用。

抗生素：对继发感染者选用合适的药物进行抗感染治疗。

（3）手术治疗

手术指征：① 形成严重的并发症，如肠穿孔、扩张、梗阻、大出血等；② 病情较重而药物治疗无效，或药物有严重的副作用；③ 因本病经久不愈，影响患者发育，或导致患者丧失劳动力；④ 有癌变危险，或已并发结肠癌者。

手术种类：① 结肠全切，回肠造口术：是溃疡性结肠炎的根治术式，疗效较满意。② 回肠断端造口术：此术式虽然简单，但因病变结肠仍在，中毒、出血等问题不能得到较满意的解决。因此，此术式只适用于因全身或局部原因不能行结肠大部切除的患者。③ 回肠断端造口及横结肠或乙状结肠造口：适用于急性中毒性结肠扩张而又不能耐受结肠大部切除者。结肠造口后，可达到减压、防止穿孔的目的。经急症手术，待患者病情稳定后，根据需要再择期行二期手术。

手术方式： 主要包括：① 结肠、直肠全切除及回肠造口术，这一手术彻底切除了病变发生以及可能复发的部位，解除了癌变的风险，术后患者可以获得良好的远期效果，生活及工作仍可保持或接近正常；但永久性回肠造口可能带来造口相关并发症，少部分患者有可能造成肠梗阻、性功能紊乱等并发症。② 结肠全切除及回肠直肠吻合术，这一术式力图保留直肠和肛管功能，使患者免除回肠造口带来的生活上的诸多不便；但小肠内容物继续通过直肠，直肠内的病变难以缓解甚至会发展而加重，脓血便及里急后重感常继续存在，癌变风险依然存在，肠道外并存病也不易好转。③ 结直肠全切除及回肠储袋与肛管吻合术的优点是切除了所有患病的黏膜，保留了膀胱和生殖器的副交感神经，避免永久性回肠造口。仅有极少数溃疡性结肠炎患者的病变仅累及直肠、乙状结肠及左半结肠，行手术治疗切除左半结肠和直肠、行横结肠造口有可能获得较好的疗效。

（二）中医疗法

（1）辨证论治

大肠湿热型： 多见于本病初起或发作时，主症见发热、腹痛、腹泻或里急后重，大便夹有脓血、黏液。苔黄腻，脉滑数。病机为湿热蕴肠，肠络受损。治以清化湿热。方用芍药汤加减。常用药：黄连、黄芩、白芍、槟榔、木香、枳壳、马齿苋、车前子。若热重于湿者加银花炭、白头翁、秦皮、赤芍、地榆；若湿重于热者加苍术、厚朴、藿香、陈皮。

肝盛脾虚型： 腹泻多于情绪紧张或激动后发生，痛泻夹杂，泻后痛减，伴胸胁胀痛、脘闷纳呆。苔薄白，脉弦紧。病机为肝气犯脾，脾运不健。治法抑肝扶脾。方用痛泻要方加减。常用药：防风、白术、白芍、陈皮、柴胡、甘草、焦山楂等。若腹泻次频、脾虚明显者、加白芍、扁豆、车前子、茯苓。腹痛甚者，加乌梅、川楝子。

脾胃气虚型： 病情反复发作，肠鸣腹泻，大便夹有不消化食物，纳呆胸闷、疲乏无力。舌淡苔白，脉细弱。病机脾胃气虚，运化无权。治宜补脾运中。

方用参苓白术散加减。常用药：太子参、炒白术、山药、扁豆、茯苓、甘草、莲子肉、谷芽、红枣等。若食欲不振，加鸡内金粉冲服；久泻气虚脱肛者，加黄芪、升麻；滑泄不禁者，加诃子肉、肉豆蔻。

肾阳虚弱型：多见于病程迁延日久，畏寒，面色皖白，腰膝酸冷，肠鸣腹泻多在黎明。脉促细无力。病机为命门火衰，温运失职。治以温补脾肾。方用四神丸加味。常用药：炮附片、肉豆蔻、五味子、补骨脂、吴茱萸、白术、炙甘草。若老年体虚，气陷于下者，加黄芪、赤石脂、禹余粮；若阳虚寒盛，加炮姜。

阴虚型：腹泻腹痛反复发作，黏液血便，心烦，乏力低热、贫血消瘦，面色淡红或憔悴少华。舌红苔少，脉细数。病机为阴虚火旺，湿热留恋。治以养阴清肠。方用驻车丸合黄芪汤加减。常用药：黄连、阿胶、炮姜、当归、赤白芍、地榆、黄芩、甘草、乌梅。若阴伤明显者，加生地、石斛、山药、北沙参。

（2）灌肠疗法

溃疡性结肠炎病变部位多在远端结肠，因此应用中、西药保留灌肠，使药物直达病所直接作用，在病变活动期用之奏效甚速。

专方用药灌肠法：① 锡类散、云南白药、生肌散各 1 支，溶于水中，每晚睡前保留灌肠 1 次。卓焕慈等应用此法治疗 7 例，近期治愈 1 例，基本缓解 4 例，部分缓解 2 例。② 刘恩卿等用明矾合剂（明矾、苍术、苦参、槐花各 15g，大黄 10g）治疗 355 例，结果痊愈 201 例，基本治愈 98 例，好转 49 例，无效 7 例。③ 朱孔金等用单味蒲黄，乙醇提取法制取浸膏灌肠，治疗 36 例，结果临床痊愈 17 例，显效 9 例，进步 8 例，无效 2 例。④ 王碧慧应用溃结清粉（麝香、牛黄、红花、珍珠、血竭、枯矾、白及、青黛等）12g，加开水 100mL 左右，调为稀糊状，待温后保留灌肠，20 天为 1 疗程。治疗 33 例，结果痊愈 27 例，好转 6 例。

中西医结合用药灌肠法：① 黄恒祥等用石榴青链液（石榴皮 30～45g，青霉素 160 万～240 万单位，链霉素 1.0g）保留灌肠，治疗 25 例，结果痊愈 23 例，好转 2 例。② 刘圣杰应用复方三黄液（黄芩、黄连、黄柏各 15g，锡类散 1 支，2%奴呋卡因 10mL，地塞米松 10mg），灌肠治疗 35 例，32 例获愈，3 例好转。③ 葛洪亮等用复方鸦胆子汤（鸦胆子、马齿苋、盐酸小檗碱）灌肠治疗 140 例，痊愈 105 例，好转 27 例，无效 8 例。

（3）中成药

大肠湿热者：香连丸 3g，1 日 2 次。肝盛脾虚者：逍遥丸 10g，1 日 2 次。脾胃气虚者：六君子丸或理中丸 10g，1 日 2 次。肾阳虚弱者：附子理中丸或四神丸 10g，1 日 2 次。

（4）针灸疗法

针刺疗法：以健脾补肾，温中清肠，涩肠止泻为主要治则。脾气虚弱、肾阳亏虚者健脾益肾、温化寒湿，针灸并用，虚补实泻；肠腑湿热者清热化湿，通调腑气，只针不灸，泻法。主穴：天枢（双），大肠俞（双），足三里（双），气海。配穴：组 1：上巨虚（双），神阙，三阴交（双）。组 2：关元，阴陵泉（双），脾（双）俞。操作：诸穴均常规针刺，配穴分成 2 组，每次取一组。神阙穴用隔盐灸或隔姜灸；脾胃亏虚者可施隔姜灸、温和灸或者温针灸；肾阳亏虚者可用隔熟附片饼灸。湿热蕴结型：加水分、曲池，进针得气后中等刺激行提插捻转泻法，以清热化湿而止泻。脾肾阳虚型：加肾俞，与主穴关元合用，进针得气后中等刺激行提插捻转补法加灸，以温肾壮阳，益火生土，益气扶正，振奋脾阳。气虚质：加中脘，健脾益气，针刺补法加灸。气郁质：加太冲、期门；理气开郁，针刺泻法。

耳穴贴压疗法：主穴：大肠、小肠、十二指肠、腹、胃、脾。配穴：神门、交感、幽门。方法：每次选 3～5 穴，用王不留行籽贴压，每穴每日轻压 2 次，2 周为一个疗程。（注意对胶布皮肤过敏者选用其他方法）

穴位注射疗法：取穴：天枢、足三里、关元。方法：用当归注射液 4mL 和维生素 B12100ug 注射（足三里、天枢取对侧），每日 1 次，10 次为 1 个疗程。

穴位埋线疗法：方法一：主穴：结肠 1（第 6 胸椎棘突下缘）、结肠 2（第 12 胸椎棘突下缘）。随症加减：脾胃虚弱加脾俞、章门、天枢、足三里；肾阳虚衰加关元、命门。方法：于上述穴位羊肠线埋线，每次埋线间隔 20～30 日，4 次为 1 个疗程。方法二：主穴：天枢、大肠俞、足三里。随症加减：纳差加脾俞，胃痛加中脘。方法：于上述穴位羊肠线埋线，每次埋线间隔 20～30 日，4 次为 1 个疗程。

（5）推拿疗法

治则：本病临床以正虚邪恋、虚实夹杂多见，治疗总体以扶正祛邪、标本兼顾为原则，同时注意分清虚实、寒热、标本、缓急。手法：一指禅、按、擦、四指推。穴位：关元、气海、天枢、胃俞、三焦俞、大肠俞。经络：足太阳膀胱经、任脉。操作：患者仰卧，医者用全掌按揉腹部，由中脘穴渐移至关元穴，往返 5 遍，继以柔和深透的一指禅法施于以上部位，时间约 10 分钟；用食指按揉关元、气海、双侧天枢穴各 3 分钟；摩腹 5 分钟。患者俯卧，以四指推法沿脊柱两旁足太阳膀胱经循行部位治疗，自肝俞至大肠俞，时间3分钟；点按两侧脾俞、胃俞、三焦俞、肾俞、大肠俞诸穴，时间共5分钟；沿两侧腰部夹脊穴或膀胱经循行部位施平推法，透热为度。10次为一个疗程。

五、预防与调护

（1）饮食调护。饮食以柔软、易消化、少渣、少油、营养丰富为原则，宜少食多餐，并补充足量维生素。急性发作期应进流质半流质饮食，病情好转后逐渐恢复正常饮食。忌口要点：① 忌酒及辛辣刺激之品：发作期和缓解期患者都应忌酒，忌食辛辣刺激之品，如辣椒、芥末、生姜、葱、蒜等，以免刺激胃肠道。② 忌食粗纤维食物：粗纤维食物会吸附胃肠中水分起到通便的作用，从而加重腹泻，如燕麦、芹菜、韭菜等。③ 忌食致敏食物：结合患者发作期过敏原测试结果忌食相关食物。④ 忌食产气食物：由于本病反复发作，在结肠黏膜中，溃疡瘢痕纤维交替产生，使内壁弹性降低，食用大豆及豆制品、红薯等产气食物，可能会因肠内产生气体导致急性肠扩张或溃疡穿孔；此外，部分患者存在肠胀气的情况，更不宜食用产气食物。⑤ 忌食生冷滑肠之品：如冷饮、冰镇食物、柿子、海蜇、蜂蜜等。

（2）起居调护。保持房间阳光充足，空气新鲜。执行消化道传染病隔离制度，对患者的排泄物、便器、餐具要消毒，专人专用，防止交叉感染。排便之后用温水清洗肛周，保持清洁干燥，涂无菌凡士林或黄连油膏以保护肛周皮肤。溃疡性结肠炎好发于夏秋季节，夏季暑湿主令。夏应心气，长夏应脾，暑夏炎热升发，易耗气伤津；湿性重浊，易于阻遏气机，使脾失健运，因此，夏季外出时应着浅色单衣，勤换勤洗，勿在烈日或当风处脱衣，防止暑邪贼风的侵袭；应注意个人卫生、饮食卫生、环境卫生等；此外，夏季白昼最长，黑夜最短，患者应“迟卧早起”，以顺应阳气的生长。秋季也容易发生脾胃之病，入秋之后应适当增添衣服，加衣被不宜过快，要增强机体耐寒力；应注意个人卫生并驱蚊蝇；此外，入秋后，白昼渐短，夜来提前，应顺应自然界收养之道，宜早卧早起。

（3）运动调护。急性发作期或病情严重时应卧床休息，避免过度劳累；缓解期适当休息，注意劳逸结合，配合以下运动调节脾胃功能：① 旋腹法。做法：双脚分开与肩同宽站立，二手叉腰，拇指在前，四指在后，上身及下身不动，腰腹部自右向前→左→后作圆周回旋动作，共81下；再改回自左向后→右→前作回旋动作，81下完毕。功效：该操改善腰腹部的血液循环，促进胃肠蠕动，消除胀气，对肠胃疾病尤其是慢性胃炎的症状效果颇佳。② 摩腹法。做法：患者取仰卧位或站位，两手掌相叠，置于腹部，以肚脐为中心，沿顺时针方向按摩200下。再按摩胃脘部，由上至下（由剑突下至耻骨联合）按摩200下。按摩宜先轻后重，以腹部有温热感为宜。建议在晚上睡前或晨起按摩。功效：腹部按摩能改善慢性肠炎功能，长期坚持，肠胃排泄也能有所改善。

（4）情志调护。中医认为："脾在志为思""肾在志为恐"，溃疡性结肠炎的发生与过思、过恐伤及脾肾有关。此外，随着生活节奏的加快，人们压力逐渐增大，压力过大可致肝不调达，失于疏泄，肝木乘土，进而导致脾胃功能失调。西医认为：情志压力可导致自主神经功能失调，引发消化道运动功能亢进、平滑肌痉挛、血管收缩、组织缺血、毛细血管通透性增高等病理改变，最终导致肠壁炎症及溃疡形成。临床所见溃疡性结肠炎患者多伴有精神压力过大。当思虑过度或压力过大时，可以去郊外散心，或听音乐、欣赏戏剧，通过"移情易性"法缓解压力和调节消极情绪。家属也要经常予以劝慰。

六、历代医家对本病的认识

早在《黄帝内经》中就有记载，如《素问•太阴阳明论》云："饮食不节，起居不时者，阴受之……入五脏，则填满闭塞，不为飧泄，久为肠澼。"又如《阴阳应象大论》谓："清气在下，则生飧泄……湿胜则濡泄"，《素问•至真要大论》谓："暴注下迫，皆属于热……澄澈清冷皆属于寒。"《生气通天论》曰："因于露风，乃生寒热。是以春伤于风，邪气流连，乃为洞泄。"《灵枢•师说》说："胃中寒，则腹胀；肠中寒，则肠鸣飧泄；胃中寒、肠中热、则胀而且泄。"这些从不同方面说明了湿、热、寒、风诸邪是引起泄泻的病因。汉•张仲景在《金匮要略》有"呕吐下利病脉证第十七"一章，论述痢疾和泄泻统称下利，有虚实寒热之分，有宿食、痰饮、热结之异；治法分别采用温、清、补、下诸法。《武威汉代医简论方》82木牍中专设治久泄肠澼药方：黄连、黄芩、赤石脂、龙骨、干姜、肉桂。并指出宜忌食鱼、猪肉。隋•巢元方《诸病源候论》卷十七曰："肠澼痢候，食（矢）稀或稠，便但似脓，每便极滑"。"大便下血鲜而腹痛属热"。此证候描写与本病表现十分相近。宋•许叔微对"痼冷在肠胃间，连年腹痛泄泻，休作无时"，服诸药不效者，采用温脾攻积之法，攻补兼施为治疗本病开拓了新途径。陈无择的《三因极一病证方论》泄泻叙说认为，不仅外邪可致病，情志失调亦可引起泄泻，曰："喜则散，怒则激，忧则聚，惊则动，脏气隔绝，精气夺散，以致溏泄"。严用和的《济生方》对便血提出"风则散之，热则清之，寒则温之，虚则补之"的治疗法则。金元时期，朱丹溪在《丹溪心法•泄泻》

篇说："泄泻有湿、火、气虚、痰积、食滞"之分。燥湿、伐火、分导小水等治法。张子和在《儒门事亲》中说："凡治湿，皆以利小溲为主"对"治湿不利小便，非其治也"的观点已有了深刻的认识。明•张景岳在《景岳全书•泄泻》中指出："若饮食不节，起居不时，以致脾胃受伤，则水反为湿，谷反为滞，精华之气不能输化，乃至合污下降而泻痢作矣"。又说："凡遇怒气便作泄泻者，必先怒时挟食，致伤脾胃，故但有所犯，即随触而发，此肝脾二脏之病也。盖内肝木克土，脾气受伤而然"。《景岳全书•泄泻》对其治法载有：泄泻之病，多见于小水不利，水谷分则泻自止，故曰："治泻不利小水，非其治也"。清代诸家论述泄泻的文献很多，如《张氏医通•大小府门》载有"久痢、虚冷、滑脱、脉细、皮寒、少气、畏食、不能言，或时发虚热者，附子理中汤加肉桂、肉豆蔻、诃子"。《医学心悟•泄泻》云："湿多成五泻，泻之属湿也，明矣。然有湿热，有湿寒，有食积，有脾虚，有肾虚，皆能致泻，宜分而治之"。《临证指南医案•泄泻》："泄泻，注下症也。经云：湿多成五泄，曰飧，曰溏，曰鹜，曰濡，曰滑，飧濡之完谷不化，湿兼风也；溏泄之肠垢污积，湿兼热也；鹜溏之澄清溺白，湿兼寒也；濡泄之身重软弱，湿自盛也，滑泄之久下不能禁锢，湿胜气脱也。"

七、中西医结合最新研究进展

（1）基于芳香烃受体探讨青黛及其主要成分缓解溃疡性结肠炎的作用机制

高阳等[1]对青黛及其主要成分对溃疡性结肠炎（UC）小鼠的治疗作用及机制进行了研究。将 42 只 SPF 级雄性 C57BL/6 小鼠随机分为空白组、模型组、青黛组、靛蓝组、靛玉红组和色胺酮组，每组 7 只。除空白组外，其余组采用葡聚糖硫酸钠自由饮用 10d 建立 UC 小鼠模型，各给药组从造模第 4 日开始予相应药液灌胃，连续 7d。记录小鼠一般状况，测量小鼠结肠长度，HE 染色观察结肠组织病理形态，Westernblot 检测结肠组织芳香烃受体（AHR）、细胞色素 P4501A1（CYP1A1）、白细胞介素（IL）-10、IL-22 蛋白表达量，RT-PCR 检测结肠组织 AHR、CYP1A1、IL-10、IL-22mRNA 表达。结果与空白组比较，模型组小鼠体质量明显减轻，结肠长度明显缩短；结肠组织结构破坏，隐窝结构变形，上皮细胞坏死水肿，中性粒细胞和淋巴细胞弥漫性浸润，结肠组织 CYP1A1、IL-10、IL-22 蛋白表达明显降低，AHR、IL-10、IL-22mRNA 表达明显降低，差异均有统计学意义（$P<0.01$）。与模型组比较，各给药组小鼠体质量明显增加（$P<0.01$），青黛组、靛玉红组和色胺酮组小鼠结肠长度明显增加（$P<0.05$，$P<0.01$）；各给药组小鼠结肠组织黏膜损伤及溃疡情况明显好转，

水肿及炎性细胞浸润不同程度改善，结肠组织 AHR、CYP1A1、IL-10、IL-22 蛋白表达明显升高（$P<0.01$），靛玉红组和色胺酮组小鼠结肠组织 AHR、CYP1A1、IL-10、IL-22mRNA 表达明显升高（$P<0.01$）。因此，得出结论：青黛可能通过激活 AHR/CYP1A1 信号途径调节炎症因子 IL-10、IL-22 表达，从而改善 UC 小鼠炎症损伤。

（2）积雪草酸对葡聚糖硫酸钠诱导的溃疡性结肠炎小鼠肠黏膜屏障的保护作用及机制研究

李阳等[2]研究了积雪草酸对葡聚糖硫酸钠（DSS）诱导的溃疡性结肠炎（UC）小鼠肠黏膜屏障的保护作用及机制。将 C57BL/6 小鼠随机分为空白组、模型组、柳氮磺胺吡啶组（450mg•kg-1）及积雪草酸低、高剂量组（3、30mg•kg-1），每组 6 只。小鼠自由饮用 2.5%DSS 溶液诱导建立 UC 模型，采用小鼠体质量变化及疾病活动指数（DAI）评分来评价造模效果。采用苏木素-伊红（HE）、过碘酸雪夫染色（PAS）法观察结肠组织病理变化；ELISA 法检测小鼠血浆肿瘤坏死因子α（TNF-α）、白细胞介素 6（IL-6）、IL-1β水平；RT-qPCR 法检测小鼠结肠组织中黏蛋白 2（MUC2）、claudin-1、occludin、闭锁小带蛋白 1（ZO-1）mRNA 表达；WesternBlot 法检测小鼠结肠组织中 MUC2 蛋白表达；免疫组化法检测小鼠结肠组织中 claudin-1、occludin、ZO-1 表达。结果与空白组比较，模型组小鼠的体质量显著下降（$P<0.01$），DAI 评分显著升高（$P<0.01$）；模型组小鼠的结肠隐窝结构严重丧失，杯状细胞结构破坏严重；血浆 TNF-α、IL-6、IL-1β水平显著升高（$P<0.01$）；结肠组织 MUC2 蛋白表达及 MUC2、claudin-1、occludin、ZO-1mRNA 表达显著下调（$P<0.01$）；结肠组织中 claudin-1、occludin、ZO-1 阳性细胞表达显著减少（$P<0.01$）。与模型组比较，积雪草酸低、高剂量组小鼠的体质量显著增长（$P<0.01$），DAI 评分显著下降（$P<0.01$）；结肠隐窝结构恢复，炎性浸润减轻，杯状细胞结构和数量明显恢复；血浆 TNF-α、IL-6、IL-1β水平明显下降（$P<0.05$，$P<0.01$）；结肠组织 MUC2 蛋白表达及 MUC2、claudin-1、occludin、ZO-1mRNA 表达明显上调（$P<0.05$，$P<0.01$）；结肠组织 claudin-1、occludin、ZO-1 阳性细胞表达明显增加（$P<0.05$，$P<0.01$）。因此，认为积雪草酸对 DSS 诱导的 UC 小鼠结肠组织病理损伤具有明显改善作用，可能与其上调 MUC2 及紧密连接蛋白的表达，保护肠黏膜屏障的完整性有关。

（3）电针刺激上巨虚、天枢对溃疡性结肠炎模型大鼠 Th17 相关特异性因子及 Treg 的影响

周睿璇等[3]观察电针刺激上巨虚、天枢对溃疡性结肠炎（ulcerativecolitis，UC）模型大鼠辅助性T细胞17（Thelpercell17，Th17）相关特异性因子及调节性T细胞（Tregulatorycell，Treg）的影响，探讨了合募配穴理论指导下电针刺激大肠腑下合穴、募穴治疗UC的作用机制，为特定穴的临床应用提供实验依据。从50只SD大鼠随机分出10只作为空白组，剩余40只UC模型造模成功的大鼠随机分为模型组、合募配穴组、天枢组和上巨虚组，每组10只。2，4，6-三硝基苯磺酸（2，4，6-trinitrobenzenesulfonicacid，TNBS）/乙醇法制备UC大鼠模型。合募配穴组予以电针刺激双侧天枢、上巨虚，天枢组予以电针刺激双侧天枢，上巨虚组予以电针刺激双侧上巨虚，每次20min，每天1次，共10次。观察大鼠一般情况，计算大鼠疾病活动指数（diseaseactiveindex，DAI）；肉眼观察大鼠结肠黏膜损伤情况，评估结肠黏膜损伤指数（colonicmucosadamageindex，CMDI），HE染色观察结肠形态学变化；流式细胞术检测大鼠脾脏CD4+T细胞中Treg细胞百分比，荧光定量PCR检测大鼠结肠组织中转化生长因子-β（transforminggrowthfactor-β，TGF-β）、维A酸相关孤儿受体γt（retinoidacidrelatedorphanreceptorgammat，RORγt）、白细胞介素-17A（interleukin-17A，IL-17A）mRNA相对表达量。**结果：**（1）与空白组比较，模型组一般情况不佳，肠黏膜坏死，有明显溃疡面，炎性浸润严重，DAI及CMDI评分显著升高（$P<0.05$），Treg细胞百分比及TGF-βmRNA相对表达量显著降低（$P<0.05$），RORγt、IL-17AmRNA相对表达量显著升高（$P<0.05$）；（2）与模型组比较，合募配穴组、天枢组及上巨虚组一般情况明显好转，炎性浸润和结肠黏膜坏死情况明显减轻，DAI及CDMI评分显著降低（$P<0.05$），Treg细胞百分比及TGF-βmRNA相对表达量显著升高（$P<0.05$），RORγt、IL-17AmRNA相对表达量显著降低（$P<0.05$）；（3）与天枢组和上巨虚组比较，合募配穴组Treg细胞百分比显著升高（$P<0.05$），RORγtmRNA相对表达量显著降低（$P<0.05$）。因此，认为电针刺激大肠合募穴上巨虚、天枢对UC有良好的治疗作用，合募配穴疗效优于单穴疗效，其作用机制可能是通过调节Th17/Treg平衡，降低炎性细胞因子表达，以调控肠黏膜免疫失衡状态，恢复肠黏膜免疫稳态，减轻炎症反应。

（4）四逆汤对溃疡性结肠炎大鼠TLR4/NF-κB信号通路相关因子及肠道菌群的影响

陈泰宇等[4]探讨了四逆汤对溃疡性结肠炎大鼠Toll样受体4（Toll-like receptor4，TLR4）/核因子-κB（nuclearfactor-κB，NF-κB）信号通路相关因子及肠道菌群的影响。选取健康雄性 SD 大鼠 28 只，常规饲料喂养，自由进食进水，实验开始前适应性饲养 7d。按照随机数字表法将 28 只大鼠分为正常组、模型组、四逆汤组、美沙拉嗪组，各 7 只。正常组大鼠注入氯化钠溶液，模型组、四逆汤组、美沙拉嗪组大鼠通过结肠内注入三硝基苯磺酸（trinitrobenzenesulfonicacid，TNBS）建立溃疡性结肠炎模型。造模完成后，四逆汤组大鼠采用四逆汤 3.8g/kg 灌胃，美沙拉嗪组采用美沙拉嗪 10g/kg 灌胃，1 次/d。在给药前 1d 及给药 7d 后秤测量大鼠的体质量、疾病指数活动评分（diseaseactivityindex，DAI）评分，检测大鼠给药 7d 后的 TLR4、NF-κB、肿瘤坏死因子-α（tumornecrosisfactor-α，TNF-α）、白细胞介素-10（interleukin-10，IL-10）、白细胞介素-16（interleukin-16，IL-16）、黏蛋白 2（mucin2，MUC2）、三叶因子 3（trefoilfactor3，TFF3）表达及肠道菌群。结果给药前，正常组大鼠体质量显著高于模型组、四逆汤组、美沙拉嗪组（$P<0.05$）；给药 7d 后，四逆汤组、美沙拉嗪组大鼠体质量显著升高（$P<0.05$），正常组、四逆汤组、美沙拉嗪组大鼠体质量显著高于模型组（$P<0.05$）。给药前，正常组大鼠 DAI 评分显著低于模型组、四逆汤组、美沙拉嗪组（$P<0.05$）；给药 7d 后，四逆汤组、美沙拉嗪组大鼠 DAI 评分显著降低（$P<0.05$），模型组、四逆汤组、美沙拉嗪组大鼠 DAI 评分显著高于正常组（$P<0.05$），四逆汤组、美沙拉嗪组大鼠 DAI 评分显著低于模型组（$P<0.05$）。给药 7d 后，正常组、四逆汤组、美沙拉嗪组大鼠 TLR4、NF-κB 表达均显著低于模型组（$P<0.05$）。给药 7d 后，正常组、四逆汤组、美沙拉嗪组大鼠 TNF-α、IL-10、IL-16 水平均显著低于模型组（$P<0.05$）。给药 7d 后，正常组、四逆汤组、美沙拉嗪组大鼠肠球菌、肠杆菌显著低于模型组，双歧杆菌、乳酸杆菌显著高于模型组（$P<0.05$）。给药 7d 后，正常组、四逆汤组、美沙拉嗪组大鼠 TFF3、MUC2 表达显著高于模型组（$P<0.05$）。因此，认为四逆汤可用于溃疡性结肠的治疗，对于 TLR4/NF-KB 信号通路相关因子及肠道菌群均有一定调节作用。

参考文献：

[1]高阳，顾思臻，薛艳，等.基于芳香烃受体探讨青黛及其主要成分缓解溃疡性结肠炎的作用机制[J].中国中医药信息杂志，2023，30（1）：126-131.

[2]李阳，徐秉忠，王加玉，等.积雪草酸对葡聚糖硫酸钠诱导的溃疡性结肠炎小鼠肠黏膜屏障的保护作用及机制研究[J].中药新药与临床药理，2023，34（5）：628-635.

[3]周睿璇，彭嘉颖，向晶，等.电针刺激上巨虚、天枢对溃疡性结肠炎模型大鼠 Th17 相关特异性因子及 Treg 的影响[J].湖南中医药大学学报，2023，43（5）：877-884.

[4]陈泰宇，唐学贵，蒋小东，等.四逆汤对溃疡性结肠炎大鼠 TLR4/NF-κB 信号通路相关因子及肠道菌群的影响[J].中华中医药学刊，2023，41（10）：83-87.

第二节　直肠息肉

直肠息肉是指直肠黏膜上向肠腔隆起的病变，无论大小、形状及组织类型如何，都称为息肉。男多于女，年长者较多见。直肠息肉比较常见，常合并有结肠息肉发生。幼年性息肉多见于 5～10 岁的小儿，其他息肉则多发生于 40 岁以上者。且年龄越大，发生率越高。在中医学中直肠息肉属“息肉痔”“葡萄痔”“樱桃痔”“悬胆痔”等范畴。

一、病因和发病机制

（一）现代医学对直肠息肉病因和发病机制的认识

（1）病因

直肠息肉其病因不明，目前认为直肠息肉的发生可能与饮食因素，遗传因素，长期炎症和机械性慢性刺激有关。长期吃高脂肪、高蛋白、低纤维素食物，长期大量吸烟损害免疫功能，使基因突变；或长期慢性炎性刺激以及机械性慢性刺激导致表皮、腺上皮及皮下层组织的局限性增生形成息肉。家族性结肠息肉病及 Gardner 综合征患者、溃疡性结肠炎患者和结肠代膀胱者都可见大肠腺瘤性息肉及癌的发生率增高。

（2）病理

根据病理特点通常将息肉分为肿瘤性息肉和非肿瘤性息肉两类，前者又分为管状腺瘤、绒毛状腺瘤和混合性腺瘤。发生在直肠者多为单个，有蒂，有恶变倾向。后者包括增生性息肉、错构瘤性息肉、黏膜赘生物、炎性息肉及幼年性息肉等。（1）管状腺瘤：常见，有蒂，多数为单个，通常直径小于 1cm，一般不癌变；若迅速增大，发生不典型增生，则癌变机会增多。（2）绒毛状腺瘤（乳头状腺瘤）：呈绒毛状或菜花状突出于黏膜面，广基底，无蒂，体积较管状腺瘤大，质地柔软，90%发生在乙状结肠下段和直肠，男性多于女性，老年人多见，容易癌变。（3）幼年性息肉（先天性息肉）：属错构瘤性息肉，70%～80%发生在直肠，10 岁以下儿童多见，多为单发，直径小于 1cm 者通常在青春后期可自然消失。（4）炎性息肉（假性息肉）：常见于溃疡性结肠炎、克罗恩病、肠结核、血吸虫病等的再生与修复阶段，常为单发，体积较小，病程长者可增大。增生性息肉（化生性息肉）一般见于40岁以后，年龄越大发病率越高，主要发生在直肠。（5）家族性腺瘤性息肉（Peutz-Jeghers综合征）：是一种常染色体显性遗传性疾病、口唇、口腔颊黏膜及四肢末端皮肤出现黑色素斑，胃肠道出现多发性大小不等的有蒂或无蒂息肉，多在12岁以后发生，有癌变倾向。

（二）中医学对直肠息肉病因病机的认识

直肠息肉的发生多由于腑气不畅，湿热下注，移于大肠，导致肠道气机不畅、经络阻滞、气滞血瘀、浊气凝聚而形成；或因内伤饮食，感受寒热，湿邪迫于大肠，致肠道气机不利，脏腑功能失调，经络阻滞，气滞血瘀，浊气凝聚而成。久病则气虚下陷，肠蒙可随排粪而露于肛外，状如樱桃，故有“樱桃痔”之称。若燥粪伤及血络，则见便血鲜红。

二、临床表现

直肠息肉在体积较小的情况下一般无任何症状，因此就诊的机会并不多，多数情况下是在查体时发现。直肠息肉随着体积的增大可出现明显的症状及并发症。临床主要表现为便血、大便习惯的改变、有肿物脱出肛门或随大便脱落、腹痛、腹胀、腹泻等。较大息肉常见症状为便后出血，不与大便相混合，为鲜红色血液，一般出血量较少，多为间歇性出血，少数可引起贫血。直肠下段息肉若为蒂状，在排粪时可见鲜红色的息肉脱出，状如樱桃，排粪后多能自行缩回。直肠息肉一般不引起黏液大便或脓血大便，也无里急后重感或便意频繁。但在并发感染或结肠炎时，可有里急后重或黏液脓血大便发生。

三、诊断和鉴别诊断

（一）诊断

（1）症状。① 便血：有隐性和显性两种。隐性便血仅见粪便镜检有红细胞或潜血试验阳性，多见于高位息肉较小、数量较少者；显性便血即肉眼可见便血鲜红，呈滴状，或大便带血，血量多少不一。长期便血易导致贫血。② 大便习惯改变：多发性息肉常常伴有腹痛、腹泻、里急后重等大便习惯的改变；乳头状息肉以展起排出大量蛋清状黏液便为特点；单发者多无明显症状。③ 脱垂：低位息肉可见鲜红色、樱桃状肉样肿物，或与直肠黏膜一起脱出肛外，便后可自行回纳。脱出时常伴有排便不畅、肛门下坠或里急后重感。

（2）肛门指诊。可触及低位息肉或高位带蒂息肉，肿物柔软或坚韧，光滑，可活动。直肠镜检查：赘生物有蒂或广基，表面为黏膜样组织，单发或多发。

（3）肛门直肠指诊。及直肠镜检查可发现本病，组织病理检查可帮助明确病理诊断。纤维结肠镜、钡灌肠检查可帮助发现结肠有无病变。

（二）鉴别诊断

（1）直肠癌：指诊可触及坚硬如石、表面不规则、凹凸不平或呈菜花状肿块，活动范围小，基底粘连，有压痛。晚期指诊可摸到周边隆起而坚硬的溃疡，指套可带脓血性分泌物，有特殊臭味。病理检查可明确诊断。

（2）肛乳头肥大：位置较低，生长于齿线附近，质稍硬，表面光滑，呈椭圆形，不易出血，可脱出肛外。

四、治疗

（一）现代医学疗法

直肠息肉的治疗原则是发现息肉即行摘除。传统治疗方法是，息肉位于直肠中、下段，可经肛门行切除术或结扎术；而目前流行的方法是在电子结肠镜下息肉的摘除术，如高频电凝圈套切除法、高频电凝灼除法、高频电凝热活检钳法、活检钳钳除法、激光气化法、微波透热法、密接摘除法等。也可采用在电子肠镜下与手术结合切除的方法。

（1）高频电凝圈套切除法。主要用于有蒂的息肉。治疗前，首先抽吸干净息肉周围的黏液和粪水，防止导电击伤肠壁。调整患者体位，使息肉处于上、下位置，以便于圈套。抽换肠腔内气体2～3次，如有条件可注入适当二氧化碳气体，以降低肠内易燃气体的浓度，防止治疗中产生气体爆炸。将圈套丝套在息肉颈部，提起悬空，将准备好的高频电发生仪调整到混合电流2.5～3.5档，打开开关通电，每次2～4s，酌情掌握通电次数。通电后见圈套丝有白烟或发白时，逐渐收紧圈套器，采取边收紧边间断通电的方法，注意收紧与通电一定要配合得当，严格防止出血和烧穿肠壁等并发症。

（2）高频电凝灼除法。主要用于多发半球形小息肉。将高频电发生仪调整到凝固电流2～3档，使电凝器的探头对准息肉的头部，打开开关，间断通电，每次通电2～3s，凝除掉息肉体积的2/3多即可，不要凝除过多，以免组织坏死脱落后出现继发性肠穿孔、大出血等并发症。

（3）活检钳钳除法。主要用于较小的息肉。在电子结肠镜下，用活检钳在取活组织的同时，将息肉摘除。

（4）微波透热法。适用于不再需要取活组织病理检查的息肉。通过电子结肠镜的活检孔导入微波治疗仪的探头至息肉部位。调整微波仪的功率在50～65mA，打开开关通电，点触息肉体，每点1～3s，至整个息肉发白。

（5）“密接”摘除法。对于长蒂大息肉，难以悬空在肠腔中者可采用此法。因息肉较大，应使息肉头部与对侧肠壁广泛接触，以免电流密度过大烧伤肠壁。其他同高频电凝圈套切除法。

（6）内镜下与手术结合法。对于多发性息肉或息肉病，难以只凭手的触摸彻底切除全部息肉。开腹后，先经肛门插入电子结肠镜，镜下摘除散在的息肉，方法同前述；再切除息肉密集的肠段。

（7）黏膜剥离活检切除法。适用于扁平息肉或怀疑癌变的息肉。先用注射针在息肉边缘的正常黏膜下注入生理盐水1～2ml，使息肉浮起在隆起的顶部；再用圈套器进行圈套切割，一次切除或分片切除。

（二）中医疗法

湿热下注证：湿热移于大肠，伤及肠中血脉，致大便表面有黏液带血，肛门部焮热不适，伴腹痛腹泻；湿浊挟热可致息肉溃烂，大便表面有脓性黏液，息肉可在便时脱出肛门外；肛门指检可触及息肉；舌质红，苔黄或黄白厚腻，脉濡数。治以清热利湿，理气止血。方用黄连解毒汤加减。便秘者酌情加火麻仁或大黄。

气滞血瘀证：久病致腑气不通，气血凝结，息肉增大变硬，形体消瘦，面色晦暗；若脾胃失调、气血不和可出现食少、纳差；肛门指检息肉变硬、触痛；舌质暗，苔白，脉弦滑。治以活血化瘀，理气散结。方用补阳还五汤加减。肛门坠胀不适者加木香、枳实。

先天亏损、正虚血瘀证：自幼排便时偶有肿块脱于肛外，便后滴血多少不定，或腹泻、腹部隐痛；后期出现倦怠懒言。舌质淡、苔白，脉细弱。治宜理气散瘀，温中健脾。方用良附丸加减。便时带血加赤石脂、血余炭或三七。

五、中西医结合最新研究进展

（1）中医药防治结直肠息肉研究文献可视化分析

姜芸等[1]对中医药防治结直肠息肉领域的研究现状、热点和前沿进行了分析，为临床和科研提供参考。计算机检索中国知识资源总库（CNKI）、中文科技期刊数据库（VIP）、中国学术期刊数据库（万方数据）、中国生物医学文献数据库（CBM）收录的1977-2022年中医药防治结直肠息肉研究文献。采用Excel、CiteSpace和VOSviewer

对发文量、发表期刊、作者、机构、关键词进行可视化分析。共纳入文献 438 篇，年发文量总体呈上升趋势，主要发表于《中国中西医结合消化杂志》(18 篇)、《中国肛肠病杂志》(11 篇) 等期刊；核心作者共 24 位，占作者总数的 2.62%，形成了以林一凡、张北平、刘杨、韩树堂、夏军权、饶振芳等为代表的研究团队；发文最多的机构为南京中医药大学 (31 篇)。高频关键词有结直肠息肉、腺瘤性息肉、中医证型、复发、中医体质、中医药治疗等；关键词聚类示中医证型、结直肠癌、辨证论治、电子肠镜、管状腺瘤、中药灌肠、临床观察、复发为研究热点；关键词突现预测肠道菌群、病理、满意度、危险因素是研究前沿。发现近年中医药防治结直肠息肉领域的研究热度逐年上升，研究热点主要集中于病因病机及临床研究方面。

(2) 白花蛇舌草防治结直肠息肉

鲁仕昱等[2]将白花蛇舌草对结直肠息肉的防治作用进行了研究。肠道湿热及湿邪困脾是结直肠肠息肉病机的关键，而白花蛇舌草具有利湿、散结、清热之功效，对抑制结直肠息肉的癌变及复发具有良好的作用。白花蛇舌草主要通过发挥细胞毒性作用、激活机体免疫、促凋亡、抗炎、抑制淋巴管和血管生长等，阻滞结直肠肿瘤的进展。发现目前研究欠缺预防大肠息肉复发的大样本、多中心的临床研究论证，防治息肉复发的中药及方剂中的具体有效成分尚未明确。今后需进一步开展大样本的临床试验研究，验证白花蛇舌草防治结直肠息肉复发的有效性，同时从分子水平研究其作用靶点及机制，为临床应用提供理论依据。

(3) 结直肠息肉患者的舌诊特征分析

胡成琛等[3]对结直肠息肉患者的舌诊特征进行了分析。选择符合纳入标准的 83 例门诊及住院的结直肠息肉患者 (息肉组) 和 16 例健康者 (对照组) 的舌象，并进行临床辨证分析。结果息肉组粪便隐血占比明显高于对照组，差异有统计学意义 ($P<0.05$)。息肉组舌色以淡红 (58%) 和淡白 (24%) 为主，舌苔多见白薄 (25%)、白厚腻 (52%)、黄腻 (23%)，舌形多见正常舌 (64%)、齿痕舌 (12%)、肥大舌 (12%)。舌苔苔质与息肉数量、大小之间差异有统计学意义 ($P<0.05$)。单发或<10mm 息肉多以白薄和白厚腻舌苔为主，多发或≥10mm 息肉则以白厚腻和黄腻舌苔为主。舌色和舌形在息肉数量和大小中差异无统计学意义 ($P>0.05$)。认为息肉患者舌象存在特异性表现，舌色和粪便隐血与息肉患病存在密切相关性。不同舌苔与结直肠息肉数量和大小有关，但不影响腺瘤类型和息肉表面形态。通过对舌色和舌苔的诊断，可用于辅助诊治结直肠息肉。

（4）地榆槐角丸在内镜下结直肠息肉术后患者中的应用效果

叶渟渟等[4]对地榆槐角丸在内镜下结直肠息肉术后患者中的应用效果进行了研究。选取 2020 年 7 月至 2021 年 5 月福建中医药大学附属第三人民医院收治的 100 例内镜下结直肠息肉切除术患者作为研究对象，采用随机数字表法分为对照组（50 例）和观察组（50 例）。对照组术后采用常规护理及治疗，观察组在此基础上口服地榆槐角丸。比较两组的术后并发症发生率、腹部症状评分、排便情况评分及满意度。结果观察组的术后并发症发生率低于对照组，差异有统计学意义（$P<0.05$）；观察组的术后腹部症状评分低于对照组，差异有统计学意义（$P<0.05$）；观察组的排便情况评分高于对照组，差异有统计学意义（$P<0.05$）；观察组的满意度高于对照组，差异有统计学意义（$P<0.05$）。因此，认为地榆槐角丸能有效降低结直肠息肉患者的术后并发症发生率、改善腹部症状，值得临床推广应用。

参考文献：

[1]姜芸，袁润，雷沥，等.中医药防治结直肠息肉研究文献可视化分析[J].中国中医药信息杂志，2023，30（8）：68-74.

[2]鲁仕昱，林辉，冯明丽.白花蛇舌草防治结直肠息肉[J].中医学报，2022，37（4）：757-764.

[3]胡成琛，林一晗，沈天奕，等.结直肠息肉患者的舌诊特征分析[J].中国中西医结合消化杂志，2022，30（2）：108-112.

[4]叶渟渟，邵岩峰，王建平，等.地榆槐角丸在内镜下结直肠息肉术后患者中的应用效果[J].中国当代医药，2021，28（33）：152-155.

第三节　痔

痔属外科常见病、多发病，俗称“痔疮”。以便血、疼痛、坠胀、肿块脱出和异物感为主要临床特征。好发于 20～40 岁人群，男性略多于女性，并随着年龄增长而发病率增高。肛垫支持结构、静脉丛及动静脉吻合支发生病理性改变或移位为内痔，齿状线远侧皮下静脉丛的病理性扩张或血栓形成外痔，内痔通过丰富的静脉丛吻合支和相应部位的外痔相互融合为混合痔。中医痔的概念有广义与狭义之分。广义的痔概念：痔者峙也，高突的意思。《医学纲目》云：“如大泽之中有小山突起为痔。

人九窍中凡有小肉突出皆曰痔，不独生于肛门边也……生于耳者，为耳痔，发于鼻者，为鼻痔。”可知痔为空窍赘生物的总称。狭义的痔概念：泛指肛肠疾病。《说文解字》谓：“痔，后病也。”《黄帝内经》云：“因而饱食，经脉横解，肠澼为痔。”《外科大成》曰：“气血纵横，经络交错，流注肛门而成此痔矣。”

一、病因和发病机制

（一）现代医学对痔病因和发病机制的认识

长期饮酒和恣食辛辣等刺激性食物可使局部充血；肛周感染可引起静脉周围炎使肛垫肥厚；营养不良可使局部组织萎缩无力。久坐久立或便秘、妊娠、前列腺增生等使腹内压升高而影响痔静脉回流的因素均可诱发痔。肛垫是直肠下端的唇状肉赘，是位于齿状线至其以上 1.5cm 左右，由静脉或静脉窦、结缔组织、平滑肌所组成的环状海绵样组织带，又称为直肠海绵体，是人体的正常解剖结构。缘于肛门内括约肌的收缩，肛垫借 Y 形沟分为右前、右后和左侧三块，也是来源于肠系膜下动脉的痔动脉分支主要供给处，即所谓“痔的好发部位”，起着肛门垫圈的作用，协助括约肌以关闭肛门。痔是肥大、移位的肛垫，而不是曲张的直肠上静脉末支，这一观点已被认同。肛垫内正常纤维弹力结构的破坏、伴有肛垫内静脉的曲张和慢性炎症纤维化，肛垫出现病理性肥大且向远侧移位后而形成痔。

（二）中医学对痔病因病机的认识

中医学认为，痔疾的发生除了局部原因以外，与人体全身脏腑、经络、气血、阴阳的病理变化是密切相关的。脏腑本虚、气血亏损是痔的发病基础。正如《丹溪心法》说的“痔者，皆因脏腑本虚、外伤风湿、内蕴热毒、醉饱交接、多欲有戕，以致气血下坠，结聚肛门，宿滞不散而冲突为痔者。”又如《疮疡经验全书》说：“人生素不饮酒亦患痔者，脏虚故也……。”在脏腑气血虚损的基础上，多种原因都可引起痔疾，归纳起来有以下几点：（1）饮食不节，过食辛辣，湿聚热生，下注大肠，蕴结于局部，导致筋脉郁积弛解，冲突为痔。（2）久泻久痢、久坐久立、劳累过度、妇女妊娠等引起正气虚损血脉阻滞，经络交错，冲突为痔。（3）大便秘结、努挣用力，正气耗损，浊气蓄积于局部、下坠而为痔。（4）外感风、湿、燥、热之邪，或因七情内伤而致热毒蕴结，气血壅滞不通、经络不通而瘀滞结聚于肛门冲突为痔。（5）遗传因素同痔疮的关系窦汉卿曰：“亦有父子相传者，母血父精而成。”薛立斋认为：“有因母腹中受热。”

二、临床表现

（1）便血。痔病最常见的症状，症状主要源于内痔。由于肛垫内动静脉交通支的存在，典型表现为鲜红色出血，常滴入或喷入便盆中。无痛性间歇性便血是其特点。便后数日常可自行停止。这对诊断有重要意义。便秘、粪便干结、饮酒及食用刺激性食物等都是出血的诱因。若长期出血可导致贫血。

（2）痔脱垂。常为晚期症状，肛垫的非正常肿胀、悬挂支持肌肉的过度牵拉以及黏膜下动静脉丛的扩张可导致晚期痔组织体积增大，排便时脱出肛门。轻者可自行还纳，重者需用手推回，更严重者长期在肛门外，不能还纳或还纳后又立即脱出。有少数患者诉说脱垂是首发症状。

（3）疼痛。单纯的内痔无疼痛，少数有坠胀感，当内痔或混合痔脱出嵌顿，出现水肿、感染、坏死时，则有不同程度的疼痛。大多数的外痔没有疼痛症状，如发生血栓则表现为剧烈疼痛的肛周肿块。血栓溶解后形成的皮赘可导致肛门潮湿不洁以及继发的刺激症状。

（4）瘙痒。晚期痔脱垂导致肛周皮肤黏膜下移，常有分泌物流出，由于分泌物刺激，造成肛门周围瘙痒和不适，甚至出现皮肤湿疹，极为痛苦。

三、诊断和鉴别诊断

（一）诊断

痔主要靠肛门直肠检查做出诊断。首先作肛门视诊，内痔除Ⅰ期外，其余三期均可在视诊下见到，血栓性外痔表现为肛周暗紫色椭圆形肿物，表面皮肤水肿、质硬、触痛明显。对有脱垂者，最好在蹲位排便后立即观察，可清楚地见到痔的大小、数目与部位。直肠指检虽对痔的诊断意义不大，但可了解直肠内有无其他病变，如低位直肠息肉、直肠癌等。肛门镜检查可确诊，不仅能见到痔的情况，还可观察到直肠黏膜有无充血、水肿、溃疡、肿块等。

（二）鉴别诊断

（1）Ⅰ度直肠黏膜脱垂：此类直肠脱垂与Ⅱ、Ⅲ度内痔易混淆，Ⅰ度直肠黏膜脱垂脱出的直肠黏膜呈放射状有环状皱褶，色鲜红，质软，易还纳，无分界线，无痛，括约肌松弛，多见于儿童和老年人。痔不论单个或多个脱出时呈血管瘤状，是暗红色团块，无括约肌松弛。

（2）直肠息肉：低位带蒂的直肠息肉，脱出至肛门外有时误诊为内痔。但直肠息肉常见于儿童，为圆形、实质性、有蒂、可移动。成人直肠息肉脱出至肛门外，多为有蒂、可移动。

（3）直肠炎：亦可有便血症状，肛门镜检查即可识别。直肠炎的直肠黏膜呈红色或紫红色，充血明显，可见散在的或弥漫的点状出血。

（4）直肠癌：指检可扪及凸凹不平的肿块，表面常有溃疡，肠腔可有不同程度的狭窄，指套上有暗红色陈旧的血迹。气钡对照灌肠或肠镜检查即可确诊。

便血是痔病和直肠癌共有的症状，对有便血症状的患者要提高警惕，特别是45岁以上或有家族史的患者，即使发现了痔病，也不应满足于痔病的诊断。如果不能用痔病来解释便血，或肛门直肠检查没有发现出血源，或患者有明确的结肠肿瘤高危因素时，则必须进行结肠镜或钡剂灌肠检查。

（5）门静脉高压引起肛管静脉曲张：门静脉高压引起肛管静脉曲张和痔是不同的，不是痔的病因。实际上，有门静脉高压及静脉曲张的患者的痔发病率并不高。静脉曲张出血不同于痔出血，所以不能使用常规治疗痔病的方法来治疗静脉曲张出血。治疗直肠静脉曲张出血最好应纠正相应的门静脉高压，经颈静脉肝内门腔分流术已被成功地用于治疗顽固性出血。如果需要局部治疗的话，应缝扎曲张静脉而不要切除它。

（6）肛裂：便血鲜红，肛门疼痛剧烈，呈周期性，多伴有便秘。局部检查可见截石位6或12点处肛管有裂口。

四、治疗

（一）现代医学疗法

（1）一般处理。般处理是注意饮食，减少刺激性食物的摄入，增加膳食纤维，保持大便通畅，避免排便费力，保持会阴部清洁，预防症状出现。

（2）药物治疗。药物治疗是痔治疗的首选方法，是I度、II度内痔的主要方法。（1）局部药物治疗：目前，临床上使用的具有收敛、减轻充血、出血、保护黏膜作用的各种栓剂，如复方角菜酸酯栓、马应龙痔疮栓等，可以达到消除或减轻症状的目的。（2）口服药物治疗：针对改善痔脉血管张力的口服药物，是近年来治疗痔的一个热点。包括复方银杏叶萃取物胶囊、草木犀流浸液片、爱脉朗等。目前认为以上药物均作用于痔血管，提高静脉张力、促进淋巴回流、稳定毛细血管使其通透性正常，而起到治疗作用。

（3）其他非手术治疗。这些技术的原理均是使齿线水平以上的痔血管凝固、闭塞、退化或硬化，最终在治疗部位形成纤维粘连固定。

胶圈套扎疗法：胶圈套扎疗法通过对痔进行紧密套扎。使痔缺血、坏死、脱落而痊愈。适用于各期内痔及混合痔内痔部分，不能用于外痔的治疗，以Ⅱ度或Ⅲ度内痔最适合。套扎部位在齿状线上方（不超过 2cm），否则会引起剧烈的疼痛。一次最多可套扎 3 个内痔。常见的并发症是疼痛，通常较轻，可通过坐浴和止痛药缓解。其他并发症，如脓肿、尿潴留、胶圈滑动、邻近痔的嵌顿和血栓形成、溃疡的少量出血，发生率低于 5%。

硬化治疗：① 注射治疗，是最早应用的非手术治疗方法之一。该方法适用于Ⅰ度、Ⅱ度及Ⅲ度内痔，对于Ⅰ度的出血症状效果显著，亦可预防和减轻Ⅱ度、Ⅲ度内痔的脱垂。具体方法为在痔黏膜下注射 5ml5%的石炭酸油剂，5%奎宁和尿素，或者高渗氯化钠溶液（23.4%），引起血管栓塞，结缔组织硬化和黏膜的缩小和固定。尽管硬化治疗是微创性的，也会引起并发症。不同文献报道，12%～70%的患者出现疼痛。阳痿、尿潴留和盆腔脓肿也有报道。30%的患者在治疗 4 年后复发。② 枯痔钉疗法，其原理是将枯痔钉插入痔块中心引起异物刺激炎症反应，使痔组织液化坏死而纤维化。适用于Ⅱ度、Ⅲ度内痔和混合痔内痔部分，枯痔钉分为有砒和无砒两种，目前大多采用二黄柏痔钉，既有枯痔钉疗效，又无砒中毒之险。

（4）手术治疗

痔切除术的手术方法、术式很多，临床上常用术式包括：外剥内扎法和痔环形切除术。① 外剥内扎法：外剥内扎法即外痔剥离内痔结扎，是目前最常使用的传统术式。② 痔环行切除术：痔环行切除术适用于严重的环行痔并伴有直肠黏膜脱垂的患者，其缺点是创面较大，术后常导致肛门狭窄，并发症多，目前已不常采用，并逐渐被痔上黏膜切除钉合术（PPH）代替。术后疼痛是痔切除术的主要缺点。通常需要麻醉止痛，多数患者术后 2～4 周不能恢复工作。痔切除术的并发症通常较轻但发生频率很高。这些并发症包括尿潴留（2%～36%）、出血（0.03%～6%）、肛门狭窄（0～6%）、感染（0.5%～5.5%）和失禁（2%～12%）。对于嵌顿、坏疽型痔的急诊痔切除术是安全的，其疗效与限期痔切除术相当。

痔上黏膜环切钉合术（PPH）：1998 年由 Lon-go 介绍，痔上黏膜环切钉合术切除了痔上方冗余的直肠黏膜以及近端的部分痔组织，其目的是重新悬挂肛管内的脱垂的痔组织，并中断贯穿切除部分的动脉血流。主要适用于严重的Ⅲ度、Ⅳ度内痔，以及混合痔患者。该技术与传统痔切除术同样安全，可减少手术时间、康复时间和术后肛门功能损伤的发生，但手术费用较高。痔上黏膜环切钉合术仍有一定的并发症如术后疼痛和里急后重感，还有严重的并发症的报道，包括直肠穿孔、腹膜后脓肿和盆腔脓肿等。

（二）中医疗法

（1）辨证论治

气滞血瘀：肛门肿物突起疼痛以胀痛为主，或大便秘结，肛缘肿块色紫，按之疼痛。舌淡红或紫暗，苔薄脉弦。病机为气滞血瘀、凝聚皮下。治法活血止痛。方用桃红四物汤或止痛如神汤。常用药：桃仁、红花、赤芍、当归、大黄、泽兰、泽泻、苍术、黄柏、佛耳草。若大便通畅，将生大黄改为制大黄。

湿热阻滞：肛门肿痛，甚则行走欠利，既往有痔疾史，肛缘肿物隆起，表面光亮，质软，或表面有轻度糜烂渗出。舌红苔腻，脉滑数。病机为湿热阻滞，气血不畅。治法清热燥湿，活血止痛。方用四妙丸加减。常用药：黄柏、苍术、牛膝、薏苡仁、皂角刺、槟榔、泽兰叶、泽泻、赤芍、甘草。若便秘加大黄；若便血加槐角；若肛门胀甚加枳壳。

（2）中药熏洗

① 清热燥湿消肿方适用于内痔脱出肿胀。处方：生大黄 20g，赤芍 15g，苍术 20g，黄柏 15g，马齿苋 20g，芒硝 15g。

② 清热活血止痛方适用于内痔嵌顿（属痉挛性脱出）。处方：大黄 20g，赤芍 15g，桃仁 15g，乳香，没药各 10g，秦艽 15g，黄柏 15g，甘草 5g。

③ 收敛固脱方适用于老年内痔经常脱出者。处方：五倍子 20g，枯矾 20g，白芍 20g，甘草 5g。

（3）手术疗法对于非手术治疗无效的外痔患者可采取手术治疗。

血栓外痔：常规消毒局麻后，取侧卧位，肛缘做放射状切口，切口与肿块等大。切开皮肤，暴露血栓，以血管钳将血栓连同包膜完整剥离，修剪创缘，也可以丝线间断缝合创面。术后控制大便 1～2 天，便后药水坐浴，伤口常规换药，1 日 1 次至痊愈。

静脉曲张外痔：局麻后以组织钳将痔提起，于根部作梭形切口，尖端向肛内，分离皮下曲张的静脉丛，将皮肤连同痔组织一并切除，注意不可过多损伤肛缘皮肤；或做放射状切口，将曲张的静脉丛剥离切除。术后控制大便两天，便后药水坐浴，常规换药。

结缔组织外痔：局麻后提起痔组织，于根部做梭形切口，尖端向肛内，将外痔由括约肌表面切除，不要切除过多皮肤。术后护理同前。

炎性外痔：一般通过非手术疗法治疗，待急性炎症消退后再手术切除，手术方法同结缔组织外痔。

五、预防与调护

（1）养成定时排便习惯，保持大便通畅。

（2）注意饮食清淡，多喝开水，多食蔬菜，少食辛辣食物。

（3）避免久坐久立，进行适当运动。

（4）保持肛门清洁卫生。

（5）术后控制排便 24 小时，口服消炎药物 3～5 天，以预防感染。

（6）内痔结扎或注射术后 7～14 天为痔核脱落阶段，宜少活动、防止出血。

六、中西医结合最新研究进展

（1）冰硝散外敷联合针刺八髎穴对混合痔术后水肿的改善作用和抗炎因子、疼痛应激及新生血管形成的影响

焦浩等[1]对冰硝散外敷联合针刺八髎穴对混合痔患者术后水肿的改善作用和对抗炎因子、疼痛应激及新生血管形成的影响进行了研究。选择 2021 年 3 月—2022 年 3 月收治的 100 例混合痔患者为研究对象，以随机数字表法分组，对照组（50 例）用常规西医治疗，研究组（50 例）用常规西医、冰硝散外敷联合针刺八髎穴治疗。术后 1d、7d，检测两组患者的炎症指标：IL-10、淀粉样蛋白 A（serumamyloid，SAA）、可溶性髓系细胞触发受体-1（TREM-1）表达水平；检测患者的疼痛指标：6-酮前列腺素 E1α（6-ketoprostaglandinE1α，6-keto-PGE1α）、β 内啡肽（β-endorphin，β-EP）表达水平；应激指标：皮质醇（cortisol，COR）、促肾上腺皮质激素（ACTH）的表达水平；检测患者新生血管形成指标：碱性成纤维生长因子（bFGF）、血小板源性生长因子（PDFG）以及血管内皮生长因子（VEGF）的表达情况；术前、术后 1 个月测量患者肛门功能指标：肛管最大收缩压、直肠肛管抑制反射阈、肛管静息压表达情况；术后 1d、7d 评价患者的创面水肿及疼痛情况；记录患者的肛门坠胀持续、肛门水肿消散以及创面愈合时间，比较两组患者的临床疗效。术后 7d，研究组的 SAA 含量较对照组明显降低（$P<0.05$），IL-10、sTREM-1 含量较对照组明显升高（$P<0.05$），6-keto-PGE1α、ACTH、COR 含量较对照组明显降低（$P<0.05$）；研究组β-EP 含量较对照组明显升高（$P<0.05$），bFGF、VEGF、PDFG 含量较对照组明显升高（$P<0.05$）。术后 1 个月，研究组的肛管最大收缩压、直肠肛管抑制反射阈、肛管

静息压较对照组明显升高（$P<0.05$）；术后7d，研究组的水肿、疼痛评分较对照组明显减少（$P<0.05$），肛门坠胀持续时间、肛门水肿消散时间、创面愈合时间较对照组明显缩短（$P<0.05$）。研究组患者的总有效率较对照组高（98.00%vs88.00%），差异有统计学意义（$P<0.05$）。因此，认为冰硝散外敷联合针刺八髎穴治疗混合痔术后患者，可提升患者的抗炎因子水平，抑制患者的SAA水平，减少应激反应指标，改善疼痛递质水平及新生血管形成指标，促进肛门水肿消散、疼痛消失及肛门创面愈合，提升肛门功能和临床疗效。

（2）基于“营卫不和”理论运用桂枝汤加减对贫血痔患者围术期恢复及预后的疗效观察

柯可等[2]对基于“营卫不和”理论运用桂枝汤加减治疗对贫血痔患者围术期恢复及预后的临床疗效进行了研究。将72例贫血痔患者随机分为治疗组和对照组，每组各36例。2组患者入院后均行手术治疗，对照组术后给予琥珀酸亚铁片口服治疗，治疗组在对照组的基础上给予桂枝汤加减口服治疗，疗程为28d并随访1个月。观察2组患者治疗前后贫血相关指标[血红蛋白（HGB）、红细胞计数（RBC）]、血虚证中医证候积分及术后第3天和第7天的创面疼痛、水肿、坠胀感评分的变化情况，比较2组患者的手术疗效情况（手术时间、首次排便时间、创面痊愈时间），评价2组患者的临床疗效和安全性。结果：（1）治疗28d后，治疗组的总有效率为100.00%（36/36），对照组为13.89%（5/36）；组间比较，治疗组的总有效率和总体疗效均明显优于对照组（$P<0.01$）。（2）治疗后，2组患者的HGB、RBC水平均较治疗前升高（$P<0.01$），血虚证的中医证候积分均较治疗前降低（$P<0.01$），且治疗组对HGB和RBC水平的升高幅度及对血虚证中医证候积分的降低幅度均明显优于对照组（$P<0.01$）。（3）2组患者的手术时间比较，差异无统计学意义（$P>0.05$）；但治疗组的首次排便时间和创面愈合时间均较对照组明显缩短（$P<0.01$）。（4）术后第7天，2组患者的创面疼痛、水肿、坠胀感评分均较术后第3天明显改善（$P<0.01$），且治疗组对创面疼痛、水肿、坠胀评分的改善幅度均明显优于对照组（$P<0.05$或$P<0.01$）。（5）研究期间，2组患者均无明显不良反应发生，各项安全性指标均在正常范围内。因此，认为基于“营卫不和”理论运用桂枝汤加减治疗贫血痔患者临床疗效显著，可有效促进贫血痔患者围手术期局部及全身症状的缓解。

参考文献：

[1]焦浩，袁春静，王海红.冰硝散外敷联合针刺八髎穴对混合痔术后水肿的改善

作用和抗炎因子、疼痛应激及新生血管形成的影响[J].中国中西医结合消化杂志，2023，31（04）：293-298.

[2]柯可，杜光信，冯群虎，等.基于“营卫不和”理论运用桂枝汤加减对贫血痔患者围术期恢复及预后的疗效观察[J].广州中医药大学学报，2023，40（03）：621-629.

第四节　直肠肛管周围脓肿

直肠肛管周围脓肿（perianorectalabscess）是发生在肛门、肛管和直肠周围软组织内或其周围间隙的急性化脓性感染，并形成脓肿，是常见的肛门直肠疾病。脓肿破溃或切开引流后常形成肛瘘，两者共同组成肛管直肠周围炎，脓肿为急性期表现，而肛瘘则为慢性期表现。根据发生的部位不同，可分为肛旁脓肿、坐骨直肠间隙脓肿、骨盆间隙脓肿等。中医对本病也有不同称谓，如脏毒、悬痈、坐马痈、跨马痈等，现统称为“肛痈”。多见于青壮年人，男性多于女性。本病发病急骤，易肿，易脓，易溃，但不易效，溃后多形成肛瘘。

一、病因和发病机制

（一）现代医学对直肠肛管周围脓肿病因和发病机制的认识

（1）病因

现代医学认为，本病多由于粪便、异物等损伤肛窦，细菌侵入，引起肛腺感染化脓蔓延所致。直肠肛管周围脓肿的常见致病菌有大肠杆菌、金黄色葡萄球菌、链球菌和绿脓杆菌，偶有厌氧菌和结核分枝杆菌，常是多种病菌混合感染。直肠肛管周围脓肿的成因主要与肛窦感染有关。因肛窦开口向上，腹泻、便秘时粪便易损伤或嵌入肛窦；或分泌物阻塞肛窦，引起水肿、感染而延及肛腺、形成肛腺脓肿、然后再向上下蔓延或穿过肠壁、肛管括约肌而至直肠肛管周围间隙，形成直肠肛管周围脓肿。外伤、炎性病变或注射药物时消毒不严，注射剂量、药物浓度、注射深浅、部位等不恰当，引起局部坏死、感染而形成脓肿，或经淋巴引流扩散到直肠肛管周围间隙而引起直肠肛管周围脓肿。

（2）病理分期

直肠肛管周围脓肿的病理改变大致可分为四期：① 感染物进入肛窦，形成炎症反应，导致肛窦炎。② 感染沿肛腺继续扩散，肛腺管水肿、阻塞，致使肛腺发炎，炎症扩散至直肠肛管周围形成肛周炎，为脓肿的前驱期。③ 炎症继续发展，由腺组织经血管、淋巴管侵入周围组织，沿括约肌肌间隔蔓延，形成脓肿。④ 脓肿自行向皮肤或黏膜穿破、脓腔逐渐机化缩小，形成瘘管。

（二）中医学对直肠肛管周围脓肿病因病机的认识

中医学认为，本病多由湿热下注而成。医学治疗肛门脓肿的基本方法是辨虚实。虚实是指邪正盛衰而言。《黄帝内经》云："邪气盛则实，正气夺则虚"。《外科大成》记载：肿溃诸症，须辨虚实，随行补泻，如或稍差，关系甚大。假如肿起坚硬、脓稠者痈疽之实也。肿大软漫，脓稀者疱疽之虚也。实指病邪的盛实，虚指患者的正气虚弱，正不胜邪，故临床宜分辨虚实之变。实证多因饮食不节，过食醇酒、厚味、辛辣之品等引起湿热内生，下注大肠，蕴阻肛门或肌肤破损染毒致经络阻塞，气血凝滞，血败肉腐而成。虚证多因肝脾肾三阴气血不足，七情内伤、致气血不调，经络阻滞、瘀血流经肛门，郁久酿脓而成。

二、临床表现

根据虚实证不同和部位不同，脓肿有不同的表现。

（1）虚实不同

实证脓肿：初起期：肿胀疼痛，发展较快。皮肤红热，可有恶寒发热，食欲不振，大便干燥，小便短赤，口干。舌苔黄或黄腻，脉数。化脓期：局部红肿热痛，按之有波动感。全身症状可较初期重，舌苔黄厚，脉洪大。溃脓期：脓肿经手术切开或自然破溃，排出淡黄色脓液或夹有瘀血块、可带有粪臭，局部或全身症状逐渐减轻。

虚证脓肿：起病缓慢，肿块平塌，局部红肿热痛不明显，亦可为结核性脓肿。全身症状可出现神疲乏力，形体消瘦，纳谷不香，大便溏泄，小便自利，舌淡苔白，脉软弱等虚损症状，或有潮热、盗汗等阴虚表现。少数化脓性脓肿亦可起病缓慢，红热不明显，微痛。亦有在脓肿初期使用大量抗生素治疗，使病灶局限不易溃破或僵硬难以消散。

（2）部位不同

皮下脓肿：多发生于肛门周围皮下，以两侧及后部多见。局部红肿、疼痛、焮热感，指诊有触痛。

黏膜下脓肿：多发生在齿线附近，坠胀疼痛。肛门镜检查可见黏膜隆起，充血，表面有脓性分泌物，溃破后有脓液。肛门指诊可触及肿块，质软、触痛、可有波动感。

坐骨直肠间隙脓肿：多发生于坐骨直肠间隙部，肛内疼痛，排便时尤甚。局部检查在坐骨结节与肛门之间可触及肿块，有压痛。肛内指诊，可触及肿块，局部焮热、疼痛，肛门括约肌紧缩感。如不及时治疗，可继续向肛管后间隙蔓延，患者有恶寒发热等全身症状，甚至扩展到另一侧、即形成马蹄形脓肿。

骨盆直肠间隙脓肿：临床少见，脓肿的位置较高，一般局部症状不明显，以全身症状为主，如恶寒发热、二便不畅、肛门坠胀便意感等。肛内指诊可触及肿块或波动感。下腹部可能有肌肉紧张，并有压痛。

肛管直肠后脓肿：发生于肛管直肠后方骶骨前面，外观多正常，局部疼痛或胀痛，常放射至骶尾部。肛门后方局部触诊可有压痛，肛内指诊直肠后壁触及肿块，有触痛，可有波动感。

其他：如肛窦和肛腺感染引起的括约肌间脓肿、直肠损伤、直肠狭窄、直肠炎、骶骨和尾骨炎症也可引起，以全身症状为主，如畏寒、发热、乏力、食欲下降。直肠内常有重坠感，骶尾部有酸痛并放散至股部后方。指检发现尾骨与肛门之间有深压痛，直肠后壁隆起并有波动感。直肠黏膜下脓肿位于直肠黏膜和肌层间结缔组织内，较少见；一般较小，多位于直肠下部后方或侧方。肛门内有沉重坠胀感，排便、行走时加重。指检可及直肠壁上卵圆形隆起，有触痛。破溃则形成内瘘。

三、诊断和鉴别诊断

（一）诊断

依据病史、症状、局部检查（深部脓肿需直肠内指诊，穿刺及内窥镜检查）、实验室及辅助检查可诊断。

（1）症状

肛门疼痛：有肛门疼痛，伴有肛门坠胀感，疼痛在行走或排便时加剧，有排尿困难、里急后重等现象。肛旁肿块：有肛旁发现肿块，有压痛，肿块曾破溃流脓。全身症状：伴有发热、寒战、乏力、食欲不振等全身症状。

（2）体征

一般情况：脓肿位置较浅时以局部症状为主，一般全身症状较轻，位置较深的脓肿如坐骨直肠间隙脓肿、骨盆直肠间隙脓肿等可有发热、脉快等。局部检查：浅部肛周脓肿在肛旁皮肤有明显红肿，伴硬和触痛，可有波动感。深部脓肿肛门指检时可有直肠内压痛，亦可触到波动。

（3）检查

血常规：深部脓肿常有白细胞增高表现。肛门镜检查：可见脓肿侧直肠黏膜局部充血，可有脓性分泌物。B 超、CT 对深部脓肿的定位有帮助。

（二）鉴别诊断

（1）肛旁疖肿和毛囊炎。肛旁疖肿和毛囊炎均为细菌感染所致脓肿。表现为皮肤鲜红、焮热，肿块表浅，中心有一小脓头，易溃易敛，治疗后不形成肛瘘；毛囊炎好发于尾骨及肛门周围，有排脓的外口和浅窦道，其特征是外口有毛发和小毛囊。

（2）骶骨尾骨结核。好发于提肛肌以下的间隙中，有结核病史，身体虚弱，发病缓慢，病程较长，疼痛轻微，局部症状不明显，脓汁稀薄，混有坏死组织。X 线可见骨质损害，与肛门直肠无关。

（3）急性坏疽。为厌氧菌感染所致之脓肿。肛门旁突然发生肿块，且迅速蔓延扩大，肿块内可触及捻发音为其特征；全身症状有高热，倦怠，精神萎靡，甚则出现昏迷和极度衰弱等症状。

（4）粉瘤与囊肿。肿物圆形，表面光滑，经过缓慢，与肛窦无关，肿物有完整的囊壁。未感染前肿块皮色不变，柔软不痛；感染后局部出现红肿热痛，肿块破溃或切除后易愈合。粉瘤内容物呈白色粥状。

（5）化脓性汗腺炎。好发于肛门周围皮下，脓肿表浅而分散，有多个流脓疮口，疮口之间可彼此相通，形成瘘道，瘘道不与直肠直接相通，脓汁黏稠色白，有臭味。一般无明显全身症状，局部皮肤增厚，色素沉着，并有广泛的慢性炎症和瘢痕形成。

（6）骶前畸胎瘤。好发于直肠后壁，以青少年女性居多，指检时可触及囊性肿物，肿物脓腔不明显，壁硬，骶骨面不清楚，有分叶感和异物感，无明显压痛，钡剂灌肠侧位 X 线片可见骶骨和直肠之间有距离和肿块，未破溃前可见钙化阴影；如感染化脓，其症状与结果和直肠后脓肿相似。

（7）血栓性外痔感染化脓：好发于肛缘，边缘清晰，无明显全身症状，脓肿破溃后脓液中混有黑色凝血块，常不形成肛瘘。

四、治疗

（一）现代医学疗法

（1）一般治疗

多数肛门直肠周围脓肿经保守治疗只能延缓脓肿形成时间。平时以预防为主，保持肛门清洁，调理饮食防止便秘，积极治疗可引起肛周脓肿的疾病，如肠结核、溃疡性结肠炎等。

（2）辅助治疗

① 局部热敷或热坐浴：脓肿未形成时用 1∶5000 的高锰酸钾温水坐浴，每次 10～20 分钟，每日 2～3 次。② 控制感染：根据不同致病菌选用磺胺类、青霉素、庆大霉素、卡那霉素等治疗，并适当补充维生素 C。③ 局部治疗：局部敷药，用如意金黄散、鱼石脂软膏外敷。

（3）手术治疗

脓肿切开引流是治疗直肠肛管周围脓肿的主要方法，一旦诊断明确，即应切开引流。手术方式因脓肿的部位不同而异。肛门周围脓肿在局麻下就可进行，在波动最明显的部位作“十”字形切口，剪去周围皮肤使切口呈椭圆形，无需填塞以保证引流通畅。坐骨肛管间隙脓肿，要在腰麻或骶管麻醉下进行，在压痛明显处用粗针头先穿刺，抽出脓液后，在该处做一平行于肛缘的弧形切口，切口要够长，可用手指探查脓腔。切口应距离肛缘 3～5cm，以免损伤括约肌。应置管或放置油纱布条引流。骨盆直肠间隙脓肿要在腰麻或全麻下进行，切开部位因脓肿来源不同而不同：① 源于括约肌间的脓肿，应在肛门镜下行相应部位直肠壁切开引流，切缘用肠线缝扎止血；若经坐骨直肠间隙引流，日后易出现肛管括约肌外瘘。② 源于坐骨直肠间隙脓肿，引流方式与坐骨直肠间隙脓肿相同，若经直肠壁切开引流，易导致难以治疗的肛管括约肌上瘘。③ 其他部位的脓肿，若位置较低，在肛周皮肤上直接切开引流；若位置较高，则应在肛门镜下切开直肠壁引流。**术后处理：**① 保持大便通畅，便后坐浴，注意局部清洁。② 便后及时换药，创面脓液多时用提脓祛腐药，脓尽后改用生肌散，引流条要放在创口底部，防止假愈合。③ 日久成瘘者，按肛瘘处理。

（二）中医疗法

（1）内治法

热毒蕴结证：肛门周围突然肿痛，持续加剧；伴有恶寒发热，大便秘结，小便短赤等；局部红、肿、热、痛明显，皮肤嫩热；舌红，苔薄黄，脉数。治以清热解毒，消肿止痛。方用仙方活命饮或黄连解毒汤加减。若有舌苔黄腻、脉滑数等湿热之象，可合用萆薢渗湿汤。

火毒炽盛证：肛周疼痛剧烈，持续数日，痛如鸡啄，眠寐不能；伴恶寒发热，口干便秘，溲赤而难；肛周红肿，按之有波动感或穿刺有脓，或脓出黄稠而带粪臭味；舌红，苔黄，脉弦滑数。治以清热解毒透脓。方用透脓散加减。

阴虚毒恋证：肛周肿痛，皮肤暗红，成脓时间长，溃后脓出色白稀薄，疮口难敛；伴有全身倦怠无力、心烦、潮热，盗汗；舌红，苔少，脉细数。治以养阴清热，祛湿解毒。方用青蒿鳖甲汤合三妙丸加减。肺虚者加麦冬、沙参、马兜铃；脾虚者加白术、山药、白扁豆；肾虚者生地黄改熟地黄，加龟甲、玄参。

（2）外治法

初起期：实证用金黄散、黄连膏外敷，位置较深者可用金黄散调糊灌肠；虚证用冲和膏或阳和解凝膏外敷。

成脓期：宜早期切开引流，并根据脓肿部位深浅和病情缓急选择手术方法。

溃后期：以九一丹纱条引流，脓尽改用生肌散纱条填塞疮口。溃脓期脓未尽，用红油膏纱条引流；脓已尽改用生肌散纱条日久成瘘者，按肛瘘处理。

五、预防与调护

（1）防止暴饮暴食，忌食辛辣、醇酒等刺激性食物，多食用清淡食物。

（2）注意肛门清洁卫生，保持大便通畅，积极治疗痢疾、肠炎、肛裂、肛窦炎等直肠肛门疾病，以防止感染形成脓肿。

（3）如肛门有坠胀疼痛不适、分泌物等症状者，应早检查，早期治疗。

第五节　肛瘘

肛瘘又称为“肛管直肠瘘”“肛门直肠瘘”，是肛管或直肠腔与肛外皮肤相通的瘘管。多是肛门直肠脓肿的后遗症或继发病，是脓肿破溃或切开排脓后，脓腔逐渐缩小所形成的瘘管，全称肛管直肠瘘。中医学文献中称之为“痔瘘”或“肛漏”。肛瘘一般由内口、外口、瘘管所组成（不同于窦）。内口为原发性，绝大多数在肛管齿线处的肛隐窝内，外口是继发的，在肛门周围皮肤上，有时不止一个。其特点是以局部反复流脓、疼痛、瘙痒为主要症状，并可触及或探及瘘管通到肛管直肠。任何年龄均可发病，多见于20～40岁青壮年，男性多于女性。痔瘘在我国古典医籍中早有记载，我国是认识瘘的最早国家。《山海经•中山经》曰：“食者不痈，可以为瘘”，是最早的记载。《诸病源候论》云：“诸痔皆由伤于风湿，饮食不节，醉饱过度，房室劳伤，损于气血，致经脉流溢，渗漏肠间，冲发下部……痔久不差，变为瘘也。”《丹溪心法》载：“漏者，诸瘘之溃漏也。狼瘘、鼠瘘、蝼瘘、蛄瘘、蜂瘘、蚍蜉瘘、蛴螬瘘、浮咀瘘、转筋瘘，古所谓九瘘也。”《太平圣惠方•治诸瘘之方》曰：“夫痔瘘者，由诸痔毒气，结聚肛边……穿穴之后，疮口不合，时有脓血。”《奇效良方》云：“且夫痔与漏，初致之由虽同，所患之病实异，初生肛边成峙不破者曰痔。破溃而出脓血，黄水浸淫，淋沥久不止者，曰瘘。”

一、病因和发病机制

（一）现代医学对肛瘘病因和发病机制的认识

现代医学认为肛瘘是肛周脓肿自溃或切开排脓后不能自愈而成。有人认为肛瘘与肛周脓肿分别属于肛周化脓性感染的两个病理阶段，急性期为肛周脓肿，慢性期为肛瘘。肛瘘形成，久不愈合的原因有：（1）内口的存在：脓肿虽然破溃或切开引流，但原始感染源肛窦炎或肛腺感染仍存在，肠内细菌或肠内容物可继续进入脓腔，反复感染形成瘘管。（2）瘘管引流不畅影响脓液排出：瘘管多在肛门括约肌之间通过，由于括约肌经常不断的收缩与舒张，压迫瘘管，且瘘管弯曲，或有窦腔、分支、引流不畅，影响脓液的排出，容易贮脓感染而难以愈合。（3）炎症感染物质不断进入瘘管，刺激管壁，形成结缔组织增生，使管壁坚硬，血运不畅，难以愈合。

（二）中医学对肛瘘病因病机的认识

肛痈溃后，余毒蕴结不散，血行不畅，疮口不合，日久成漏；或因虚劳久嗽，肺、脾、肾亏虚，邪乘于下，郁久肉腐成脓，溃后成漏。正如宋•《太平圣惠方》所云：夫痔瘘者，由诸痔毒气结聚肛边穿穴之后，疮口不合。时有脓血，肠头肿痛，经久不差，故名痔瘘也。瘘管久不收口，邪气留连，耗气伤血。祖国医学对肛瘘的病因有如下几点认识：（1）过食醇酒厚味，以致湿浊不化，湿热流注肛门。（2）肝、脾、肾三阴亏损，气血不足，兼情感内伤，致使气血不调，经络阻滞，瘀血流注肛门，郁久酝酿而成。（3）房劳过度，精气外泄，以致气血纵横，经络交错，湿热毒邪乘虚下注肛门。（4）肠燥便秘，火毒内生，流窜肌肤，阻隔经络所致。

二、临床表现

（一）症状

（1）局部症状

① 肛门部流脓液：脓液的多少与肛瘘的病程长短、支管数量、位置高低有一定关系。② 肛门肿痛：当机体抵抗力下降，加之外口肉芽增生假性愈合，引流不畅，脓液积聚，可发生炎症肿痛，情况改善时无甚症状。③ 肛门瘙痒：局部分泌物经常溢出，刺激肛周皮肤可引起皮肤瘙痒不适，或继发肛门湿疹等皮肤病。④ 排便不畅：

少数复杂性肛瘘（包括马蹄形肛瘘），管道围绕肛管呈环状或半环状纤维组织增生，影响肛门舒张而致排便不畅。

（2）全身症状

一般肛瘘无全身症状，若引流不畅或继发感染可伴有恶寒发热、纳差、便秘溲赤、舌红、苔黄、脉数等湿热下注之象；若属结核性肛瘘，可伴发潮热、盗汗、心烦易怒、舌红少苔、脉细数等阴虚火旺之证：复杂性肛瘘病程较长者，可出现消瘦、面色萎黄、食欲不振等气血两虚之证。

（二）局部检查

望诊：可见外口常在肛门周围皮肤或臀部突起或凹陷肉芽之中，周围皮肤因脓液刺激，常有脱皮发红，或色素沉着；外口组织肉芽增生，多为瘘管形成时间较长；外口较多且距肛缘较远（超过 2.5cm），一般表示瘘管复杂且深；外口大而凹陷，边缘不整齐，周围皮肤淡灰色，可能为结核性肛瘘。触诊：低位肛瘘在皮下可以触到条索状硬结，按压可有脓液流出。

直肠指诊：在肛窦附近有小隆起结节或凹陷，可判断此为原发内口位置；肛内若有触痛，可能局部伴有急性炎症；指诊还可了解肛门括约肌的功能状态。探针检查：主要探明瘘管的行径、长度、深浅、瘘管与肛门括约肌的关系以及内口位置。选用适当的探针，参照指诊情况，将探针从外口探入，食指进入肛内引导，探针从内口引出。探查时注意操作细致轻巧，避免造成假瘘管或假内口。肛门镜检查：可观察直肠壁颜色有无改变，有无脓性分泌物及内口位置所在等。

（三）其他辅助检查

染色检查：以清洁纱布塞入肛门直肠内，从瘘管外口缓慢注入美兰溶液少许。取出肛内纱布，如见有染色，可作为辅助方法确定内口所在。X 线造影检查：一般选用 30%～40%的碘油或 12.5%的碘化钠溶液作为造影剂，从肛瘘外口注入，然后摄片，可见瘘管深浅分支与邻近器官的关系，尤其对高位复杂性肛瘘，X 线造影检查可为治疗提供参考。脓液培养及活组织检查：可排除特异性感染或恶变。

三、诊断和鉴别诊断

（一）诊断

病史：患者常有肛周脓肿或切开排脓的病史，此后伤口经久不愈。临床表现：反复经瘘口流出少量脓液，肛周脓胀疼痛，肛周皮肤瘙痒；触压瘘口有脓液流出，皮下可触及硬的索条。

辅助检查：探针经外口可插入管道；经外口注入亚甲蓝，肛管内纱布蓝染；瘘口造影，可显示管道影像。鉴别诊断本病需与肛肠部肿瘤合并感染、肛门周围窦道、会阴部尿道瘘、先天瘘、肛门周围化脓性汗腺炎等病。

（二）鉴别诊断

肛门部肿瘤：如皮脂腺囊肿、脂肪瘤、表皮样囊肿等合并感染。活检可帮助诊断。

肛门周围窦道：如肛门部外伤等引起窦道，经一般换药可治愈。

会阴部尿道瘘：瘘口在会阴部尿生殖三角区，排尿时尿液从瘘口流出，若瘘口甚小或因炎症粘连，无尿液自瘘口流出，易与肛瘘相混淆。此类患者多伴有外伤史。

先天瘘：瘘口多在肛门与尾骨之间，肛门指诊直肠后方有肿块，多系骶尾部囊肿、骶尾部畸胎瘤感染化脓破溃而发生。钡灌肠显示直肠移位及碘油造影均可资鉴别。

肛门周围化脓性汗腺炎：可反复感染化脓，其肛周外口较多，形成多个窦道、瘘管，局部皮肤、皮下组织明显增厚变硬，此类瘘管与肛腺无关系。

四、治疗

（一）现代医学疗法

肛瘘不能自愈，必须手术治疗，手术治疗原则是将瘘管全部切开，必要时将瘘管周围瘢痕组织同时切除，使伤口自基底向上逐渐愈合，根据瘘管深浅，曲直，可选用挂线疗法，肛瘘切开或切除术，少数可行肛瘘切除后一期缝合或游离植皮。

（1）挂线疗法

是一种瘘管缓慢切开法，系利用橡皮筋或药线的机械作用（药线尚有药物腐蚀作用），使结扎处组织发生血运障碍同时结扎线可作为瘘管引流物，使瘘管内渗液排出，防止急性感染发生，在表面组织切割的过程中，基底创面同时开始逐渐愈合，此种逐渐切割瘘管的方法最大优点是肛管括约肌虽被切断，但不致因括约肌收缩过多而改变位置，一般不会造成肛门失禁。本法适用于瘘管高于肛管直肠环以上的肛瘘。方法：（1）侧卧位，先在探针尾端缚一橡皮筋，再将探针头自瘘管外口轻轻向内探入，在肛管齿线附近处找到内口；然后将食指伸入肛管，摸查探针头，将探针头弯曲，从肛门口拉出，注意在插入探针时不能用暴力，以防造成假道。（2）将探针头从瘘管内口完全拉出，使橡皮筋经过瘘管外口进入瘘管。（3）提起橡皮筋，切开瘘管内外口之间的皮肤层，拉紧橡皮筋，紧贴皮下组织用止血钳将其夹住；在止血钳下方用粗丝线收紧橡皮筋并做双重结扎，然后松开止血钳，切口敷以凡士林纱布，术后每天用热 1：5000 高锰酸钾溶液坐浴，并更换敷料，一般在术后 10d 左右，肛瘘组织被橡皮筋切开，2～3 周后创口即能愈合。

（2）肛瘘切开术

手术原则是将瘘管全部切开，并将切口两侧边缘的瘢痕组织充分切除，使引流通畅，切口逐渐愈合，本法仅适用于低位肛瘘。

手术要点：正确探查内口：寻找内口的操作与挂线疗法相同，探得内口后，将探针拉出肛门外，如瘘管弯曲或有分支，探针不能探入内口，则由外口注入 1%美蓝色素溶液少许，以确定内口部位，再由外口以有槽探针探查，将管道逐步切开，探查，直至探到内口为止。切开瘘管并充分切除边缘组织：切开瘘管的全部表浅组织，由外口到内口及相应的肛管括约肌纤维，瘘管切开后应检查有无支管，如发现也应切开，瘘管全部切开后即将腐烂肉芽组织搔刮干净，一般不需要将整个瘘管切除，以免创面过大，最后修剪伤口边缘，使伤口呈底小口大的“V”字形，便于伤口深部先行愈合。肛管括约肌切断：术中应仔细摸清探针位置与肛管直肠环的关系，如探针在肛管直肠环下方进入，虽全部切开瘘管及大部外括约肌及相应内括约肌，由于保存了耻骨直肠肌，不致引起肛门失禁，如探针在肛管直肠环上方进入直肠（如括约肌上肛瘘，括约肌外肛瘘），则不可做瘘管切开术，应做挂线疗法或挂线分期手术，第一期将环下方的瘘管切开或切除，环上方瘘管挂上粗丝线，并扎紧。第二期手术俟大部分外部伤口愈合后，肛管直肠环已有粘连固定，再沿挂线处切开肛管直肠环。瘘管切开后，其后壁肉芽组织可用刮匙刮去，一般不必切除，以减少出血和避免损伤后壁的括约肌，切除瘘管组织应送病理检查。伤口处理：术后伤口的处理往往关系到手术的成败，关键在于保持伤口由基底部逐渐向表面愈合，每日更换敷料一次，最好在排便后进行，伤口内填充敷料逐渐减少，直到肛管内创口愈合为止，每隔数日做直肠指检可以扩张肛管，更可防止桥形粘连，避免假愈合。

（3）肛瘘切除术

与切开术不同之处在于将瘘管全部切除直至健康组织，本法又适用于管道较纤维化的低位肛瘘。方法：先从瘘管外口注入 1%亚甲蓝，继用探针从外口轻轻插入，经内口穿出，用组织钳夹住外口的皮肤，切开瘘管外口周围的皮肤和皮下组织，再沿探针方向用电刀或剪刀剪除皮肤，皮下组织，染有亚甲蓝的管壁，内口和瘘管周围的所有瘢痕组织，使创口完全敞开，仔细止血后，创口内填以碘仿纱条或凡士林纱布。

（4）肛瘘切除一期缝合

本法仅适用于单纯性或复杂性低位直型肛瘘，如触到瘘管呈硬索状，则效果更好，手术要点：① 术前肠道准备，手术前后应用抗生素；② 瘘管要全部切除，留下新鲜创面，保证无任何肉芽组织及瘢痕组织遗留；③ 皮肤及皮下脂肪不能切除过多，便于伤口缝合；④ 各层伤口要完全缝合对齐，不留无效腔；⑤ 术中严格无菌操作，防止污染。

（5）肛瘘切除后植皮

肛瘘切除后，若创面过大，表浅而又无特殊并发症者，可考虑游离植皮，手术前后要求同肛瘘切除一期缝合术，手术要点：① 创面应平坦，止血要完全；② 游离植皮区皮肤缝合要完全，并要加压固定包扎，防止创面下存留气体或血液，这是手术成功的重要措施之一；③ 若创面渗血较多，则需延迟植皮，即先在创面敷以凡士林纱布，2～3d 后再做游离植皮。

（6）蹄铁型肛瘘的治疗

应采用瘘管切开加挂线疗法，如后蹄铁型肛瘘，先用有槽探针从两侧外口插入，逐步切开瘘管，直到两侧管道在接近后中线相遇时，再用有槽探针仔细地探查内口，内口多在肛管后中线附近的齿线处，如瘘管在肛管直肠环下方通过，可一次全部切开瘘管和外括约肌皮下部和浅部，如内口过高，瘘管通过肛管直肠环的上方，须采用挂线疗法，即切开外括约肌皮下部，浅部及其下方的瘘管，然后用橡皮筋由剩余的管道口插入，经内口引出，缚在肛管直肠环上，这可避免因一次切断肛管直肠环而造成肛门失禁，然后剪除切口边缘的皮肤和皮下组织，使创面敞开，并刮除瘘管壁的肉芽组织，创面填以碘仿或凡士林纱条。

（二）中医疗法

（1）内治法

湿热下注证：肛门肿胀疼痛，焮热，肛旁流脓，色黄稠厚；肛周有溃口，按之有条索状物通向肛内；大便不畅，小便短赤；舌红苔黄腻，脉滑数。治以清热利湿。方用二妙丸合萆薢渗湿汤加减。

正虚邪恋证：肛周流脓，色淡稀薄，肛门隐隐作痛，外口皮色暗淡，瘘口时溃时愈；肛周有溃口，按之较硬，或有脓液自溃口流出，且多有条索状物通向肛内；伴面色无华，神疲乏力：舌淡，苔薄白，脉细濡。治以托里透毒。方药：托里消毒饮加减。

阴液亏损证：肛周溃口，外口凹陷，瘘管潜行，局部常无硬索状物可扪及，脓水清稀；可伴形体消瘦，潮热盗汗，心烦口干，食欲不振，病程缠绵：舌红少津，苔少或无苔，脉细数无力。治以养阴清热。方用青蒿鳖甲汤加减。肺虚者加沙参、麦冬；脾虚者加白术、山药。

（2）外治法

① 熏洗法：用祛毒汤、苦参汤或 1∶5000 的高锰酸钾溶液熏洗。② 敷药法：肛瘘急性炎症期可用金黄膏、磺胺软膏和四黄膏等外敷。③ 药捻法：瘘管引流不畅时，可用提脓祛腐的药捻由外口插入瘘管进行引流。④ 药捻脱管法：适用于低位单纯性肛瘘和高位单纯性肛瘘。操作方法：取侧卧位，常规消毒后，瘘管先用生理盐水或过氧化氢冲洗干净，再用刮匙从外口适当搔刮瘘管，取脱管药捻从外口在瘘管内沿瘘管走行插入至内口又不超过内口为度，然后将多余药捻剪断与外口相平，外盖灭菌敷料固定，防止药捻脱出，每日更换药捻 1 次，至瘘管壁坏死与周围织分离脱落、用过氧化氢冲洗干净为止，再改用生肌药捻，插法同脱管药捻，至瘘管与外口闭合为止。

五、预防与调护

（1）保持肛门清洁，养成良好的卫生习惯。

（2）注意饮食卫生，勿食生冷或过食刺激性食物。

（3）及时治疗腹泻及便秘，患肛门周围脓肿宜早期切开排脓，尽可能做一次性手术治疗，以防止后遗肛瘘。

（4）肛瘘患者应及早治疗，避免外口堵塞后引起脓液积聚，排泄不畅，引发新的支管。

（5）术后换药仔细，防止创口假性愈合。

六、中西医结合最新研究进展

（1）董氏奇穴针法联合药物治疗肛瘘术后并发症：随机对照试验

傅燕等[1]对董氏奇穴针法对肛瘘术后并发症的影响进行了研究。将 241 例肛瘘患者随机分为观察组（121 例，脱落 3 例）和对照组（120 例，脱落 2 例）。对照组予复方双氯芬酸钠注射液肌内注射、盐酸坦索罗辛缓释胶囊口服治疗；在对照组治疗基础上，观察组予“三其穴”（其门穴、其角穴、其正穴）倒马针法联合“三皇穴”（天皇副穴、地皇穴、人皇穴）动气针法治疗，每次 30min。均术后第 1 天开始，每日 1 次，连续 14d。比较两组患者术后第 1、7、14 天视觉模拟量表（VAS）评分；术后第 1 天治疗后膀胱残余尿量、自主排尿量、导尿次数；术前、术后第 4 天肛肠动力学指标（肛管静息压、直肠静息压、肛管最大收缩压、直肠最低敏感量）。于术后 1 个月评定两组临床疗效。术后第 7、14 天，两组患者 VAS 评分均低于术后第 1 天（$P<0.05$），且观察组低于对照组（$P<0.05$）。观察组膀胱残余尿量、导尿次数少于对照组（$P<0.05$），自主排尿量多于对照组（$P<0.05$）。术后第 4 天，两组患者肛管静息压、肛管最大收缩压及直肠最低敏感量较术前降低（$P<0.05$），直肠静息压较术前升高（$P<0.05$）；观察组患者肛管静息压、肛管最大收缩压、直肠最低敏感量低于对照组（$P<0.05$），直肠静息压高于对照组（$P<0.05$）。观察组有效率为 93.2%（110/118），高于对照组的 84.7%（100/118，$P<0.05$）。因此，认为董氏奇穴针法可减轻肛瘘术后疼痛程度，减少尿潴留发生，改善肛门排便。

（2）基于 Logistic 回归分析 217 例复杂性肛瘘患者术后肛门功能障碍的中西医危险因素研究

吴许雄等[2]对复杂性肛瘘术后并发肛门功能障碍的中西医危险因素进行了研究。回顾性分析 2020 年 7 月至 2022 年 1 月福建中医药大学附属人民医院肛肠科收治的 217 例复杂性肛瘘患者的临床资料。根据是否出现术后肛门功能障碍将患者分为功能障碍组（47 例）及功能正常组（170 例）。结合患者围手术期情况、手术方式选择、中医诊疗因素 3 方面变量进行单因素分析及多因素 Logistic 回归分析。术后并发肛门功能障碍的发生率为 21.66%，严重程度以轻度为主[美国克利夫兰医学中心肛门失禁评分（ClevelandClinicFloridaFecalincontinencescore，CCFIS）为（3.72±0.949）分]。多因素 Logistic 回归分析结果显示：括约肌上瘘（OR=6.036，95%CI1.809～20.140，P=0.003）、有 1 次以上的既往手术史（OR=15.597，95%CI3.371～72.439，P=0.000）、手术方式为切割挂线术（OR=1.435，95%CI1.088～1.894，P=0.011）、中医证候为气血两虚型（OR=2.762，95%CI1.002～7.613，P=0.049）或正虚邪恋型（OR=5.339，95%CI1.277～12.318，P=0.022）5 个因素为复杂性肛瘘术后并发肛门功能障碍的独立危险因素（$P<0.05$）；静息压值（OR=0.107，95%CI0.033～0.345，P=0.000）、术后有中药干预治疗（OR=0.311，95%CI0.122～0.790，P=0.014）与术后肛门功能障碍呈负相关（$P<0.05$，OR<1），为术后肛门功能的保护性因素。因此，认为复杂性肛瘘术后并发肛门功能障碍的西医危险因素为括约肌上瘘、有 1 次以上既往手术史、手术方式为切割挂线术、低静息压；中医危险因素为气血两虚型或正虚邪恋型肛瘘、

术后无中药干预；实现术后风险因素的早期识别，可为临床复杂性肛瘘个体化治疗方案的选择提供良好的参考依据。

参考文献：

[1]傅燕，徐月，吴海霞，等.董氏奇穴针法联合药物治疗肛瘘术后并发症：随机对照试验[J].中国针灸，2023，43 （08）： 916-920.

[2]吴许雄，黄娟，王淼，等.基于 Logistic 回归分析 217 例复杂性肛瘘患者术后肛门功能障碍的中西医危险因素研究[J].湖南中医药大学学报，2023，43（3）：550-556.

第十二章　门静脉高压

门静脉高压症（portalhypertension）是指由门静脉系统压力升高所引起的临床综合征，在临床上主要表现为脾大或伴有脾功能亢进、食管胃底静脉破裂大出血和腹腔积液等。能导致门静脉血液循环障碍的因素，均能引起门静脉高压症。门静脉血流阻力增加，常是门静脉高压症的始动因素。门静脉高压症可分原发性血流增加型和原发性血流阻力增加型，后者分为肝内型和肝外型（肝前、肝后）门静脉高压症，肝内型在我国最常见，其中又以肝炎后肝硬化多见。其主要表现有脾肿大、脾功能亢进、腹水、食管胃底静脉曲张继而破裂引起消化道出血等。中医学上并无记载有对应的病名。但是根据门静脉高压的临床表现，可归纳于“积聚”“血癥”“臌胀”等范畴。早在《灵枢•水胀》就有关于本病的描述：“鼓胀何如？岐伯曰：腹胀，身皆大，大与肤胀等也……其色苍黄，腹筋起，此其候也。”《难经》有“故积者，五藏所生；聚者，六腑所成也。”龚廷贤在《寿世保元》将臌胀描述为“腹如盆胀”。《类证治裁》将积聚描述为“无形之瘕聚其易散，而有形之癥积则难破”；治疗上强调首先要辨积聚之有形无形，有形为“积”，无形为“聚”。《千金要方•蛊毒》记载有：“凡人患积年，时腹大便，黑如漆。”《沈氏尊生书》曰：“肚见青筋，皮光如油。”《医宗金鉴• 胀满水肿死证》中有“腹胀身热……吐、衄、泄血。”明代张景岳《景岳全书•杂证谟•肿胀》亦记有：“单腹胀者，名为鼓胀；外虽坚满而中空无物，其象如鼓，故名鼓胀；又或以气血结聚……其毒如蛊，名蛊胀：肢体无恙，胀惟在腹，故又名单腹胀”。《景岳全书•积聚》说：“盖积者，积垒之谓，由渐而成者也。”明朝李梴《医学入门》对鼓胀治疗认为：“治胀必补中行湿，兼以消积。”[1]

一、病因和发病机制

（一）现代医学对门静脉高压病因和发病机制的认识

产生门静脉高压的原因主要有：门静脉系统机械性梗阻及流入门静脉系统的血流量增加。基于机械性梗阻为产生门静脉高压的最主要因素，一般将门静脉高压症分为肝前型梗阻、肝内型梗阻与肝后型梗阻。其中以肝内型梗阻最多见，占门静脉

高压症的70%～80%，其次为肝前型梗阻，占15%～25%，肝后型梗阻最少见，占0.1%～1%。

（1）肝前型梗阻：特点是脾静脉压增高，肝静脉楔压正常。由下列疾病引起：①门静脉先天异常：狭窄、闭锁、血管瘤、海绵窦样变；②门静脉血栓形成：门静脉炎、血液凝固性增加、新生儿脐带感染等；③其他：脾静脉血栓、肝动脉与门静脉瘘等。

（2）肝内型梗阻：①窦前性：特点为脾静脉压增高、肝静脉楔压正常。包括血吸虫病性肝硬化、肉芽肿性肝病、先天性肝纤维化等；②窦后性：脾静脉压与肝静脉楔压均增高；见于肝硬化（除外血色病、Wilson 病与胆汁性肝硬化）及肝静脉阻塞性疾病。

（3）肝后型梗阻：脾静脉压增加，肝静脉楔压不能检查。①肝外肝静脉阻塞：包括血栓形成、局部肿瘤压迫及肝上段下腔静脉蹼膜形成；②缩窄性心包膜炎、慢性右心衰竭。

（4）原发性门静脉高压症：又称特发性门静脉高压症。本症无肝硬化，亦无肝外门静脉与肝静脉梗阻，主要病变在 Glisson 鞘及其周围纤维化与肝内门静脉终末分支狭窄或闭塞，而导致门静脉高压。病因未明，可能与病毒性肝炎或自身免疫反应有关，所谓 Banti 综合征属此类型。窦前性门静脉高压患者，肝细胞功能较正常，并发食管静脉曲张破裂出血后，较少发生肝功能衰竭，而肝内型门静脉高压患者，较早有显著的肝细胞病变，并发大出血后，常迅速出现肝功能衰竭征象。

（二）中医学对门静脉高压病因病机的认识

中医学认为门静脉高压发病原因较为复杂，根据中医病因学的分类，可分为内因和外因。内因主要由于机体正气不足、情志不畅；外加酒食不节、湿热疫毒侵袭，导致肝、脾、肾三脏功能失调，气、血、水淤积于腹内而成鼓胀；肝脾同病，肝不藏血，脾不统血，藏统失司，血溢脉外，而见吐血、下血等。其病因病机不外乎“虚、湿、热、瘀、毒”，正气亏虚是内在基础，气滞、血瘀、痰结是主要病理改变，性质为本虚标实、虚实夹杂之重症。病之早期多属肝脾气滞、血瘀，实证为主，当属肝积；至中、后期腹水已成，多属脾虚肝弱，气血凝滞，阻于肝脾脉络，水湿停聚不化，为正虚邪实之证；及至晚期，多累及肾，或脾肾阳虚，或脾肾阴虚，或阴阳俱虚，病邪多已深结而积重难返。气滞、血瘀、水停可成积聚、鼓胀；或久病入络，血脉瘀阻，血不循经而导致吐血、便血。

二、临床表现

门静脉高压症多见于中年男性。病情发展缓慢，症状因病因而有所差异，但主要是脾大和脾功能亢进、呕血和（或）黑便、腹腔积液。肝炎后肝硬化引起的门静脉高压患者肝功能都较差，而脾大和脾功能亢进相对较轻；血吸虫性肝硬化引起的门静脉高压患者肝功能较好，而主要表现为脾大、脾功能亢进。

（1）症状

门静脉高压症多发生于中年男性，病情发展比较缓慢。其临床症状因病因不同而有所差异，但主要表现为脾肿大、脾功能亢进、呕血或柏油样黑便、腹水及非特异性全身症状（如乏力、嗜睡、厌食、腹胀等）。肝硬化患者中仅有40%出现食管胃底静脉曲张，而这些患者中约有50%～60%并发大出血。一旦血管破裂，则为突发性急性大出血。由于肝功能损伤，凝血机制障碍，血小板减少，往往出血不易自止。大出血更加重肝组织缺血缺氧，可致肝昏迷。

（2）体征

查体可触及脾肿大，肿大可达脐下。如有黄疸、腹水和前腹壁静脉曲张特征，提示门静脉高压严重，肝细胞损害严重，可触及肝质地硬、边缘钝而不规则，或肝脏缩小难以触到。可见蜘蛛痣、肝掌、男性乳房增生及睾丸萎缩等。

三、诊断和鉴别诊断

（一）诊断

（1）病史有导致门静脉高压症的基础疾病。

（2）临床表现脾大和脾功能亢进、呕血或黑便、腹腔积液等。

（3）辅助检查血液学检查提示三系细胞减少，肝炎标志物阳性，肝功能异常；胃镜和食管X线吞钡检查提示食管胃底静脉曲张；超声、CT、MRI等影像学检查提示肝硬化、脾大、腹腔积液等。

（4）门静脉造影及压力测定可以确切了解门静脉及其分支形态学变化，并可直接测定门静脉压力。

（二）鉴别诊断

肝前性门静脉高压症：常见原因有门静脉主干闭锁、狭窄或门静脉血管瘤样病变；新生儿脐静脉炎、门静脉海绵样变、肝动脉与门静脉系统间动静脉瘘形成等。临床上除有脾肿大、脾功能亢进、上消化道出血、腹水等与肝硬化门静脉高压症相似的表现外，还有以下特点：小儿多见，成人较少，肝功能多正常。超声尤其是多普勒超声检查确诊率可达95%以上。主要特征为：门静脉主干或主要分支的管腔显示不清；第一肝门处呈现蜂窝状无回声区，内有血流信号。

肝后性门静脉高压症：又称 Budd-Chiari 综合征，由先天或者后天性原因引起肝静脉和（或）其开口以上的下腔静脉段狭窄或阻塞所致。单纯肝静脉阻塞者，以门静脉高压的症状为主；合并下腔静脉阻塞者，同时可以有门静脉高压症和下腔静脉阻塞综合征的表现。晚期患者可以出现顽固性腹水或曲张静脉破裂出血的表现。诊断本病的最好方法是下腔静脉造影，可以清楚显示病变部位、梗阻的程度、类型和范围。经皮肝穿刺肝静脉造影可以显示肝静脉有无阻塞。

另外，食管胃底曲张静脉破裂出血时，需与胃十二指肠溃疡和出血性胃炎的急性大出血鉴别。

胃和十二指肠出血（溃疡、胃癌、出血性胃炎）门静脉高压：曲张静脉破裂出血量大，出血急，一次出血量可达 500～1000ml，可引起休克，而胃和十二指肠疾病所致出血量一般较少，易控制，以便血为主。

其他原因所致脾肿大：慢性粒细胞所致巨脾，骨髓穿刺可确诊。脾肿瘤病变血常规检查常无明显变化。

恶性肿瘤腹水：行腹腔穿刺可找到癌细胞。

四、治疗

（一）现代医学疗法

外科治疗的主要目的在于抢救和预防食管胃底曲张静脉破裂所致的急性大出血及由于充血性脾肿大引起的明显脾功能亢进。不论何种原因产生的门静脉高压症，食管静脉曲张破裂大出血均为最常见的致死性并发症，出血后肝性昏迷亦是常见死因之一。因此，防治食管静脉曲张破裂大出血，是治疗门静脉高压症的最主要问题。

（1）食管静脉曲张破裂出血的非手术治疗

主要包括：一般措施、补充血容量、垂体后叶素的应用、三腔管气囊压迫、止血药与其他止血措施、预防肝性昏迷的发生等。门静脉高压症伴有食管静脉曲张的患者，不论有无出血史，除可考虑做择期或预防性分流术外，应注意避免诱发出血的因素。如治疗胃-食管反流性疾病、禁食有骨刺、坚硬或酸辣刺激性食物，注意通便，防止排便时用力致腹压过高。

（2）门静脉高压症的手术治疗

手术治疗门静脉高压的方法甚多，其目的有三方面：① 减少门静脉系统的血液来源（如结扎脾动脉与脾切除、结扎肝动脉等）；② 阻断出血的静脉（如贲门胃底静脉结扎、胃底横切术等）；③ 建立门体循环通路（多种分流手术）。理想的外科手术应满意地降低门静脉压力，且能维持整个肝脏尤其是门静脉的血供，术后脑病与再次出血的发生率低。手术危险性与远期疗效和术前患者肝病损害情况密切相关，适合手术条件者比不符合手术条件者手术死亡率低。术后 5～10 年以上存活率前者比后者高。目前认为适合手术的条件为：血清总胆红素＜2mg/dl、血浆白蛋白＞3g/dl、血浆凝血酶原时间为正常的 50%、磺溴酞钠潴留率＜25%～30%、无腹水、无肝性脑病史及一般状况尚好等。

门体分流术的类型甚多，分流术降低门静脉压力的效果，要比非分流性手术好而可靠。常用的分流手术有：① 门腔静脉分流术。为降低门脉压力最有效的术式，术后可减压 15～30cmH2O，能预防食管静脉破裂出血，吻合口血栓发生较少，但其缺点是术后产生肝性脑病（20%～30%）较多；② 脾肾静脉分流术。术后降低门脉压力没有门腔分流术显著，一般减压 5～15cmH2O，但手术死亡率低，术后发生脑病甚少（5%以下），缺点是吻合口易形成血栓，术后复发出血率较高（15%～25%）；③ 肠腔静脉分流术。适用于脾、门静脉有血栓形成或脾已切除的患者，优点是手术比较容易，减压比脾肾分流术大，术后脑病发生率较少。缺点是搭桥处血管可能发生阻塞；④ 选择性门体分流术。系将食管与胃底静脉吻合，同时并保持肠静脉与门静脉血流继续灌注肝脏的手术，可使分流术后脑病与肝功能损害减少，缺点是技术操作较难，手术死亡率较高。

（二）中医疗法

瘀血内结证：腹部积块明显，硬痛不移，面黯消瘦，纳减乏力，时有寒热，女子或见月事不下；舌边暗紫或见瘀点，苔薄，脉弦涩。治以祛瘀软坚，兼调脾胃。

方药：膈下逐瘀汤加减。

寒湿困脾证：腹大胀满，按之如囊裹水，甚则颜面浮肿，脘腹痞满，得热稍舒，精神困倦，怯寒懒动，小便少，大便溏，或身目发黄，面色晦暗；舌苔白腻，脉缓。治宜温中健脾，行气利水。方药：实脾饮加茵陈。

气随血脱证：患者突然大量吐血及便血后出现面色苍白，四肢厥冷，汗出；舌淡，苔白，脉微。治法：益气固脱。方药：独参汤。

五、中西医结合最新研究进展

（1）门静脉高压性胃病与中医证型及 PLT、CHE、D-二聚体的相关性研究

杜丽明等[2]对肝硬化门静脉高压性胃病（portalhypertensiongastropathy，PHG）病情程度与中医证型、血小板计数（plateletcount，PLT）、胆碱酯酶（cholinesterase，

CHE)、血浆 D-二聚体(plasmad-dimer，D-D)的相关性进行了研究。选择确诊为 PHG 的 184 例肝硬化患者，每位患者进行 Child-Pugh 分级及胃镜检查，评估患者病情的轻重程度，将患者的中医辨证分型与病情程度结合，患者的病情程度与 PLT、CHE、D-二聚体指标相结合，对不同证型之间与病情程度之间进行分析，对病情程度与 PLT、CHE、D-二聚体指标进行分析。结果：184 例患者中湿热蕴结证所占比例最大，其次是肝气郁结证、瘀血阻络证、脾肾阳虚证、水湿内阻证、肝肾阴虚证。PHG 病情程度与 Child-Pugh 分级差异有统计学意义（$P<0.05$）。PHG 病情程度与不同中医证型之间差异有统计学意义（$P<0.05$），对 PHG 不同病情程度中 PLT、CHE、D-二聚体进行比较，差异有统计学意义（$P<0.05$）。因此，认为 PHG 病情程度与不同中医辨证分型、Child-Pugh 分级、PLT、CHE、D-二聚体存在相关性，对于临床组方用药、中医辨证论治提供一定的客观依据。

（2）基于“知肝传脾，脾反侮肝”脾切除序贯中药治疗门静脉高压症并脾功能亢进

潘刚等[3]基于“知肝传脾，脾反侮肝”理论研究脾切除后序贯中医药对肝功能的恢复作用并探讨血常规、D-二聚体、血流变、血流动力学改变、门静脉系统血栓形成情况与肝功能变化之间的规律。选择符合标准的因肝硬化门静脉高压症并脾功能亢进需要行脾切除的患者共 80 例，随机分为对照组和观察组，每组各 40 例，术后常规监测血常规、肝功能、D-二聚体、血流变、血流动力学及门静脉系统彩超，观察脾切除术后血常规、肝功能恢复情况以及 D-二聚体、血流变、血流动力学改变和门静脉系统血栓形成情况。结果：① 术后 2 组患者白细胞、红细胞、血小板均较术前明显改善，差异具有显著性，实验组肝功能改善情况优于对照组，差异具有显著性；② 术后 2 组患者肝动脉血流量、峰值流量、肝动脉内径均较手术前明显改善，组间比较实验组肝动脉血流量、峰值流量优于对照组，$P<0.05$，差异具有统计学意义；③ 术后 2 组患者 D-二聚体和血流变各项指标均显著升高，组间比较术后第 5 天开始实验组较对照组 D-二聚体和血流变各项指标明显降低，术后门静脉系统血栓形成率显著低于对照组，$P<0.05$，差异具有统计学意义。因此，认为脾切除后序贯健脾活血中药能显著改善患者血常规、肝功能，能有效降低 D-二聚体水平以及血液黏度，减少术后门静脉系统血栓发生率，利于肝功能的恢复。

参考文献：

[1]罗艺徽.基于“肠—肝”轴研究天然牛磺酸复方对肝硬化门静脉高压症患者肠

道菌群的影响[D].南宁：广西中医药大学，2018.

[2]杜丽明，李广鉴，孙秋，等.门静脉高压性胃病与中医证型及 PLT、CHE、D-二聚体的相关性研究[J].西部中医药，2022，35（4）：120-123.

[3]潘刚，于庆生，黄龙，等.基于“知肝传脾，脾反侮肝”脾切除序贯中药治疗门静脉高压症并脾功能亢进[J].中医药临床杂志，2021，33（12）：2365-2370.

第十三章　肝胆疾病

第一节　胆囊结石

胆囊结石（cholecystolithiasis）是指原发于胆囊的结石，是胆石症中最多的一种疾病。近年来随着卫生条件的改善以及饮食结构的变化，胆囊结石的发病率呈升高趋势，已高于胆管结石。胆囊结石以女性多见，男女之比为1：3～1：4；其以胆固醇结石或以胆固醇为主要成分的混合性结石为主。少数结石可经胆囊管排入胆总管，大多数存留于胆囊内，且结石越聚越大，可呈多颗小米粒状，在胆囊内可存在数百粒小结石，也可呈单个巨大结石；有些终身无症状而在尸检中发现（静止性胆囊结石），大多数反复发作腹痛症状，一般小结石容易嵌入胆囊管发生阻塞引起胆绞痛症状，发生急性胆囊炎。大体属于中医的“胁痛”“胃脘痛”之范畴，本病一般症状与胆囊炎相同，唯有时发生剧烈绞痛，痛时牵引背后及右肩与剑突下等处，有明显压痛，尤以胆囊区手不可近。

一、病因和发病机制

（一）现代医学对病因和发病机制的认识

代谢因素：正常胆囊胆汁中胆盐、卵磷脂、胆固醇按比例共存于一稳定的胶态离子团中。一般胆固醇与胆盐之比为1：20～1：30之间，如某些代谢原因造成胆盐、卵磷脂减少，或胆固醇量增加，当其比例低于1：13以下时，胆固醇便沉淀析出，经聚合就形成较大结石。如妊娠后期、老年者，血内胆固醇含量明显增高，故多次妊娠者与老年人易患此病。又如肝功受损者，胆酸分泌减少也易形成结石。先天性溶血患者，因长期大量红细胞破坏，可产生胆色素性结石。

胆系感染：大量文献记载，从胆石核心中已培养出伤寒杆菌、链球菌、魏氏芽孢杆菌、放线菌等，足见细菌感染在结石形成上有着重要作用。细菌感染除引起胆囊炎外，其菌落、脱落上皮细胞等可成为结石的核心，胆囊内炎性渗出物的蛋白成分，可成为结石的支架。

其他：如胆汁的淤滞、胆汁pH过低、维生素A缺乏等，也都是结石形成的原因之一。

（二）中医学对病因病机的认识

中医学认为本病为气滞食结所造成的脏腑功能紊乱病变，由胆火过盛，煎熬胆汁凝结而成。由于肝气郁滞，湿热内蕴，情志所伤，饮食不节，蛔虫作乱等因素造成胆道不畅，胆汁淤积，沉积为砂，凝聚为石。结石之症初期多为肝气郁滞，湿热内蕴之实证；病程过长，久不进食，体虚无力，则见外虚里实之证。胆为足少阳经，《素问•六微旨大论》篇云："少阳之上，火气治之。"

二、临床表现

（一）症状

（1）胆绞痛。胆绞痛是胆囊结石并发急性胆囊炎时的典型表现，多在进油腻食物后胆囊收缩，结合移位并嵌顿于胆囊颈部，胆囊压力升高后强力收缩而发生绞痛。小结石通过胆囊管或胆总管时可发生典型的胆绞痛，疼痛位于右上腹，呈阵发性，可向右肩背部放射，伴恶心、呕吐，呕吐物为胃内容物，吐后症状并不减轻。存留在胆囊内的大结石堵塞胆囊腔时并不引起典型的胆绞痛，故胆绞痛常反映结石在胆管内的移动。急性发作、特别是坏疽性胆囊炎时还可出现高热、畏寒等显著的感染症状，严重病例由于炎性渗出或胆囊穿孔可引起局限性腹膜炎，从而出现腹膜刺激症状。胆囊结石一般无黄疸，但30%的患者因伴有胆管炎或肿大的胆囊压迫胆管，肝细胞损害时也可有一过性黄疸。

（2）胃肠道症状。大多数慢性胆囊炎患者有不同程度的胃肠道功能紊乱，表现为右上腹隐痛不适、厌油、进食后上腹饱胀感，常被误认为"胃病"。有近半数的患者早期无症状，称为静止性胆囊结石，此类患者在长期随访中仍有部分出现腹痛等症状。

（二）体征

（1）一般情况。无症状期间患者大多一般情况良好，少数急性胆囊炎患者在发作期可有黄疸，症状重时可有感染中毒症状。

（2）腹部情况。如无急性发作，患者腹部常无明显异常体征，部分患者右上腹可有深压痛；急性胆囊炎患者可有右上腹饱满、呼吸运动受限、右上腹触痛及肌紧张等局限性腹膜炎体征，Murphy 征阳性。有 1/3～1/2 的急性胆囊炎患者，在右上腹可扪及肿大的胆囊或由胆囊与大网膜粘连形成的炎性肿块。

（三）检查

（1）化验检查。胆囊结石合并急性胆囊炎有血液白细胞升高，少数患者谷丙转氨酶也升高。

（2）B超。B超检查简单易行，价格低廉，且不受胆囊大小、功能、胆管梗阻或结石含钙多少的影响，诊断正确率可达96%以上，是首选的检查手段。典型声像特征是胆囊腔内有强回声光团并伴声影，改变体位时光团可移动。

（3）胆囊造影。能显示胆囊的大小及形态并了解胆囊收缩功能，但易受胃肠道功能、肝功能及胆囊管梗阻的影响，应用很少。

（4）X线。腹部X线平片对胆囊结石的显示率为10%～15%。

（5）十二指肠引流有无胆汁可确定是否有胆囊管梗阻，胆汁中出现胆固醇结晶提示结石存在，但此项检查目前已很少用。

（6）CT、MRI、ERCP、PTC在B超不能确诊或者怀疑有肝内胆管、肝外胆管结石或胆囊结石术后多年复发又疑有胆管结石者，可酌情选用其中某一项或几项诊断方法。

三、诊断和鉴别诊断

（一）诊断

根据胆囊炎胆石症的典型临床表现，认真仔细地综合分析，一般多可做出初步诊断。患者常有反复发作的胆道疾病史或有慢性上腹痛和消化不良，在一定诱因下引起典型的胆绞痛发作，具有右肩背部放散性痛和全身中毒症状、消化道症状或黄疸，再结合右上腹、剑突下腹膜刺激体征、瘀胆性肝大表现、再联系实验室或其他辅助检查结果，细致分析，即可做出急、慢性胆囊炎胆石症的诊断。

（二）鉴别诊断

（1）肾绞痛。胆绞痛需与肾绞痛相鉴别，后者疼痛部位在腰部，疼痛向外生殖器放射，伴有血尿，可有尿路刺激症状。

（2）胆囊非结石性疾病。胆囊良、恶性肿瘤、胆囊息肉样病变等，B超、CT等影像学检查可提供鉴别线索。

（3）胆总管结石。可表现为高热、黄疸、腹痛，超声等影像学检查可以鉴别，但有时胆囊结石可与胆总管结石并存。

（4）消化性溃疡性穿孔。多有溃疡病史，腹痛发作突然并很快波及全腹，腹壁呈板状强直，腹部X线平片可见膈下游离气体。较小的十二指肠穿孔，或穿孔后很快被网膜包裹，形成一个局限性炎性病灶时，易与急性胆囊炎混淆。

（5）内科疾患。一些内科疾病如肾盂肾炎、右侧胸膜炎、肺炎等，亦可发生右上腹疼痛症状，若注意分析不难获得正确的诊断。

四、治疗

（一）现代医学疗法

（1）一般治疗

饮食宜清淡，防止急性发作，对无症状的胆囊结石应定期B超随诊；伴急性炎症者宜进食，注意维持水、电解质平衡，并静脉应用抗生素。

（2）药物治疗

溶石疗法服用鹅去氧胆酸或熊去氧胆酸对胆固醇结石有一定溶解效果，主要用于胆固醇结石。但此种药物有肝毒性，服药时间长，反应大，价格贵，停药后结石易复发。其适应证为：胆囊结石直径在2cm以下；结石为含钙少的X线能够透过的结石；胆囊管通畅；患者的肝脏功能正常，无明显的慢性腹泻史。目前多主张采取熊去氧胆酸单用或与鹅去氧胆酸合用，不主张单用鹅去氧胆酸。鹅去氧胆酸总量为15mg/（kg•d），分次口服。熊去氧胆酸为8～10mg/（kg•d），分餐后或晚餐后2次口服。疗程1～2年。

（3）手术治疗

适应证：急性期如出现明显全身中毒症状、腹膜刺激征、黄疸加深者应紧急手术。对病史长、反复发作、胆道已有明显的器质性病变者，如结石性胆囊炎、较大的胆总管结石及原发性胆管结石、有较重症状的肝内结石、复发性胆管结石伴有胆（肝）总管明显扩张者及胆道感染合并有Oddi括约肌狭窄等，在急性症状控制后行择期手术。

手术时机：急性胆囊炎：无论非手术治疗与否，具备急症手术指征者，在短期术前准备后，宜在发病48小时以内施行急症手术。慢性胆囊炎胆石症：若无明显禁忌证，胆道影像学证实有结石存在，或胆囊不显示者，均应择期施行手术。胆道结石与胆管炎者：在非发作期间应在良好的术前准备后，择期进行胆道取石手术。在急性发作期，一开始仍应积极非手术治疗，以此作为术前准备，随时手术。如在12～24小时内没有明显改善，甚至出现低血压、意识障碍、急性重症胆管炎休克不能纠正者，应立即手术，实施胆管减压、取出关键性结石、T管引流，以挽救患者生命，日后再行胆道取石手术。

手术方法：① 传统开腹手术切除胆囊取石；② 开腹探查胆管取石；③ 腹腔镜微小切口切除胆囊；④ 腹腔镜联合胆道镜探查胆管取石。

（二）中医疗法

（1）辨证论治

肝郁气滞证：右胁下痛，多为胀痛，痛引腰背，或阵发性窜痛，患者多易怒而性急，不欲饮食，舌淡红，苔微黄腻，脉弦细或弦紧。病机：肝气不舒，胆汁郁滞。治法：疏肝理气，缓急止痛。方药：柴胡疏肝散加减。柴胡、广木香各12g，枳实、川楝子、茵陈、郁金各15g，金钱草30g，白芍15g，鸡内金15g，青皮12g，甘草6g。加减：呕恶者加苏叶10g，竹茹12g；脾虚者加用党参18g，黄芪、白术、茯苓各15g。

肝胆郁热证：右胁下痛，多为胀痛，痛引腰背，口苦咽干喜饮，头目昏眩，烦躁不安，小便黄赤，大便干燥，舌质红赤苔薄黄，脉细数。病机：肝胆郁热，气机郁滞。治法：清解蕴热，理气止痛。方药：龙胆泻肝汤加减。柴胡、枳壳、延胡索、木香、川楝子、黄芩各9g，栀子、茵陈各12g，金钱草30g，生大黄、芒硝各6g（兑服）。加减：胁痛者加青皮12g，乌药10g；嗳气、呕恶者加苏梗、姜半夏各12g；痞满者加苍术、厚朴各12g，茯苓15g。

肝胆湿热证：右胁下持续性胀满疼痛，痛引肩背，或绞痛阵发性加剧，拒按，一般起病急，口苦咽干，恶心，头晕，伴寒热往来，或高热，或目黄、身黄，其黄如橘子色，尿黄赤，大便秘结，舌红苔黄腻，脉弦滑或滑数。病机：肝胆湿热，气机郁滞。治法：清肝利胆，行气止痛。方药：大柴胡汤合龙胆泻肝汤加减。茵陈蒿30g，虎杖、青皮、栀子、黄芩各12g，金钱草30g，大黄、芒硝各6g（兑服），柴胡9g，薏苡仁15g，厚朴、枳实、延胡索各12g，甘草6g。加减：若胸满胁痛加郁金、川楝子各12g；肝胆瘀热者加金银花30g，红藤30g；郁滞明显者加木香6g，穿山甲6g；湿阻脾胃者，加平胃散；气虚明显者加黄芪10g。

湿热蕴毒证：右胁下持续性剧烈胀痛，腹胀满绞痛拒按，可触及包块。高热寒战或身目黄染，尿色如茶，量少，大便燥结。或见神昏谵语，四肢厥冷，舌红绛，苔枯黄有芒刺或黄腻，脉弦滑数或沉细数。病机：湿毒蕴结，扰乱心神。治法：清热利湿，安神定志。方药：大柴胡汤合安宫牛黄丸。柴胡、黄芩、郁金、野菊花各15g，紫草15g，栀子12g，生大黄15g，芒硝6g（兑服），金银花、蒲公英、紫花地丁各30g，安宫牛黄丸1粒（兑服）。加减：若兼高热烦躁，神昏谵语，为热毒内陷心包，扰乱神明，加生地黄20g，水牛角粉6g，板蓝根18g，石菖蒲9g等；高热惊厥者加紫雪丹，亡阳休克者加人参、炮附片各10g，龙骨、牡蛎各30g。

肝阴不足证：胁下胀满或隐痛，头目眩晕，月经量少，口苦咽干欲饮，纳谷不香，食入胀甚，舌尖红赤或有裂纹或光剥苔，脉细弦。病机：热邪蕴结，灼伤阴液。治则：滋养肝阴。处方：一贯煎加减。生地黄、茵陈蒿、当归、虎杖、麦芽、山楂各15g，何首乌、枸杞子、佛手、生大黄各9g，鸡内金、玫瑰花各10g，绿萼梅6g。加减：热甚者加石膏30g，知母12g；气短者加太子参30g；瘀滞者，加丹参20g，乳香、没药、三棱各9g。

（2）中成药

胆宁片每次5～6粒，3次/d，饭后服用。适用于肝气郁滞、湿热未清者。

舒胆通每次1粒，3次/d，饭后服用。适用于肝胆郁热证。

消炎利胆片每次6～8粒，3次/d，饭后服用。适用于肝胆湿热证。

胆舒胶囊每次1～2粒，3次/d，饭后服用。适用于肝胆湿热证。

（3）针灸

体针：取胆俞、肝俞、日月、期门、阳陵泉、胆囊穴、太冲等体穴。每次取3～5穴，用毫针行强刺激，每穴持续运针3～5min，留针30～50min，隔5min行针1次，每日针刺1～2次。胆俞、肝俞向椎体斜刺2.6～3.3cm，阳陵泉直刺5.0～6.6cm，太冲向足心斜刺5.0cm，日月、期门均斜刺1.7cm，胆囊穴直刺5.0～6.6cm。

耳压：取胰、胆、肝、十二指肠、神门、交感等耳穴，将成熟的王不留行籽或小磁珠黏附在0.5cm×0.5cm的小块胶布中央，对准所选耳穴区敏感点贴敷。贴好后，按压数分钟，嘱患者每日自行按压3～4次，每次5～10min。治疗期间增加脂餐，或饭后30min冲服番泻叶2g。

电针：取胰、胆、肝、三焦、胃、十二指肠、食道等耳穴。用电针探头探测耳穴，进行电针治疗。痛甚者加交感、神门，用单调密波；黄疸者加肾上腺、内分泌；炎症期加内分泌、神门、耳尖，用疏密波；排石困难加耳迷根、交感，用疏波。每次选4个穴位，每日1次，治疗10min，1个月为1个疗程。治疗期间每晨服油煎鸡蛋2个，便秘服硫酸镁15g或冲服番泻叶2g。

五、预防与调护

（1）进少油腻、高维生素、低脂饮食。

（2）烹调方式以蒸煮为宜，少吃油炸类的食物。

（3）适当体育锻炼，提高机体抵抗力

六、中西医结合最新研究进展

（1）腕针配合中药封包热敷治疗胆囊结石术后胃肠功能紊乱的临床观察

肖承佐等[1]对腕针配合中药封包热敷治疗胆囊结石术后胃肠功能紊乱的临床疗效进行了研究。将80例胆囊结石术后患者随机分为观察组和对照组，每组各40例。对照组给予术后常规治疗，观察组在对照组治疗的基础上，给予腕针配合中药封包热敷治疗。连续治疗7d。治疗7d后，评价2组临床疗效，观察2组患者术后首次排便时间、首次排气时间及肠鸣音恢复的时间，以及治疗前后匹兹堡睡眠质量指数量表评分（PSQI）的变化情况。比较2组患者术前与术后胃泌素、胃动素水平的变化情况。并观察2组患者术后并发症的发生情况。结果：（1）观察组患者的首次排便时间、首次排气时间及肠鸣音恢复时间均明显缩短，与对照组比较，差异均有统计学意义（$P<0.05$）。（2）治疗后，2组患者的PSQI评分明显改善（$P<0.05$），且观察组在改善PSQI评分方面明显优于对照组，差异有统计学意义（$P<0.05$）。（3）术后3、5d，2组患者的胃泌素、胃动素水平均明显提高（$P<0.05$），且观察组在改善胃泌素、胃动素水平方面明显优于对照组，差异有统计学意义（$P<0.05$）。（4）观察组总有效率为97.50%（39/40），对照组为80.00%（32/40）。观察组疗效优于对照组，差异有统计学意义（$P<0.05$）。（5）观察组便秘、腹胀、腹泻等并发症发生率均少于对照组，差异均有统计学意义（$P<0.05$）。因此，认为腕针配合中药封包热敷治疗胆囊结石术后胃肠功能紊乱，能明显改善患者术后的胃肠功能及睡眠质量，降低术后并发症的发生，对术后患者的预后康复有益。

（2）柴胡四金方联合脐针治疗浊毒内蕴型胆囊结石疗效观察

兰慧等[2]对柴胡四金方联合脐针治疗浊毒内蕴型胆囊结石患者的临床疗效进行了研究。选择2019年10月—2020年10月于河北省中医院肝病科门诊就诊的浊毒内蕴型胆囊结石患者70例为研究对象，按照随机数字表法分为治疗组和对照组。治疗组35例予柴胡四金方联合脐针治疗，对照组35例予金钱胆通颗粒治疗，2组均连续治疗12周。观察2组患者治疗前后中医症状积分及血清丙氨酸氨基转移酶（ALT）、天门冬氨酸氨基转移酶（AST）、γ-谷氨酰基转移酶（GGT）、Ca2+、三酰甘油（TG）、总胆固醇（TC）、载脂蛋白A1（ApoA1）、载脂蛋白B（ApoB）水平变化，比较2组治疗12周后临床疗效。治疗后2组中医症状积分及血清AST、ALT、GGT、Ca2+、TC、TG、ApoB水平均较治疗前明显降低（P均<0.05），且治疗组治疗后各指标均明显低于对照组（P均<0.05）；治疗后2组ApoA1水平均较治疗前明显升高（P均

＜0.05），且治疗组 ApoA1 水平明显高于对照组（$P<0.05$）。治疗组总有效率为 85.7%（30/35），高于对照组的 68.5%（24/35），差异有统计学意义（$P<0.05$）。因此，认为柴胡四金方联合脐针治疗能够改善浊毒内蕴型胆囊结石患者的临床症状、生化指标，使结石缩小甚至完全溶化，提高总体疗效。

（3）金钱草联合中成药治疗胆囊结石临床研究

申鹏等[3]对金钱草联合中成药治疗胆囊结石的临床疗效进行了研究。将确诊为胆囊结石的 90 例患者按随机数字表法分为结合治疗组、对照组各 45 例。2 组均予以熊去氧胆酸胶囊治疗，结合治疗组在此基础上加予胆石利通片、消炎利胆片、金钱草水煎剂治疗，共治疗 4 周。记录 2 组治疗前后胆囊收缩素（CCK）、血管活性肠肽（VIP）水平及结石个数、结石直径，比较 2 组临床疗效。结果与治疗前比较，2 组血清 CCK 水平升高，VIP 水平降低，胆囊结石个数减少、结石直径缩小（$P<0.05$）。治疗后，结合治疗组较对照组 CCK 水平升高更显著，VIP 水平降低更显著，结石个数减少、结石直径缩小更显著（$P<0.05$）。对照组总有效率为 86.67%，结合治疗组为 97.78%，2 组比较，差异有统计学意义（$P<0.05$）。因此，金钱草联合中成药治疗胆囊结石效果显著，能够有效减轻患者的临床症状，减少其结石个数及缩小结石直径，可能与降低 VIP 水平、提高 CCK 水平有关。

参考文献：

[1]肖承佐，刘仁红，邓宇晴，等.腕针配合中药封包热敷治疗胆囊结石术后胃肠功能紊乱的临床观察[J].广州中医药大学学报，2022，39（12）：2841-2847.

[2]兰慧，苏春芝，万曼曼，等.柴胡四金方联合脐针治疗浊毒内蕴型胆囊结石疗效观察[J].现代中西医结合杂志，2022，31（13）：1803-1807.

[3]申鹏，汪正飞.金钱草联合中成药治疗胆囊结石临床研究[J].新中医，2020，52（17）：75-77.

第二节　急性胆囊炎

急性胆囊炎是由于化学性刺激和细菌侵袭引起的胆囊急性炎症，临床表现为发热、右上腹痛，伴恶心、呕吐、黄疸和白细胞增高等。在急腹症中仅次于急性阑尾炎、肠梗阻而居第 3 位。多发生于 35 岁以上的患者，以 40～60 岁多见。女性发病率高于男性，男女比约为1：4。除了5%～10%的病例，绝大多数的胆囊炎均与胆囊结石的存在有密切的关系。急性胆囊炎的病理变化依炎症程度分为：① 单纯性胆囊炎；② 化脓性胆囊炎；③ 坏疽性胆囊炎；④ 胆囊穿孔。本病在中医学中属“胁痛”“胆胀”“黄疸”“结胸发黄”等辨证范畴。

一、病因和发病机制

（一）现代医学对急性胆囊炎病因和发病机制的认识

（1）病因

胆囊是一个盲囊，通过弯曲、细长的胆囊管与胆管相通。本病的主要原因是各种因素造成胆囊管梗阻、胆汁滞留和随之而来的细菌感染或化学性胆囊炎。少数病例未见有明显的胆囊内胆汁滞留现象，细菌感染似为引起急性胆囊炎的唯一原因。

胆汁滞留：这是引起急性胆囊炎的一个先驱的、基本的因素，一般认为急性胆囊炎患者90%以上有结石嵌顿于胆囊颈或胆囊管，导致胆汁滞留；除结石外，胆囊管与胆总管连接部亦可因角度较小，胆囊管本身过于曲折、畸形，或异常血管、周围炎症粘连、蛔虫钻入，以及肿大淋巴结压迫等造成梗阻和胆汁滞留。功能性障碍研究证实，胆道肌肉、神经功能紊乱，胆囊的正常排空活动受阻，可造成一时性的胆汁滞留。当腹内脏器有病变时，如胃、十二指肠溃疡、慢性阑尾炎或肾周围炎等，内脏神经受到病理性刺激冲动传至大脑皮质，引起皮质的功能紊乱，从而反射性地导致胆囊管括约肌和十二指肠乳头括约肌功能紊乱而造成痉挛，致使整个胆道系统胆汁滞留。胆囊内长期胆汁滞留和浓缩，可刺激胆囊黏膜，引起炎性病变，加上细菌感染，即可形成急性胆囊炎。

细菌感染：引起急性胆囊炎的细菌大约70%为大肠埃希杆菌，其他的有克雷白杆菌、梭状芽孢杆菌、葡萄球菌、伤寒杆菌、副伤寒杆菌、链球菌，还有肺炎球菌等。约50%急性胆囊炎患者胆汁细菌培养阳性。细菌入侵的路径一般多经胆汁或淋巴管，有时也可以经肠道逆行入胆道或血源性播散。总之，细菌到达胆囊的路径很多。

其他原因：临床上有少数病例既无胆汁滞留亦无细菌感染而为其他的原因。主要见于创伤和胰液反流。创伤包括外科手术、灼伤等可导致急性胆囊炎。在创伤时，由于疼痛、发热、脱水、情绪紧张等可使胆汁黏稠度增加，排空减慢。此外，当胰、胆管共通管梗阻时，反流胰液中的胰蛋白酶被胆汁激活，与胆汁酸结合，也可激活磷酸酯酶，使卵磷脂转为溶血卵磷脂，这两者作用于胆囊壁，产生损害。

（2）病理分型

当胆囊管或胆囊颈因结石突然嵌顿或其他原因而梗阻时，由于胆囊是一盲囊，引起胆汁滞留或浓缩，浓缩的胆盐刺激和损伤胆囊引起急性化学性胆囊炎；同时，胆汁滞留和（或）结石嵌顿可使磷脂酶 A 从损伤胆囊的黏膜上皮释放出来，使胆汁中的卵磷脂水解成溶血卵磷脂，从而改变细胞的生物膜结构而导致急性胆囊炎。另有作者发现，在炎症的胆囊壁内含有高浓度的前列腺素，认为这也是引起急性胆囊炎的一种介质。如果胆囊管梗阻不及时松解，那么胆囊腔内压力不断增高，胆囊壁因血液和淋巴回流受阻而充血水肿引起缺血，缺血的胆囊壁容易继发细菌感染，从而加重急性胆囊炎的进程，终致并发胆囊坏疽或穿孔；对于老年，患有糖尿病和动脉硬化的患者更容易发生胆囊的缺血坏死。胆囊缺血、炎症加重、胆囊底部坏疽，临床上多见于发病的第 2 周，若不及时治疗，则很快会并发穿孔与腹膜炎。如单纯胆囊管梗阻而无胆囊壁的血供障碍和细菌感染，则发展为胆囊积液。

根据炎症的轻重和病程长短，急性胆囊炎的病理表现可有很大的差别。

单纯性胆囊炎：属于最轻的一型。其特征是胆囊轻度增大、囊壁充血、黏膜水肿，囊壁稍增厚；肉眼观察胆汁较黏稠，略显混浊或无明显异常，镜下可见白细胞浸润，黏膜上皮脱落，但细菌培养常为阴性。

化脓性胆囊炎：胆囊因胆囊管阻塞明显增大，呈蓝绿色或灰红色，囊壁充血肥厚极为显著，浆膜层血管扩张；胆囊表面常有脓性纤维素性沉淀，黏膜上可形成溃疡，整个胆囊内充满脓液。胆囊壁的炎性渗出可致与毗邻腹膜粘连和淋巴结肿大。此时，胆汁的细菌培养多为阳性。镜下可见大量单核细胞浸润，胆红素钙沉淀，胆固醇结晶。

坏疽性胆囊炎：病情严重时，有时胆囊胀大过甚，囊壁血运受阻，引起囊壁的缺血坏疽；胆囊内的结石可嵌顿在胆囊颈部，引起囊壁的压迫坏死。上述变化最终均可致胆囊穿孔，甚至胆囊与十二指肠之间形成内瘘。镜下除可有炎细胞浸润、囊壁水肿、渗血外，还可见到局限性或广泛性坏死、缺血，甚至穿孔；有时可见小动脉粥样硬化伴管腔狭窄。

（二）中医学对急性胆囊炎病因病机的认识

急性胆囊炎的病机主要是气滞、湿热、胆石、瘀血等导致胆腑气郁，胆液失于通降。病位在胆腑，与肝及脾胃关系最为密切。

（1）肝胆气郁。忧思暴怒，情志不遂，肝脏疏泄失常，累及胆腑，气机郁滞，胆液通达降泄失常，排泄不畅，可发为急性胆囊炎。

（2）湿热蕴结。饮食偏嗜，过食肥腻，久则生湿蕴热，或邪热外袭，或感受湿邪化热，或湿热内侵，蕴结胆腑，气机郁滞，胆液通降失常而排泄不畅，发为急性胆囊炎。

（3）肝胆瘀阻。湿热久蕴，煎熬胆液，聚而为石，或瘀血积块，阻滞胆道，胆腑气郁，胆液通降失常，排泄不畅，形成急性胆囊炎。

（4）蕴毒成脓。湿热交争，伤津耗液，气血凝滞，蕴酿成毒，血肉腐败，化而为脓，而成急性胆囊炎的重症。

二、临床表现

急性胆囊炎多见于中年、肥胖的女性患者，女性比男性多 2～3 倍，本病可为首次发作，也可在慢性胆囊炎基础上屡次发作。主要临床表现如下。

（1）症状

腹痛：可突发性，多有饱餐或脂餐等诱因，常发生在夜间，发作初期腹痛多位于右上腹及上腹部，腹痛性质大多剧烈，呈持续性、膨胀性疼痛，随着炎症进展累及胆囊壁全层并影响到壁腹膜，腹痛变为持续性疼痛、阵发性加剧。当有胆囊管梗阻时，可呈阵发性胆绞痛。疼痛可放射至右肩背部，体位变动或呼吸时疼痛加重。老年人因对疼痛敏感性降低，有时可无明显腹痛。胃肠道症状：食欲不振、腹胀、便秘，并常有反射性恶心、呕吐，后期可引起更为频繁与严重的呕吐，甚者呕吐胆汁，引起水电解质紊乱。一般呕吐后自觉症状可稍改善。发热和寒战：多为中度发热，当发生化脓性胆囊炎或胆囊坏疽时，可出现寒战、高热，甚至发生感染性休克。黄疸：约 1/5 患者可出现黄疸，通常黄疸不深，也不伴瘙痒症状。通常这种黄疸随着腹痛的缓解迅速消退。若并发胆总管结石性梗阻或胆管炎，则黄疸明显加深。腹压痛和肌紧张：早期仅有右上腹的区域性压痛，叩击右上腹时疼痛加重。当炎症严重并侵及周围组织时，腹痛压痛范围扩大，肌紧张，Murphy 征阳性，当压痛及肌紧张范围扩大并出现反跳痛时，提示胆囊穿孔导致急性腹膜炎。有些患者在右侧背部肩胛骨下角第 9～11 肋骨区域有皮肤过敏现象，称为 Boas 征。腹块：约 1/4 患者可于右上腹扪及压痛明显的肿大胆囊或炎性包块，提示可能伴有胆囊积脓或胆囊周围脓肿。典型的急性胆囊炎经治疗在 2～3 天后可见好转，1 周内即可恢复。否则，提示可能已发生严重的并发症。

（2）实验室及其他检查

血象：白细胞总数及中性粒细胞大多增高。当白细胞总数超过 20.0×109/L，并有显著核左移时，常提示胆囊有坏死或穿孔。血清学检查：可有血清胆红素、转氨酶、碱性磷酸酶、γ谷氨酰转肽酶升高，当并发急性胰腺炎时，血清淀粉酶亦显著升高。腹部 X 线平片：显示阳性结石者仅占 10%左右，对急性气肿性胆囊炎，可于胆囊区见积气和液平段。B 超：简便易行，可测定胆囊大小，囊壁厚度，尤其对胆囊结石的诊断准确率可达 95%左右。CT 检查：对胆囊肿大、囊壁增厚及胆囊结石具有与 B 超相似的诊断价值，但因价格昂贵，一般不列为首选。

放射性核素：胆系扫描常选用 TC-99m-EHIDA（二乙基乙酰苯胺亚氨基二醋酸）或吡哆-5-甲基色氨酸静脉注射，如 1 小时内胆囊区有放射性显示，则可排除本病。如有正常胆管和肠道排泄相，而胆囊区无放射性显示，则强烈支持本病的诊断。本试验对诊断急性胆囊炎的敏感性为 100%，特异性为 95%。但胆囊纤维化患者可出现假阳性，应予鉴别。

三、诊断和鉴别诊断

（一）诊断

对有右上腹突发性疼痛，并向右肩背部放射，伴有发热、恶心、呕吐，体检右上腹压痛和肌卫，Murphy 征阳性，白细胞计数增高，B 超示胆囊壁水肿，即可确诊为本病。如以往有胆绞痛病史，则诊断更可肯定。需要指出的是，15%～20%的病例其临床表现较轻，或症状发生后随即有所缓解，但实际病情仍在进展时，可增加诊断上的困难。十二指肠引流试验对急性胆囊炎的诊断帮助不大，反而会促使胆囊收缩而加重腹痛，引起胆石嵌顿。故在病程急性期，十二指肠引流应视为禁忌。

（二）鉴别诊断

十二指肠溃疡穿孔：多数患者有溃疡病史。其腹痛程度较剧烈，呈连续的刀割样痛，有时可致患者于休克状态。腹壁强直显著，常呈“板样”、压痛、反跳痛明显；肠鸣音消失；腹部 X 线检查可发现膈下有游离气体。唯少数病例无典型溃疡病史，穿孔较小或慢性穿孔者病状不典型，可造成诊断上的困难。

急性胰腺炎：腹痛多位于上腹正中或偏左，体征不如急性胆囊炎明显，Murphy 征阴性；血清淀粉酶升高幅度显著；B 超显示胰腺肿大，边界不清等而无急性胆囊炎征象；CT 检查对诊断急性胰腺炎较 B 超更为可靠，因为 B 超常因腹部胀气而胰腺显示不清。

高位急性阑尾炎：其转移性腹痛、腹壁压痛、腹肌强直均可局限于右上腹，易误诊为急性胆囊炎。但B超无急性胆囊炎征象及Rovsing（罗符苯）征阳性（按左下腹可引起阑尾部位的疼痛）有助于鉴别。此外，胆囊炎的反复发作史、疼痛的特点，对鉴别诊断也有参考价值。

急性肠梗阻：肠梗阻的绞痛多位于下腹部，常伴有肠鸣音亢进、“金属音”或气过水声，腹痛无放射性，腹肌亦不紧张。X线检查可见腹部有液平面。

右肾结石：发热少见，患者多伴有腰背痛，放射至会阴部，肾区有叩击痛，有肉眼血尿或显微镜下血尿。X线腹部平片可显示阳性结石。B超可见肾结石或伴肾盂扩张。

右侧大叶性肺炎和胸膜炎：患者也可有右上腹痛，压痛和肌卫而与急性胆囊炎相混。但该病早期多有高热、咳嗽、胸痛等症状，胸部检查肺呼吸音减低，可闻及啰音或胸膜摩擦音。X线胸片有助于诊断。

冠状动脉病变：心绞痛时疼痛常可涉及上腹正中或右上腹，若误诊为急性胆囊炎而行麻醉或手术，有时可立即导致患者死亡。因此，凡50岁以上患者有腹痛症状而同时有心动过速，心律不齐或高血压者，必须做心电图检查，以资鉴别。

急性病毒性肝炎：急性重症黄疸型肝炎可有类似胆囊炎的右上腹痛和肌卫、发热、白细胞计数增高及黄疸。但肝炎患者常有食欲不振、疲乏无力、低热等前驱症状；体检常可发现肝区普遍触痛，白细胞一般不增加，肝功能明显异常，一般不难鉴别。

四、治疗

（一）现代医学疗法

（1）非手术治疗

一般治疗：卧床休息，发病48小时内应禁食。有恶心、呕吐和腹胀者，应进行胃肠减压。如病情好转，可酌情先给予低脂半流质饮食。

解痉止痛：有阵发性腹痛者，可给予500g/L（50%）的硫酸镁溶液30ml口服或胃管注入，阿托品0.5～1.0mg，每4～6小时肌肉注射1次，剧烈疼痛时可给哌替啶50～75mg等镇痛剂，但不能单独使用吗啡，因其使Oddi括约肌痉挛，增加胆管内压力，使病情加重。此外，也可用硝酸甘油、硝苯地平舌下含服，维生素K3、孕酮肌肉注射解除Oddi括约肌痉挛和疼痛。

补液：补充液体，维持营养，纠正酸碱失衡和水电解质紊乱。

抗感染治疗：急性胆囊炎的诊断一旦成立，应立即选用对需氧菌敏感和兼顾厌氧菌的广谱抗生素联合应用。抗生素选用的原则：① 造成感染可能的致病菌种类，结合抗菌药物的抗菌谱，选择敏感抗生素；② 选择在肝脏内分布多和胆汁中浓度高的抗生素；③ 尽可能选择对肝脏毒性小的抗生素。常用药物有：青霉素、氨苄西林、哌拉西林；头孢氨苄、头孢哌酮、头孢曲松、头孢孟多；林可霉素、利福平；环丙沙星、甲硝唑、替硝唑等，应静脉给药。当肝功能受损和有黄疸时，抗生素的疗效会降低，因此必要时并用胆道减压引流的措施。

利胆治疗：对无梗阻或轻度黄疸的非化脓性感染有效。常用镁制剂轻泻药或使用消炎利胆片、去氢胆酸、胆石通、大黄片等以促进胆汁分泌、稀释胆汁，解除淤胆。若存在梗阻，将导致胆道压力增加，必要时进行胆道引流。

（2）手术治疗

急性胆囊炎经非手术治疗后，效果不显著或病情恶化者，应进行急诊手术治疗。手术治疗的指征：① 临床症状重且不易缓解，胆囊肿大而张力高；② 局部有腹膜刺激征或在治疗过程中腹部体征加重；③ 寒战、高热及白细胞计数在20×109/L以上；④ 并发重症急性胰腺炎；⑤ 黄疸加深；⑥ 60岁以上的老年患者，容易发生严重并发症，应多采取早期手术处理。手术方式有胆囊切除术、胆囊造瘘术和胆总管T形管引流术等。

（二）中医疗法

（1）辨证论治

蕴热证（肝胆蕴热）：胁腹隐痛，胸闷不适，肩背窜痛，口苦咽干，腹胀纳呆，大便干结，有时低热；舌红苔腻，脉平或弦。治法：疏肝清热，通下利胆。方药：金铃子散合大柴胡汤加减。

湿热证（肝胆湿热）：发热恶寒，口苦咽干，胁腹疼痛难忍，皮肤黄染，不思饮食，便秘尿赤；舌红苔黄，脉弦数滑。治法：清胆利湿，通气通腑。方药：茵陈蒿汤合大柴胡汤加减。

热毒证（肝胆脓毒）：胁腹剧痛，痛引肩背，腹拘强直，压痛拒按，高热寒战，上腹饱满，口干舌燥，不能进食，大便干燥，小便黄赤，甚者谵语，肤黄有瘀斑，四肢厥冷，鼻衄齿衄；舌绛有瘀斑，苔黄开裂，脉微欲绝。治法：泻火解毒，通腑救逆。方药：黄连解毒汤合茵陈蒿汤加减。

（2）针刺疗法

用于止痛、止吐、排石。可选用足三里、内关、期门、胆俞、中脘等穴。耳针可刺交感、神门、肝胆区。一般留针 30 分钟至 1 小时，每日针刺 2～3 次。也可采用足三里穴位注射 654-2 等以解痉止痛。

（3）中成药

清开灵注射液：40～60ml 加入 50～100g/L（5%～10%）的葡萄糖溶液 500ml 中，静脉滴注，每日 1～2 次。用于蕴毒成脓证。

茵栀黄注射液：20～40ml 加入 50～100g/L（5%～10%）的葡萄糖溶液 250～500ml 中，静脉滴注，每日 1 次。用于有黄疸者。

（4）耳穴压丸

肝、胆、神门、脾、胃、内分泌，耳穴压丸，丸用王不留行籽，小方胶布固定，保留 3～5d，每日用手按压 4～6 次，每次按压 3min。配合背俞连续火罐，每周 1 次，方法同前。

五、预防与调护

避免诱因，心情舒畅，避免精神刺激，忌烟酒，慎食肥腻，预防蛔虫，积极治疗胆道结石，是预防急性胆囊炎的有效措施。注意节制饮食，以清淡为主，忌油腻、蛋类、煎炸食物，忌烟酒，保持大便通畅，是预防复发和加重的重要措施。急性期应卧床休息。

六、中西医结合最新研究进展

（1）清利通腑汤联合茴三硫胶囊治疗急性胆囊炎的效果

代艳梅[1]对清利通腑汤联合茴三硫胶囊治疗急性胆囊炎的效果进行了研究。选择 2017 年 5 月至 2020 年 6 月于夏邑县中医院接受治疗的 80 例急性胆囊炎患者作为研究对象，按照随机数字表法分为对照组和观察组，各 40 例。对照组接受茴三硫胶囊治疗，观察组接受清利通腑汤联合茴三硫胶囊治疗。连续治疗 2 个月。比较两组疗效、炎症指标和不良反应发生情况。治疗 2 个月后，观察组总有效率（97.50%）高于对照组（80.00%），差异有统计学意义（$P<0.05$）。治疗 2 个月后，两组 C 反应蛋白（CRP）水平、肿瘤坏死因子（TNF-α）水平、白细胞计数（WBC）低于治疗前，且观察组低于对照组，差异有统计学意义（$P<0.05$）。两组治疗期间均未发生严重不良反应。因此，认为清利通腑汤联合茴三硫胶囊治疗急性胆囊炎效果确切，可改善患者症状，减轻炎症反应，安全性高。

（2）清肝利胆汤加减联合针刺治疗急性胆囊炎疗效观察

林磊等[2]对清肝利胆汤加减联合针刺对急性胆囊炎疗效的影响进行研究。80例急性胆囊炎患者随机分为对照组与观察组各40例，对照组予以西医常规并予针刺治疗；观察组在对照组基础上予以清肝利胆汤口服。观察两组患者疗效及实验室指标。观察组症状及体征恢复时间均显著低于对照组（$P<0.05$）；治疗后，观察组中医证候积分显著低于对照组（$P<0.05$）；治疗后14d观察组白细胞计数、中性粒细胞百分比、降钙素原及C反应蛋白水平均显著优于对照组（$P<0.05$）；治疗后，两组胆囊、胆管壁均较治疗前变薄，变光滑，胆囊积液减少，影像学各指标均有所改善，且观察组优于对照组（$P<0.05$）。因此，认为清肝利胆汤联合针刺治疗能够有效调节急性胆囊炎患者炎症反应，减轻患者临床症状，加快症状缓解及病情恢复，疗效显著。

（3）柴胡利胆汤在急性胆囊炎患者腹腔镜胆囊切除术后的应用及对血清CRP、PA水平的影响

刘洋伯等[3]对柴胡利胆汤在急性胆囊炎患者腹腔镜胆囊切除术后的应用及对血清C-反应蛋白（CRP）、前白蛋白（PA）水平的影响进行了研究。回顾性分析2018年1月—2020年1月医院98例行腹腔镜胆囊切除术治疗的急性胆囊炎患者临床资料，其中45例给予常规西医治疗（对照组），53例给予柴胡利胆汤辅助治疗（观察组）。记录两组手术前后症状改善情况及病情转归情况、临床疗效、术后并发症发生情况，并比较两组术前及术后7d炎症因子[CRP、白介素-6（IL-6）、白介素-1β（IL-1β）]、氧化应激反应[过氧化氢酶（CAT）、谷胱甘肽过氧化物酶（GSH-Px）、活性氧（ROS）]、肝功能指标[丙氨酸氨基转移酶（ALT）、门冬氨酸氨基转移酶（AST）、PA]差异。术后7d时，两组腹痛、脘腹胀满、纳食减少、嗳气频作症状均较术前减轻（$P<0.05$），且观察组术后症状较对照组轻（$P<0.05$）。观察组术后腹痛缓解时间、白细胞恢复正常时间及住院时间均低于对照组（$P<0.05$），而临床疗效明显高于对照组（$P<0.05$），两组术后并发症发生情况比较，差异无统计学意义（$P>0.05$）。术后7d时，两组血清CRP、IL-6、IL-1β及ALT、AST水平均较术前降低（$P<0.05$），且观察组低于对照组（$P<0.05$）；血清PA则较术前升高（$P<0.05$），且观察组高于对照组（$P<0.05$）。观察组手术前后血清CAT、GSH-Px、ROS水平比较，差异无统计学意义（$P>0.05$）；术后7d时，对照组血清CAT、GSH-Px水平均较术前降低（$P<0.05$），且低于观察组（$P<0.05$）；血清ROS则较术前升高（$P<0.05$），且高于观察组（$P<0.05$）。因此，认为腹腔镜胆囊切除术后应用柴胡利胆汤疗效显著，能减轻术后炎症反应、氧

化应激反应及肝损伤，对加速急性胆囊炎患者术后康复有利。

参考文献：

[1]代艳梅.清利通腑汤联合茴三硫胶囊治疗急性胆囊炎的效果[J].河南医学研究，2021，30（34）：6482-6485.

[2]林磊，张蕴佳，黄凌鹰，等.清肝利胆汤加减联合针刺治疗急性胆囊炎疗效观察[J].中国中医急症，2021，30（11）：2015-2017，2014.

[3]刘洋伯，刘华.柴胡利胆汤在急性胆囊炎患者腹腔镜胆囊切除术后的应用及对血清 CRP、PA 水平的影响[J].四川中医，2021，39（8）：90-94.

第三节　肝内外胆管结石

肝外胆管结石

（中医部分见“胆囊结石”部分）

肝外胆管结石包括原发性肝外胆管结石和继发性肝外胆管结石。原发性肝外胆管结石指结石原发于胆道内而非自胆囊排出。原发性胆总管结石绝大多数是以胆色素为主的混合结石，部分结石核心中有蛔虫残体。少数患者的结石是由胆囊排出坠入胆总管，其结石与胆囊结石相同，称为继发性胆总管结石。其临床表现与原发性胆总管结石相同。肝外胆管结石在我国和东南亚各国较多见。近年来，我国的原发性胆总管结石有明显减少的趋势。

一、病因和发病机制

原发性肝外胆管结石与胆道的慢性炎症、细菌感染、胆汁淤滞、营养因素等有关。常见的致病因素有复发性化脓性胆管炎、胆道阻塞、胆道寄生虫病。黑结石常发生于合并有肝硬化、慢性溶血性贫血、人工心脏瓣膜安置术后的患者。

二、临床表现

原发性肝外胆管结石多见于青壮年患者，但临床症状常可追溯至童年，男性与女性间发病率的差别不显著。肝外胆管结石患者常表现为反复发作的胆道梗阻和不同程度的急性化脓性胆管炎，以及由此而产生的多种局部和全身性的并发症。在慢性期，症状不典型，常误诊为慢性消化不良、胃病等。发病初期，常为间歇性的上腹痛，偶有发热，经过多次反复之后，可出现典型的腹痛、寒战高热、黄疸的急性胆管炎的 Charcot 三联征；若阻塞未能很快解除，病情将迅速发展，可出现低血压、败血症、严重肝损害等并发症；晚期患者可发生多发性胆源性肝脓肿、胆汁性肝硬化。体格检查方面，急性期患者常有轻度至中度黄疸、肝大并有明显的触痛，约 15% 的患者有脾大；50%的原发性肝外胆管结石患者入院时可扪及增大的胆囊，而继发性肝外胆管结石患者由于胆囊壁增厚、胆囊萎缩，常不能触及胆囊。反复发作的患者可出现贫血、营养不良、皮下水肿、低蛋白血症等全身消耗表现。

三、诊断和鉴别诊断

（一）诊断

多见于青壮年，有长期反复发作的胆管炎或胆道蛔虫病史。出现上腹痛、寒战高热、黄疸，大多伴恶心、呕吐，病情严重时可有意识障碍和血压降低；查体上腹压痛，有时可触及增大的胆囊；白细胞计数升高、核左移，并可见中毒颗粒。B 型超声、MRCP 等影像学检查支持肝外胆管结石的诊断。

（二）鉴别诊断

上腹痛等症状需要与急性胆囊炎、急性胰腺炎、溃疡病穿孔等急腹症相鉴别；梗阻性黄疸表现除需要与胆管癌、胰头癌、壶腹周围癌等相鉴别外，还需与可以导致黄疸的内科及传染科疾病相鉴别疾病。

四、治疗

肝外胆管结石主要采用手术治疗，治疗原则包括：① 解除胆道梗阻；② 取净结石；③ 畅通引流胆道，预防结石复发；④ 合理应用抗生素。

（1）胆总管切开取石、T 形管引流术。适用于单纯胆总管结石，胆总管和肝总管通畅，无狭窄或其他病变者。若伴有胆囊结石和胆囊炎，可同时切除胆囊。为防止和减少结石遗留，术中可采用胆道造影、B 超或胆道镜进行检查。

（2）胆总管与空肠端侧 Roux-en-Y 吻合术。胆总管下端严重狭窄或梗阻，无法用手术方法在局部解除梗阻者，应行胆总管与空肠端侧 Roux-enY 吻合术，同时切除胆囊。

（3）十二指肠镜下乳头括约肌切开加取石术。不受多次手术后胆管周围粘连和年老体弱等因素限制的优点。除全身状况极差者，食管、幽门、十二指肠球部狭窄，十二指肠镜无法通过者，患有严重凝血机制障碍及出血性疾病患者外，一般可采用该术式。通过十二指肠镜，找到十二指肠乳头开口，插入胆总管后注射造影剂摄片，确定胆总管结石的大小、多少、部位和胆管狭窄程度等，用高频电经专用切开刀切开部分乳头括约肌，扩大末端胆总管开口，然后用取石网篮或气囊导管取出结石，较大结石可经机械碎石网篮夹碎后取出。

（4）腹腔镜下胆总管切开联合胆道镜取石术。用腹腔镜下专用取石钳及在胆道镜直视下用网篮取石，困难者加用激光碎石。取石结束后放置（或不放）T 形管，缝合胆管壁，放置腹腔引流管。对于胆总管探查后确认结石已取净、胆管无狭窄、胆总管无明显炎症、括约肌功能正常、胆总管下端通畅者，可考虑不置 T 形管，一期缝合胆管壁。其优点是不损伤胆道的正常生理解剖结构。

五、中西医结合最新研究进展

（1）肝外胆管结石患者手术前后中医辨治研究

熊成名[1]对临床病例进行回顾性研究，分析肝外胆管结石患者手术前后中医证型变化和术后辨证运用中药治疗情况，探讨临床上运用中医药治疗肝外胆管结石的思路和特点，为临床医生提供一定的参考。回顾性收集了广州中医药大学第一附属医院三外科 2015 年 9 月 1 日至 2018 年 1 月 31 日诊断为肝外胆管结石的住院患者共 199 人，最终完全符合纳入标准的病例共有 126 例。患者均分时段诊治，观察期设定为入院当天是首诊，术后第 1～3 天是次诊，术后第 5～7 天是末诊。所有纳入的病例均采用西药常规治疗。运用临床研究调查表开展数据的收集和录入工作，运用 Excel 软件和 SPSS22.0 软件对肝外胆管结石患者手术前后辨证情况及术后中药使用情况进行相关的统计分析和数据挖掘。观察指标包括：① 一般情况：年龄、性别、出生地、职业、病程、既往史、过敏史、个人史、家族史等。② 安全性指标：生命体征、药物过敏或不良反应等。③ 临床指标：A 临床表现：腹痛、后背放射痛、身目黄染、小便黄、发热恶寒、纳差、口干口苦、恶心呕吐、腹胀、大便不通等；B 舌象、脉象；C 证型；D 实验室检查指标：WBC、AST、ALT、GGT、TB、DB、IB。④ 中药运用指标：观察期间使用的所有中药。结果：① 肝外胆管结石患者手术前后临床表现变化情况统计结果显示，最终入选的 126 患者首诊时临床表现主要以腹痛、后背放射痛、纳差、小便黄、身目黄染居多，其次是口干、眠差、大便不通、口苦、恶心呕吐、恶寒发热、口黏。经手术后，临床表现以腹痛、纳差、眠差、口干、腹胀居多，与首诊（术前）相比，腹痛、腹胀、纳差、眠差、口干、咳嗽咳痰、大便稀烂、疲倦乏力等发生率明显升高，而身目黄染、小便黄、恶寒发热、恶心呕吐等发生率则明显下降。经过中药调理后，末诊时患者腹痛、腹胀、纳差、眠差、口干、口苦、咳嗽咳痰情况较次诊时明显减少，而疲倦乏力、大便稀烂或大便不调等情况相应增加。② 肝外胆管结石患者手术前后舌象、脉象变化情况首诊时患者常见的舌象是舌红苔黄腻、舌红苔薄黄、舌淡胖苔白腻、舌淡红边有齿痕苔薄白和舌黯淡苔腻，常见脉象为弦滑数脉、弦脉、弦细脉、弦滑脉和濡细脉。手术后患者舌象仍以舌淡红边有齿痕苔薄白、舌淡胖苔白腻、舌暗红苔黄腻、舌红苔黄腻居多，弦细脉、弦滑数脉、濡细脉和弦滑脉仍是常见脉象，较首诊相比，明显增多的舌象是舌紫黯或有瘀斑瘀点，明显增多的脉象是弦细、沉细脉，同时明显减少弦脉。末诊较次诊相比，舌紫黯或有瘀斑瘀点、舌淡红边有齿痕苔薄白进一步增多变成最常见舌象，舌紫黯或有瘀斑瘀点为增幅最大舌象，而弦细脉为最多见脉象，且增幅最大，同时明显减少的舌象为舌红苔黄腻、舌暗红苔黄腻，明显减少的脉象为弦滑脉、弦滑数脉。③ 肝外胆管结石患者手术前后证型变化情况最终入选的 126 例患者中，首诊时主要证型包括肝胆湿热、肝郁气滞、脾虚湿滞证、肝郁脾虚和寒湿阻遏。次诊时主要证型与首诊大同小异，排在前 5 位的依次是肝胆湿热、脾虚湿滞、肝郁脾虚、肝郁气滞和瘀血阻滞。末诊时主要证型分别是肝郁脾虚、瘀血阻滞、脾虚湿滞、肝阴不足、寒湿阻遏。手术前后相比较，明显减少的是肝胆湿热和肝郁气滞，减幅最大的是肝胆湿热；明显增多的是瘀血阻滞、肝郁脾虚和肝阴不足，增幅增大的是瘀血阻滞。④ 肝外胆管结石患者手术后中药应用情况最终入选的 126 例患者在术后开始口服或外用中药进行辅助治疗，收集术后首次和术后末次处方中所使用的中药，共使用中药 104 味，中药总使用频数达 2867 次，平均用药 11.4 味/方。单味中药使用频数排前 30 名的依次是柴胡、甘草、白术、茯苓、党参、半夏、厚朴、陈皮、枳实、白芍、大黄、枳壳、茵陈、郁金、延胡索、鸡内金、吴茱萸、五指毛桃、当归、黄芩、砂仁、生姜、黄芪、川芎、麦芽、大枣、薏苡仁、金钱草、栀子、木香。若按功效划分，使用频数由高到低依次是补虚药、理气药、利水渗湿药、解表药、活血化瘀药、化湿药、化痰止咳平喘药、清热药、消食药、泻下药、温里药、收涩药、安神药、止血药。就药性而言，使用较多的是寒性、温性和平性药物；就药味而言，使用较多的是甘味、苦味和辛味药物；就归经而言，使用较多的是归脾经、肺经、胃经和肝经的药物。运用系统聚类 Ward 法，当类间距离为 5 时，可将患者所用中药划分为 3 大类，第一类包括柴胡、甘草、白术、茯苓、党参、半夏、厚朴、陈皮、枳实、白芍、大黄 11 味中药，第二类包括枳壳、茵陈、郁金、延胡索、吴茱萸、五指毛桃、当归、黄芩、砂仁、生姜、麦芽等 30 味中药，第三类包括太子参、桃仁、泽泻、车前草、干姜、五味子、莲子、白花蛇舌草、杏仁、熟地、酸枣仁等 63 味中药。得出结论：

① 肝外胆管结石患者手术前后临床表现、舌象、脉象变化明显，导致手术前后主要证型差异较大。肝外胆管结石辨证分虚实两端，术前实证居多，常见湿热、气滞、血瘀、寒阻等标实之象，兼有脾胃虚弱等本虚之征；术后虚实主要矛盾逐渐转化，虚证渐多，常见脾气亏虚、肝阴不足等虚损表现，兼有湿热稽留、血瘀气滞、寒湿阻遏。总体来说，以中焦亏虚为本持续存在，湿、热、瘀、滞为标贯穿整个病程，而且湿可凝痰，滞可化热，热可转寒。② 肝外胆管结石术后用药选方常根据病机及证型变化施行，常以补虚药补益中焦，以化湿药、利水渗湿药、清热药、活血化瘀药、理气药去除湿、热、瘀、滞，杂陈解表药、化痰止咳平喘药、消食药、泻下药、温里药、收涩药、安神药、止血药对症治疗；常以四君子汤等为代表的补益剂养护中焦正气，以大柴胡汤为代表的表里双解剂和以四逆散为代表的和解剂驱除半表半里之邪，以柴胡疏肝散为代表的理气剂调畅气机，以茵陈蒿汤为代表的祛湿剂除湿退黄，以血府逐瘀汤为代表的理血剂活血化瘀，以龙胆泻肝汤为代表的清热剂清热泻火，以小承气汤为代表的泻下剂通腑泄浊，以二陈汤为代表的祛痰剂化痰止咳。③ 术后运用中药辅助治疗或许可以降低转氨酶、胆红素、白细胞等水平，对改善肝功能、减轻炎症反应可能有一定的积极作用，但尚需要前瞻性研究证验证。

参考文献：

[1]熊成名.肝外胆管结石患者手术前后中医辨治研究[D].广州：广州中医药大学，2018.

肝内胆管结石

（中医部分见“胆囊结石”部分）

肝内胆管结石（intrahepaticlithiasis）多为泥沙样色素性结石，可广泛分布于两肝叶胆管各分支内，也可局限于一处，以左肝外叶及右后叶最多见。肝内胆管结石的病因较复杂，但基本因素是胆道感染、胆管寄生虫病和胆汁淤滞。肝内胆管结石如得不到及时治疗或弥漫性肝内胆管结石最终多导致胆汁性肝硬化、门静脉高压症，但由于手术难以取尽，术后结石残留率、复发率及再次手术率均较高，成为胆道外科中的一大难题。该病多见于远东及东南亚地区，包括中国、日本、朝鲜、菲律宾、泰国、印度尼西亚和马来西亚等国家。我国肝内胆管结石发病率约 16.1%，沿海地区、西南地区及香港、台湾等地区发病率较高。

一、病因和发病机制

肝内胆管结石的发病原因与胆道的细菌感染、寄生虫感染及胆汁滞留有关。此外，胆汁中的黏蛋白、酸性黏多糖、免疫球蛋白等大分子物质，炎性渗出物，脱落的上皮细胞、细菌、寄生虫、胆汁中的金属离子等，均与肝内胆管结石的形成有关。肝内胆管结石病理变化的实质是肝内胆管梗阻、肝内胆管化脓性炎症和肝细胞损害，这也是远期出现肝内胆管狭窄和胆管癌的基础。

二、临床表现

肝内胆管结石病根据病程及病理的不同，其临床表现可以是多方面的，从早期的无明显临床症状的局限于肝内胆管某段肝管内的结石，至后期遍及肝内外胆管系统甚至并发胆汁性肝硬化、肝萎缩、肝脓肿等的晚期病例，故临床表现十分复杂。

肝内胆管结石的症状很不典型，以间断右上腹痛伴发热为主要特点。在病程间歇期，可无症状，或仅表现为上腹轻度不适；但在急性期则可出现急性胆管炎甚至急性梗阻性化脓性胆管炎的症状。这种周期性的间歇发作是肝内胆管结石的特征性临床表现。无感染症状时，患者往往无明显黄疸，但部分患者胆道感染使整个胆道系统梗阻时会出现黄疸表现。后期，结石遍及肝内外胆道系统时可出现胆汁性肝硬化、肝萎缩、肝脓肿等严重并发症。体检可扪及肝不对称性增大和压痛，常易误诊为肝脓肿或肝炎。

三、诊断和鉴别诊断

对于自幼有偶发上腹痛或呕吐蛔虫史、此后间歇性发作上腹痛伴发热的青壮年患者，要考虑到肝内胆管结石的可能，结合血清学、B 超、MRCP、CT 等检查，不难得出诊断。一个完整的肝内胆管结石的诊断需要判断胆道梗阻的部位、程度、范围、数目、各病灶部位肝实质受累情况。对于无梗阻性黄疸、无胆管炎发作表现的病例，或有梗阻性黄疸但无剧烈腹痛且以胆汁性肝硬化和门静脉高压症为主要表现的患者，需要与慢性胃炎、肝炎、肝胆管癌等疾病相鉴别。

四、治疗

（一）手术治疗

原则是尽可能术中取尽结石，同时解除胆道狭窄，建立和恢复通畅的胆汁引流。

（1）病肝切除。如肝内胆管结石局限于左外叶和右后叶，可行肝左外叶或右后叶切除，这可从根本上治愈本病。

（2）高位胆管切开取石。沿胆总管纵形切口向上做肝总管及左右肝管切开，以便在直视下尽可能取尽结石，同时切开肝门部狭窄做胆管成形，留置 T 管作为取石后路。2～3 级肝管如有狭窄则难以成形，应尽可能给予扩张，并取尽其远端结石，必要时可术中胆道镜辅助取石。对远离肝门部的浅表性肝内胆管结石如能在肝表面触及结石，可直接经肝实质切开肝管取石。

（3）胆肠内引流。对肝门部胆管明显狭窄的患者，在切开肝门部胆管取石后，可行胆肠 Roux-en-Y 吻合以矫正肝门部胆管狭窄，有利于残石的排出，预防结石的复发。如肝内仍有多处肝管狭窄，本术式将起不到应有的作用。因而胆肠内引流术绝不能代替对胆管狭窄、结石等病灶的有效手术处理。必要时可在皮下留置空肠盲袢作为取石后路。

（4）残石的处理。术后 T 管造影发现残石，可经 T 管窦道以纤维胆道镜直视下取石。

（二）非手术治疗

T 管经窦道用导管扩张和支撑胆管治疗左肝内胆管结石可避免传统的肝叶切除术，但远期疗效仍需总结。在中西医结合治疗上，可配合针灸和服用消炎利胆类中药，对控制炎症、排出结石有一定作用。

五、中西医结合最新研究进展

（1）大黄灵仙方调控 TGF-β1、Smad3 防治肝内胆管结石的研究及临床应用

许彦[1]通过观察大黄灵仙方对肝内胆管结石合并胆管炎患者围手术期的疗效，以及该药对胆管炎症动物模型 TGF-β1、Smad3 蛋白的影响，探讨该药改善中医症状和肝脏功能、减轻肝内胆管炎症损伤、降低结石复发率的作用机理。方法：（1）临床研究：将 60 例中医诊断为胆石症：肝胆湿热证。西医诊断：肝内胆管结石并胆管炎，且入院后行胆总管切开取石+“T”管引流术治疗的患者随机分为熊去氧胆酸对照组和大黄灵仙方药物组，每组 30 例。在外科手术、抗感染常规治疗的基础上，对照组予熊去氧胆酸胶囊干预，试验组予大黄灵仙方干预，两组干预时间均为 12 周。观察并记录治疗前后中医临床症状、血液指标及中医疗效并定期随访；（2）实验研究：将 48 只 SPF 级 SD 雄性大鼠随机分为正常组、模型组、熊去氧胆酸对照组和大黄灵仙方实验组，每组各 12 只。正常组常规饲养，模型组、对照组和实验组在胆总管注射 1.25mg/kgLPS，对照组和实验组分别予熊去氧胆酸胶囊和大黄灵仙方连续 7 天灌胃干预。取血液行 ELISA 检测，取肝脏行 HE 染色检测肝脏病理变化，行 WB 检测和 q-PCR 检测 TGF-β1 和 Smad3 蛋白水平和 mRNA 表达情况。结果：（1）临床研究：（1）各组患者治疗后中医症状较治疗前明显改善。治疗后组间对比发现，大黄灵仙方试验组改善恶寒发热、黄疸、口苦口干以及腹胀纳差、肢体困重乏力方面和总体症状方面明显强于对照组（$P<0.05$）；（2）治疗后两组患者血液指标优于治疗前。治疗后组间对比发现，大黄灵仙方试验组血浆 CRP 和肝功能 TBIL、DBIL、ALT、AST、ALP、γ-GGT 改善强于对照组（$P<0.05$）；（2）实验研究：（1）经药物干预后，模型组肝脏组织提示炎症浸润明显，对照组和实验组均有不同程度改善；（2）经药物干预后，各组大鼠血液和肝脏中 TGF-β1 和 Smad3 蛋白水平和 mRNA 表达总体差异有统计学意义（$P<0.01$）；与正常组比较，模型组、对照组和实验组的 TGF-β1 和 Smad3 蛋白水平和 mRNA 表达差异均明显升高（$P<0.05$）；与模型相比较，对照组和实验组的 TGF-β1 和 Smad3 蛋白水平和 mRNA 表达差异均明显下降（$P<0.05$）；与对照组相比较，实验组的 TGF-β1 和 Smad3 蛋白水平和 mRNA 表达差异下降更为显著（$P<0.05$）。因此，得出结论：（1）大黄灵仙方与熊去氧胆酸胶囊均有助于改善肝胆湿热型肝内胆管结石患者术后的 CRP 水平、肝功能和中医症状表现，但大黄灵仙方效果更佳。（2）大黄灵仙方可能通过 TGF-β1/Smads 信号通路对 EMT 进程起一定的抑制作用，从而保护肝脏细胞，在一定程度上预防结石的形成及复发。

（2）香萸散热敷对肝内胆管结石患者行腹腔镜肝切除术后胃肠道功能的影响

谭洁等[2]观察香萸散热敷对肝内胆管结石行腹腔镜肝切除术患者术后胃肠功能恢复影响。选择 2019 年 5 月—2020 年 5 月于医院接受治疗的 100 例行腹腔镜肝切除术患者为研究对象，按照随机数字表法将其均分为实验组与对照组（每组各 50 例患者），对照组患者术后实施快速康复护理措施并给予热水袋热敷腹部，实验组在实施快速康复护理的基础上给予香萸散热敷腹部，对比两组患者术后肠鸣音恢复时间、首次排气时间、首次排便时间、肠梗阻发生率、术后 48 小时腹胀率、术后住院天数，对比两组患者术前 1d 及术后 2d 血清胃动素（MTL）及胃泌素（GAS）水平。结果：（1）实验组患者术后肠鸣音恢复时间、首次排气时间、首次排便时间均低于对照组（$P<0.05$）；（2）术前 1d 两组患者 MTL 及 GAS 水平对比无统计学差异（$P>0.05$），术后 2d 实验组患者 GAS 和 MTL 水平明显高于对照组（$P<0.05$）；（3）术后实验组患者肠梗阻发生率、术后 48 小时腹胀率、术后住院天数均低于对照组（$P<0.05$）。因此，得出结论：香萸散热敷对改善行腹腔镜肝切除术患者术后胃肠功能具有积极意义，能够升高患者术后 MTL 及 GAS 水平，降低肠梗阻和腹胀发生率，缩短患者术后住院天数。

参考文献：

[1]许彦.大黄灵仙方调控 TGF-β1、Smad3 防治肝内胆管结石的研究及临床应用

[D].南宁：广西中医药大学，2022.

[2]谭洁，骆阳阳，刘竹，等.香萸散热敷对肝内胆管结石患者行腹腔镜肝切除术后胃肠道功能的影响[J].四川中医，2021，39（4）：175-178.

第四节　急性梗阻性化脓性胆管炎

（中医内容见“胆囊炎”部分）

急性梗阻性化脓性胆管炎（AOSC）又名急性化脓性胆管炎（APC），泛指由阻塞引起的急性化脓性胆道感染，是胆道外科患者死亡的最重要、最直接的原因，多数继发于胆管结石和胆道蛔虫病。本病好发于40～60岁，病死率20%～23%，老年人的病死率明显高于其他年龄组，在非手术病例可高达70%。随着卫生水平和生活水平的提高，近年来在国内各大城市本病的发病率已明显降低，但在县、区级医院急性梗阻性化脓性胆管炎仍不少见，且其病死率依然高居不下，仍是所有胆道疾病中致死的主要原因。

一、病因和发病机制

（一）病因

引起的AOSC原因很多，但是，胆道梗阻和病原菌的感染是两个基本条件。

（1）胆道梗阻

胆道梗阻导致胆汁引流不畅是本病发生的基本因素。梗阻的原因依次为结石、蛔虫、纤维性狭窄等，医源性胆管损伤、十二指肠乳头旁憩室及壶腹周围癌也可成为胆道梗阻的病因。（1）胆管结石。胆管结石是引起急性化脓性胆管炎的最常见原因，占80%以上。它分为原发性胆管结石和继发性胆管结石。原发性胆管结石主要是“胆红素钙”结石，在我国多见于农村地区，尤其是四川等地发病率为高。肝内胆管和肝外胆管均可以发生，在胆道手术和尸检中常见到结石同时伴有胆管狭窄。继发性胆管结石多为胆固醇结石，主要来自胆囊结石，由于各种原因引起胆囊收缩，将小结石排入胆道。胆管结石引起胆道梗阻，继发细菌感染而发生急性化脓性胆管炎。胆管炎症状的轻重与胆管结石的数目和结石的大小不成比例，但与胆道梗阻的程度和细菌的毒力有密切的关系，胆囊结石一般不引起胆管炎，只有位于胆囊颈部和胆囊管结石嵌顿，压迫肝总管和（或）胆总管，即Mirizzi综合征时才引起胆管炎。

（2）胆道寄生虫。胆道寄生虫是另一个常见原因，常见的寄生虫有胆道蛔虫，胆道华支睾吸虫等，其中最常见的是胆道蛔虫病，它是肠道蛔虫症的并发症。在我国，尤其是广大农村地区肠道蛔虫的感染高达50%～90%。当胃肠功能紊乱、饥饿、驱虫治疗不当或胃酸缺乏的患者，蛔虫容易钻入胆道；另外，蛔虫喜欢碱性环境，并有钻孔的习性，因此，肠道蛔虫很容易进入胆道，引起胆道不完全性梗阻，同时刺激Oddi括约肌，引起括约肌痉挛进一步加重胆道梗阻，临床上出现剧烈的腹痛。蛔虫进入胆道的同时将细菌带入胆道，在胆道梗阻，胆汁淤积的情况下，细菌大量生长繁殖，便引起急性化脓性胆管炎。（3）肿瘤。肿瘤是引起急性化脓性胆管炎的重要原因，主要是胆道及壶腹周围的肿瘤，以恶性肿瘤居多。肿瘤的生长引起胆道梗阻，胆汁排泄不畅，淤积的胆汁继发细菌感染而引起急性化脓性胆管炎。值得注意的是，在胆道梗阻原因不清时，为了明确诊断，施行胆道侵入性检查，如ERCP检查时极容易将细菌带入胆道，患者在检查结束后即出现腹痛、发热等一系列急性胆管炎的症状。在梗阻性黄疸的患者，疑为胆道或壶腹周围的肿瘤时，ERCP等胆道侵入性检查应特别慎重，如必须进行，可同时放入鼻胆管引流，以预防急性化脓性胆管炎的发生。对于十二指肠乳头部肿瘤，可采用十二指肠镜下观察及切取活体组织做病理检查，不做逆行胰胆管造影。（4）胆管狭窄。在手术和尸检中通常可见到急性化脓性胆管炎患者存在有胆管狭窄，常见的有：胆总管下端狭窄，肝门部胆管及肝内胆管狭窄，狭窄可以是一处，也可以有多处狭窄，狭窄的轻重程度不等，在狭窄的上段胆管扩张，多伴有结石存在。胆管狭窄还见于医源性胆管损伤，胆肠吻合口狭窄及先天性胆管囊状扩张症等。胆管狭窄造成胆汁排泄不畅，容易招致细菌感染引起急性化脓性胆管炎。

（2）病原菌的感染

病原菌感染同样是本病发生必不可少的因素。病原菌以大肠埃希菌等革兰阴性杆菌比例最高。需氧菌和厌氧菌多种菌属混合感染是本病的特点。上行性污染是细菌进入胆道的主要途径。（1）胆道感染。细菌以需氧革兰阴性杆菌检出率最高，其中以大肠埃希杆菌、变形杆菌、铜绿假单胞菌和克雷白杆菌最多，革兰阳性球菌中以粪链球菌和葡萄球菌较多。近些年来，胆汁中厌氧细菌的感染受到重视，其中以脆弱杆菌为主，胆汁中细菌的来源主要是上行性感染，即肠道细菌经十二指肠进入胆道；也可以通过血路感染，主要通过门静脉，见于肠炎、坏疽性阑尾炎等疾病；身体其他部位的化脓性感染灶也可以通过血循环引起肝脓肿和胆道感染。（2）内毒素。胆汁中革兰阴性杆菌裂解释放出一种脂多糖，具有很强的毒性作用，称为内毒素，它可以通过毛细胆管肝细胞屏障或胆小管静脉逆流入血，引起内毒素血症。内毒素直接损害细胞、引起血细胞和血小板凝集，血栓形成，损害毛细血管内皮细胞，使其通透性增加，这种微血管损害可遍及全身各重要器官，引起中毒性休克和多脏器功能不全。

（二）病理

正常胆道系统呈树枝样结构，肝脏分泌的胆汁经各级胆管汇流至胆总管，最后通过 Oddi 括约肌注入十二指肠。肝脏分泌胆汁的压力为 2.8～3.6kPa（29～37cmH2O），平均分泌压为 3.1kPa（32cmH2O），正常胆管壁由大量弹力纤维构成，在胆道梗阻时，梗阻以上的胆管扩张，胆囊增大，以暂时缓冲胆管内的高压。但是，胆管壁的弹力纤维有一定的限度，因此，胆管的扩张和缓冲能力也有一定的限度，如果胆管梗阻不能解除，胆管内的压力继续升高，超过了肝脏的分泌压时，肝脏停止分泌胆汁，胆管内的胆汁瘀积，化脓性细菌感染，造成胆管壁、邻近器官和身体各重要器官损害。

AOSC 时，患者肝内和（或）肝外胆管壁充血水肿、增厚；胆管黏膜充血、水肿、糜烂、出血，并有散在的小溃疡形成，有的溃疡较深，内有小结石嵌顿，胆管壁形成许多微小脓肿，少数患者发生局灶性坏死，甚至穿破。由于胆道梗阻，胆管内压力升高，当压力超过 3.43kPa（36cmH2O）时，肝内的毛细胆管上皮细胞坏死，毛细胆管破裂，胆汁经胆小管静脉逆流入血，产生高胆红素血症。临床检查血清总胆红素及直接胆红素均升高，尿中胆红素及尿胆原呈阳性。肝脏毛细胆管上皮坏死，毛细胆管破裂，胆汁还可以经肝窦或淋巴管逆流入血，从而细菌进入血循环，引起菌血症和败血症。临床上表现有寒战和高热。进入血循环中的细菌量与胆汁中的细菌量成正比，其中大部分细菌仍停留在肝脏，引起肝脓肿，称为胆原性肝脓肿。脓肿可为多发，主要位于胆管炎所累及的肝叶，多发性肝脓肿可融合成较大的脓肿。反复发作的胆管炎及散在的肝脏脓肿久治不愈，最后形成胆汁性肝硬化，局灶性肝萎缩，以肝脏左外叶最为常见。

AOSC 时除引起胆管及肝脏损害外，炎症还可波及其周围组织及脏器，手术及尸检中可见到胆原性肝脓肿附近出现化脓性感染、膈下脓肿、局限性腹膜炎。有时炎症可波及胸腔引起右侧急性化脓性脑膜炎及右下肺炎等。急性化脓性胆管炎还可以引起急性间质性肺炎、急性间质性肾炎、局灶性化脓性肾炎及膀胱炎、急性脾脏炎及急性化脓性脑膜炎等各重要脏器的损害，并可以发生弥散性血管内凝血（DIC）及全身性出血等严重损害。

二、临床表现

急性梗阻性化脓性胆管炎患者常表现有上腹痛、寒战、高热、黄疸，甚至出现低血压和意识障碍，形成所谓的Reynold五联征。高热亦常是此症的特点，体温一般在39℃以上。低血压是此症的一个重要表现，多发生于病程的晚期，在腹痛、寒热以后出现，但病情严重者亦可在发病早期数小时后出现。需要注意的是，根据梗阻部位不同，临床表现可有较大差异。肝外胆道梗阻的患者，可以出现典型的Charcot三联征甚至Reynold五联征的表现；但当梗阻发生在肝内胆管时，腹痛常不明显，亦可不出现黄疸或仅表现为轻度黄疸。腹部体格检查主要表现为右上腹及剑突下明显压痛、肌紧张、肝增大、肝区叩痛等。位于肝总管及胆总管的梗阻，肝脏多呈一致性的增大并有压痛；若梗阻位于一侧肝管，则肝脏常呈不均匀的增大，以病侧增大显著，并有明显的触痛，常难与肝脓肿区分。可按病情轻重程度分成4级：Ⅰ级：单纯急性梗阻性化脓性胆管炎，病变局限于胆管范围内；Ⅱ级：伴感染中毒性休克；Ⅲ级：伴胆源性肝脓肿；Ⅳ级：伴多器官衰竭。病情分级有利于指导治疗和对预后的判断。

三、诊断和鉴别诊断

（一）诊断

（1）有反复发作的病史，少数患者为初次发作，部分患者有多次胆道手术史。

（2）右上腹部疼痛、寒战高热、黄疸（即Charcot三联症）是典型胆管炎的表现，发作时常伴有恶心、呕吐。严重者出现神志淡漠和低血压，即所谓Reynold五联征。

（3）多数患者因全身症状严重，而腹部体征不明显，右上腹部和剑突下可有轻微压痛和肌紧张，有时可摸到肿大的胆囊。

（4）血和胆汁细菌培养有时可获阳性结果，肝功能示ALT、AST、ALP、γ-GT升高，总胆红素、结合胆红素升高，尿中可出现胆红素。

（5）B超检查可显示胆囊、胆总管或肝内胆管有结石，胆总管和肝内胆管可有不同程度的扩张。CT检查效果优于B超。MRCP或ERCP检查能清楚显示胆总管或肝内胆管病变所在及其性质。

（二）鉴别诊断

（1）急性胆囊炎。急性起病，可有右上腹痛、发热等症状，但一般无黄疸，查体可有右上腹压痛，Murphy 征阳性，腹部 B 超可以提示胆囊肿大，胆囊壁增厚水肿，甚至可以见胆囊窝有渗液、胆囊结石，而没有胆总管或肝内胆管扩张。

（2）细菌性肝脓肿。临床上往往表现为不明原因的发热，临床上有感染征象，伴肝区疼痛或不适，查体有肝区叩击痛，腹部超声或 CT 可发现肝内液性暗区，在 B 超或 CT 引导下经皮穿刺抽得脓液，抗生素治疗有效。

（3）急性胰腺炎。可能有胆囊炎胆石症的病史，但常为突发性上腹部或左上腹部疼痛，伴有恶心、呕吐、发热等，血淀粉酶增高，腹部 B 超或 CT 提示胰腺增大、局部渗出，可有胰腺坏死等影像学特点。

（4）急性右肾盂肾炎。多见于女性，急性发热，偶可出现右上腹痛，但常伴有尿频、尿痛、尿急的尿路刺激症状，有右侧腰痛，查体有时可伴有右上腹深压痛，但以右肾区叩击痛为主，尿常规和中段尿培养阳性，腹部 B 超或 CT 检查可帮助鉴别。

（5）胃十二指肠溃疡穿孔。可能原有消化性溃疡的病史，突发性上腹部疼痛，迅速波及全腹，全腹肌紧张呈板状腹，有反跳痛，肝脏浊音界消失等。

四、治疗

急性化脓性胆管炎的治疗原则是手术解除胆管梗阻、减轻胆管内压力和引流胆汁。治疗方案应根据住院时患者的具体情况而定。多数学者认为该病应在严重休克或多器官功能未发生衰竭之前就及时采用手术治疗。但手术治疗必须结合有效的非手术疗法，才能取得较为理想的效果。

（一）非手术治疗

在疾病早期，尤其是急性单纯性胆管炎，病情不太严重时，可先采用非手术方法。有 75%左右的患者，可获得病情稳定和控制感染，而另 25%患者对非手术治疗无效，并由单纯性胆管炎发展成急性梗阻性化脓性胆管炎，应及时改用手术治疗。非手术治疗包括解痉镇痛和利胆药物的应用，其中 50%硫酸镁溶液常有较好的效果，用量为每次 30～50ml 服用，或 10ml，3 次/d，胃肠减压也常应用；大剂量广谱抗生素的联合应用很重要，虽在胆管梗阻时胆汁中的抗生素浓度不能达到治疗所需浓度，但它能有效治疗菌血症和败血症，常用的抗生素有庆大霉素、氯霉素、氨苄西林（氨苄西林）和第 3 代头孢菌素等，最终还需根据血或胆汁细菌培养以及药物敏感试验，再调整合适的抗生素。如有休克存在，应积极抗休克治疗；如非手术治疗 12～24 小时后病情无明显改善，应即进行手术；即使休克不易纠正，也应争取手术引流，因只有胆管梗阻解除后，休克才能得到纠正。

（1）一般治疗

胃肠减压可以减轻腹胀、减轻呕吐以及对胆汁分泌的刺激。在诊断明确后可给予止痛解痉药，如肌注阿托品、山莨菪碱或哌替啶（杜冷丁）。急性化脓性胆管炎患者多有脱水，应适当补充液体，静脉输入维生素 C 和维生素 K。

（2）抗休克治疗

首先尽快补充血容量，可用静脉输液、输血。若血压仍偏低，可选用多巴胺等升压药物治疗，尿少时应用此药物尤为必要。少数患者一旦停用升压药后，血压又趋下降，遇此情况，待血压上升后，将药物浓度逐渐减少，待血压稳定后再停用，有时需维持用药 2～3d。有些患者出现代谢性酸中毒，经输液、纠正休克后酸中毒即可纠正，有时仍需适量应用碱性药物来纠正。

（3）抗感染

胆道感染选用抗生素的原则是根据抗菌谱、毒性反应、药物在血液中浓度及胆汁中排出多少而选择，理论上抗生素的选择应根据血培养的药敏结果。在细菌培养未出结果前，抗生素的选择主要根据临床经验及胆汁中最常见的细菌情况而采取联合用药的方法，包括抗需氧菌和厌氧菌的药物。需氧菌主要是大肠埃希杆菌，可选用庆大霉素、妥布霉素、广谱青霉素或者第二、三代头孢菌素（如头孢曲松、头孢哌酮等）。此外，喹诺酮类抗生素及碳青霉烯类（如亚胺培南-西司他丁，商品名为泰能）较敏感。甲硝唑对厌氧菌有较强的杀菌作用，抗菌谱广，胆汁中浓度高。近年来，新型制剂替硝唑已应用于临床，未发现明显的胃肠道副作用。

（4）肾上腺糖皮质激素

大剂量的肾上腺皮质激素能改善毛细血管的通透性，减少炎症部位的体液渗出和细胞的聚集，有助于炎症的消退，减轻细菌毒素对重要器官的损害，解除血管痉挛改善微循环，增强血管对升压药物的反应，因而多数学者主张对急性化脓性胆管炎的患者应用肾上腺糖皮质激素治疗中毒性休克，常用剂量为氢化可的松 200～300mg/d 或地塞米松 15～20mg/d，随液体静脉滴注。

（5）预防肾功能不全

升压药、抗生素的选择，应避免应用减少血容量或有肾毒性的药物，在合并有肾功能不全的患者，可以给甘露醇利尿，促进毒物排出。如已有肾衰，要考虑尽早应用肾透析治疗。

（二）手术治疗

对病情较严重，特别是黄疸较深的病例，应及早手术治疗。手术死亡率可高达25%～30%。手术方法应力求简单有效，主要是胆管切开探查和引流术。应注意的是引流管必须放在胆管梗阻的近侧，在梗阻远侧的引流是无效的，病情并不能得到缓解。如病情条件允许，还可切除有炎症的胆囊，待患者度过危险期后，再彻底解决胆管内的病变。

（1）外科手术治疗

手术治疗主要适用于：① 经非手术治疗 12～24 小时后病情仍无改善者。② 休克出现较早且发展较快，难以纠正者。③ 病情一开始就较严重，全身中毒症状重并伴有较深黄疸者。

（2）内镜治疗

对于胆管炎病因不明者；非手术治疗 24～36 小时无效或病情加重者；年龄较大，伴发病较多或重，手术麻醉风险较大者；有多次胆道手术史者，均可行急诊内镜胆道减压引流，包括十二指肠乳头括约肌切开术并取石，或经鼻胃管或内镜导管（鼻胆管）引流胆汁。有研究显示内镜治疗确实有效，并可降低病死率。急性胆管炎行急诊内镜 EST 和取石的指征为：① 结石嵌顿或胆总管远端结石，如不取出则无法有效放置鼻胆管引流减压；② 患者一般情况尚可，无血流动力学及凝血机制异常。③ 结石较少、较小，1～3 枚，小于 1.0cm，估计易取出。急诊内镜取石后应常规放置鼻胆管引流。在急诊内镜做 EST 有利于胆汁引流和结石取出和排出，也有利于胰液的引流，降低胰管压力，减少胰腺炎的发生。由于引流通畅可有效预防结石复发和胆道感染复发。但在急诊情况下，治疗原则应以有效胆道减压引流为主，不应一味追求彻底治愈。

（3）经皮肝穿刺胆道引流（PTCD）

本法对高位或低位胆管梗阻都适用，且疗效较好，穿刺应在 B 超引导下或 X 线下进行，还可经引流导管进行冲洗和灌注有效的抗生素治疗。

五、中西医结合最新研究进展

（1）蒿芩清胆汤治疗急性梗阻性化脓性胆管炎（肝胆湿热证）的疗效分析

苏家辉等[1]对蒿芩清胆汤治疗急性梗阻性化脓性胆管炎（肝胆湿热证）的临床疗效进行了研究。采用随机数字表法将患者 80 例分为观察组与对照组各 40 例，两组均行 PTCD 胆道引流，术后予以抗感染、护肝、利胆等西医对症治疗；观察组胃管注入或口服蒿芩清胆汤治疗；治疗 2 周后观察比较两组患者临床疗效，治疗前后的谷丙转氨酶（ALT）、谷草转氨酶（GOT）、总胆红素（TBIL）、直接胆红素（DBIL）、白细胞介素-6（IL-6）、白细胞介素-8（IL-8）、肿瘤坏死因子-α（TNF-α）、降钙素原（PCT）、超敏 C 反应蛋白（hs-CRP）水平变化。观察组黄疸减轻时间、腹痛减轻时间、体温恢复正常时间及总住院时间均明显短于对照组（$P<0.05$）。两组治疗前 GOT、ALT、TBIL、DBIL、IL-6、IL-8、TNF-α、PCT、hs-CRP 水平均无显著差异（$P>0.05$）；治疗后观察组与对照组各肝功能相关指标、各炎症因子指标及 PCT、hs-CRP 水平均较治疗前明显降低（$P<0.05$）；且观察组肝功能指标、炎症因子及 PCT、hs-CRP 水平均明显低于对照组（$P<0.05$）。因此，认为在西医治疗基础上予以蒿芩清胆汤治疗急性梗阻性化脓性胆管炎（肝胆湿热证）可获得较好的临床疗效，能明显减轻临床症状及炎症反应，改善肝功能，促进病情恢复，缩短住院时间。

（2）中西医结合治疗老年急性梗阻性化脓性胆管炎临床观察

张耀等[2]对中西医结合治疗老年急性梗阻性化脓性胆管炎的效果进行了研究。选取收治的 98 例老年急性梗阻性化脓性胆管炎患者，按随机数字表法分为两组：观察组和对照组。对照组 49 例患者给予常规西医治疗，观察组 49 例患者在对照组的基础上给予中医治疗。对比两组的血清丙氨酸氨基转移酶、天门冬氨酸氨基转移酶、血清总胆红素、血清直接胆红素以及相关观察指标。治疗后，观察组患者的血清丙氨酸氨基转移酶（44.08±15.70）U/L、天门冬氨酸氨基转移酶（39.65±11.30）U/L、血清总胆红素（26.08±7.23）μmol/L、血清直接胆红素（14.65±2.80）μmol/L 以及腹膜炎发生率、肾功能衰竭发生率、肺部感染发生率、血淀粉酶升高率、死亡率较对照组患者的血清丙氨酸氨基转移酶（67.40±15.40）U/L、天门冬氨酸氨基转移酶（39.65±11.30）U/L、血清总胆红素（66.20±10.40）μmol/L、血清直接胆红素（32.23±7.50）μmol/L 以及腹膜炎发生率、肾功能衰竭发生率、肺部感染发生率、血淀粉酶升高率、死亡率明显降低，差异具有统计学意义（$P<0.05$）。因此，认为老年急性梗阻性化脓性胆管炎中西医结合治疗的效果显著，能够有效降低患者天门冬氨酸氨基转移酶、血清总胆红素等相关指标水平，改善患者预后水平。

参考文献：

[1]苏家辉，谭嘉斌，陶银，等.蒿芩清胆汤治疗急性梗阻性化脓性胆管炎（肝胆湿热证）的疗效分析[J].中国中医急症，2022，31（5）：872-875.

[2]张耀，周敬，姜志容，等.中西医结合治疗老年急性梗阻性化脓性胆管炎临床

观察[J].中华中医药学刊，2019，37（1）：230-232.

第五节　胆囊癌和胆管癌

胆囊癌

胆囊癌是发生在胆囊的恶性肿瘤，多位于胆囊体部和底部，在组织学上大多数胆囊癌属腺癌，恶性程度高，具有生长快、转移早的特点，在我国居消化道肿瘤的第5位，居胆道肿瘤首位。目前尚缺乏胆囊癌发病率的大宗流行病学调查资料，1999年上海市肿瘤发病率统计表明，胆囊癌的发生率男性为5.0/10万，女性为8.9/10万。70%～98%的胆囊癌合并有胆囊结石，肿瘤的发生与结石的大小关系密切，结石直径＜10mm者胆囊癌发生的概率为1.0%，结石直径20～22mm者的概率为2.4%，结石直径在30mm以上者的概率高达10%。其他危险因素有年龄、性别、人种、饮食、细菌感染、胆总管囊肿、异常胆胰管汇合等。中医虽无胆囊癌的名称，但类似本病的征候记载，散见于“胁痛”“肝胃气痛”“黄疸”等门类之中。早在两千多年前的《灵枢•胀论》篇中就有“胆胀者，胁下胀痛”“肝胀者，胁下满而痛引少腹。”的记载。汉代《伤寒论》太阳病描述“结胸症”的症状是：“膈内疼痛、拒按、气短、心下部坚硬胀满、身发黄。”等，与胆囊癌颇为相似。

一、病因和发病机制

（一）现代医学对胆囊癌病因和发病机制的认识

（1）病因

（1）胆囊结石：胆囊结石患者患胆囊癌的发病率比无结石患者高7倍，欧美国家胆囊癌患者合并胆囊结石者占54.3%～100%，我国为50%。胆囊结石的致癌机制是复杂的，是机械性刺激、胆汁刺激、炎症、致癌物质刺激、胆固醇代谢异常等综合作用的结果。（2）胰胆管连接异常（APBDJ）。胆囊癌患者行ERCP检查，16%存在APBDJ，且多数为P-B型（即胰管汇入胆总管）。癌变的机制可能是胆汁中的卵磷脂被胰液中的磷酸酯酶A水解，产生脱酯酶卵磷脂，后者刺激胆囊上皮细胞，使其发生化生和癌变。（3）胆囊腺瘤性息肉与胆囊腺肌增生症等癌前病变。腺瘤成分可以在所有的原位癌和19%的侵袭癌中被发现，佐证了腺瘤有癌变的可能。胆囊腺肌增生病也被确定为癌前病变，有演变为胆囊癌的可能。其他：Mirizzi综合征的患者患胆囊癌概率最高报道达 27.8%；行胆囊造口术 16 年后约 15%患者出现胆囊癌；瓷器样胆囊患者罹患胆囊癌的概率为 12.5%～61%；溃疡性结肠炎与胆道肿瘤有关，该疾病患者中约 13%的肿瘤发生在胆囊；伤寒、副伤寒携带者与胆道肿瘤的关系，也以胆囊癌最为显著。此外，长期接触橡胶者也易患胆囊癌。

（2）病理分型

胆囊癌多发生在胆囊底部和颈部，胆囊体部较少。

大体形态分型有 4 种：（1）乳头状癌（肿块型）。占所有胆囊癌的 15%，表现为息肉样肿块，预后较好。（2）硬癌（浸润型）最为常见，占胆囊癌的 75%～80%，肿瘤发展迅速，易周围侵犯，预后差。（3）胶质癌（黏液型）占 5%～8%，瘤组织内含大量黏液呈胶冻状，胆囊壁常有癌浸润。（4）混合型较少见。

组织学分型：（1）腺癌。胆囊癌约 80%为分化不同程度的腺癌，腺癌的预后与肿瘤的类型和分期有关，其中乳头状腺癌预后最好，而巨细胞型腺癌较差。（2）低分化癌。多表现为实体状生长，有时可见小区域内有腺管样结构。（3）未分化癌。癌细胞失去上皮形态，占 10%，恶性度高，预后差。（4）腺鳞癌。同时有鳞癌结构和腺癌结构，较少见，约占 3%。（5）鳞癌。是由于胆囊黏膜鳞状上皮化生后癌变而成，同样较少见，占 2%～3%。其他组织学分型还包括类癌、癌肉瘤、恶性淋巴瘤、胚胎性横纹肌肉瘤、网状细胞肉瘤、纤维肉瘤、恶性组织细胞瘤、腺棘皮瘤等。

（二）中医学对胆囊癌病因病机的认识

胆是“中清之腑”，储胆汁，而传化水谷与糟粕，它的功能以通降下行为顺。胆附于肝，肝胆有经脉络属而互为表里。胆囊癌的病机为肝胆瘀滞，湿热蕴结，病位在胆，涉及肝、胆、脾胃等脏腑。本病的病机演变与正气有关，一般初病多实，久则多虚实夹杂，后期则正虚邪实。正如《素问•六元正纪大论》所言：“大积大聚，其可犯也，衰其大半而止。”肝气郁结，胆失通降，疏泄不利，症见：右胁隐痛、胀痛或闷痛，低热或发热；湿浊内生，郁而化热，熏蒸肝胆，胆汁不循常道，湿热蕴结，症见：右上腹部可有持续性胀痛，多向右肩背部放射，右上腹或见包块疼痛拒按，身目黄染，高热寒战，或往来寒热，口苦咽干，口渴，恶心呕吐，大便秘结，小便短赤。后期脾气虚弱，水湿不化，致痰湿互结，湿热交蒸，瘀毒内阻，逐渐化为癥块。

二、临床表现

胆囊癌早期缺乏特异性的临床症状，由于绝大多数患者伴有胆囊结石，临床表现与结石性胆囊炎较为相似，可有右上腹隐痛或胀痛不适、消化不良、嗳气、胃纳减退、乏力等。在后期，则变成持续性钝痛，并放射至肩背部。肿瘤侵及肝门或胆总管时可出现黄疸，晚期患者有恶病质表现。有时可在上腹部触扪及坚硬肿块，如癌肿侵犯十二指肠，可出现幽门梗阻症状，侵犯或阻塞胆囊颈或胆囊管后可产生类似结石梗阻或急性胆囊炎症状，出现远处转移时可出现相应的症状。体检时部分患者可在上腹触及肿大的胆囊或肿块，晚期可有黄疸及腹水征。

三、诊断和鉴别诊断

（一）诊断

（1）症状

本病年龄一般较大，起病隐匿，早期大多无症状，主要表现为右上腹疼痛、右上腹肿块、黄疸，伴纳呆、腹胀、腹泻。

（2）体征

胆囊肿大、质硬有结节感，肝脏亦可肿大，黄疸，并呈进行性加重，贫血，晚期或有腹水。

（3）辅助检查

① 胆囊造影大多不显影。② B 超可探及胆囊区实质性肿块或增强光团，或见肝内胆管扩张。凡病变大于 10mm、形态不规则、基底宽、内部回声不均、呈单发性或合并有结石、有自觉症状者应高度怀疑早期胆囊癌。胆囊癌的声像图可分为 5 型，即小结节型、蕈伞型、厚壁型、实块型和混合型。③ CT 检查是胆囊癌的重要的诊断手段。厚壁型胆囊癌常呈局限性、不对称、不规则增厚、不均匀。结节型胆囊癌可见突入胆囊腔内的结节，多发或单发。增强扫描时结节影明显强化或不均匀强化，肿块型胆囊癌整个胆囊腔闭塞，增强后肿瘤强化。④ 术中检查。术中检查是诊断胆囊癌的重要手段。可手术中观察胆囊壁，观察黏膜是否光滑，有无隆起样病变，疑为肿瘤时取病灶组织做冰冻切片或快速石蜡切片检查，明确诊断。

（二）鉴别诊断

（1）胆囊炎。急慢性胆囊炎与胆囊癌的鉴别一般不难，CT 检查正常胆囊壁厚度为 1～2mm，超过 3.5mm 为异常，急性胆囊炎可增厚达 3～10mm，可见双边征，慢性胆囊炎一般在 5mm 内，均匀一致。重要的是发现胆囊内壁凹凸不平或局限性增厚，胆囊轮廓欠清时要提高警惕，尤其对患胆囊炎、胆石症老年患者应作胆囊区薄层 CT 扫描鉴别。

（2）胆囊腺瘤、息肉。前者单发、后者以多发性结节多见，一般直径≤10mm，边缘光滑。当单发病灶＞10mm，呈宽蒂分叶结节则高度提示胆囊癌或息肉恶变。

（3）黄色肉芽肿性胆囊炎。该病系慢性胆囊炎反复发作演变而成的胆囊瘤样病变，与胆囊癌鉴别最为困难，其 CT 图像特征为胆囊壁明显增厚、外壁不规则、内壁光整，局部肝实质呈形态不规则低密度影，增强不明显。术中黄色肉芽肿性胆囊炎表现为胆囊壁增厚，与结肠肝曲、网膜及十二指肠紧密粘连。该病与胆囊癌的一个重要区别就是胆囊床边缘处胆囊挛缩，而不是胆囊癌表现的向肝内的灰白色肿瘤浸润。

四、治疗

（一）现代医学疗法

（1）手术治疗

手术治疗是有望使胆囊癌获得满意疗效的最好治疗方法。下面根据不同情况分别阐述。

术前获得诊断的胆囊癌：以往认为癌如果没有浸出肌层者，仅行胆囊切除术就可以取得良好的疗效而无需行包括淋巴结清扫和肝楔形切除术在内的胆囊癌根治术，但随后的研究证实，没有浸出肌层的胆囊癌同样可以有淋巴结转移，此时行胆囊癌根治术可以改善预后。故当前的共识是：经术前检查判断患者能耐受手术、无远处转移等手术禁忌证且能切除的胆囊癌，均应行胆囊切除＋楔形肝切除＋淋巴结清扫（肝门部、肝胃韧带、十二指肠后）＋/一胆管切除术，以期获得最好的疗效。胆囊癌术后均应严密随访，2 年内每 6 个月行 1 次影像学检查。

术中意外发现的胆囊癌：与术前获得诊断的胆囊癌相同，术中意外发现的胆囊癌，经组织学确诊后，只要肿瘤可以切除，也应力争行胆囊切除＋楔形肝切除+淋巴结清扫（肝门部、肝胃韧带、十二指肠后）＋/一胆管切除术。

术后病理证实的胆囊癌：术前及术中未诊断的胆囊癌、经术后病理方确诊者，治疗方案须根据胆囊癌的浸润深度决定。对 Tla 者（肿瘤仅侵犯黏膜层而未侵犯肌层），可不行再次手术治疗而仅严密随访；对 Tlb（肿瘤侵犯肌层）及以上者，均应再次手术治疗，并行楔形肝切除＋淋巴结清扫（肝门部、肝胃韧带、十二指肠后）＋/一胆管切除术。

胆囊癌扩大根治手术：扩大根治手术的范围根据肿瘤浸润转移的情况而定，可包括扩大的右半肝切除术、胰十二指肠切除术、右半结肠切除术等。

姑息性手术：当胆囊癌已广泛侵犯周围器官而无法行胆囊癌根治性手术时，可考虑仅行去除病灶、胆道引流或消化道转流的姑息性手术，以达到提高生活质量的作用。

（2）化学治疗

除 T1N0 的患者外，所有行胆囊癌根治性手术的患者及无法手术切除或已存在远处转移的患者，只要能够耐受化学治疗，均应接受 5-FU 或吉西他滨为基础的化疗。对于术后病理证实的 Tla 胆囊癌，可严密观察而不行化疗。

（3）放射治疗

胆囊癌对放射治疗有一定敏感性，除 T1NO 的患者外，胆囊癌根治性手术后及无法手术切除的患者，如果能够耐受放疗，可以酌情考虑在化疗的基础上辅以放射治疗。

（4）靶向治疗

表皮生长因子受体、血管内皮生长因子受体等与胆囊癌有密切的关系，相关药物的研究也已进入II期临床试验，靶向治疗有望在不久的将来成为胆囊癌治疗新的方向。

（二）中医疗法

（1）辨证论治

肝郁气滞证：胁肋隐痛、钝痛及胃脘胀痛，嗳气，腹胀，纳差，或口干苦，目黄，身黄，小便黄赤，苔薄，脉弦。病机：肝气不舒，气滞痰凝。治法：疏肝利胆，化痰软坚。方药：大柴胡汤合大黄䗪虫丸或鳖甲煎丸加减。柴胡、枳实、厚朴、法半夏、鸡内金、土鳖虫各 10g，赤芍、虎杖、车前子各 15g，茵陈、半枝莲各 30g。加减：胁痛剧烈者，加郁金、川楝子、丹参各 15g；大便秘结者，加生大黄 9g，郁李仁 30g；若肝郁脾虚者，则以柴胡疏肝散合四君子汤加减。

痰瘀互结证：右胁胀痛或刺痛，胁肋积块，胸闷腹胀，呕恶纳呆，或身目俱黄，苔白腻，舌有瘀斑，脉弦滑。病机：气滞血瘀，痰瘀互结。治法：健脾化痰，祛瘀活血。方药：温胆汤合桃红四物汤加减。法半夏、陈皮、柴胡、石菖蒲、桃仁、红花、当归、川芎、郁金各 10g，白术、茯苓各 15g，白花蛇舌草、薏苡仁各 30g。加减：纳食不香者，加鸡内金、炒山楂、麦芽各 30g。

肝胆湿热证：右胁胀痛，放射至肩背，口苦，身目发黄，小便短黄，胸闷且痛，恶心呕吐，大便不畅，苔黄腻，脉弦滑。病机：湿热内郁，胆道不利。治法：清热化湿，利胆退黄。方药：茵陈蒿汤合五苓散加减。茵陈、金钱草、白花蛇舌草各 30g，大黄、栀子、猪苓、藿香、白术、泽泻各 10g，虎杖、茯苓、车前子各 15g。加减：右胁痛甚者，加延胡索、青皮、郁金各 12g；大便秘结者，加生大黄、芒硝各 10g。

肝胆实火证：黄疸加深，两胁胀痛，高热烦躁，口苦口干，胃纳呆滞，腹部胀满，恶心呕吐，大便秘结，小便黄赤，甚或昏迷、出血等，苔黄燥，脉弦滑数。病机：火毒内燔，肝火上炎。治法：清肝解毒，凉血退黄。方药：龙胆泻肝汤合黄连解毒汤加减。茵陈、赤芍、金钱草各 30g，黄芩、栀子、龙胆草、黄柏、泽泻、木通、当归、牡丹皮、柴胡各 15g，生大黄 10g。加减：发热不退者，加金银花、连翘、石膏各 30g；热甚出血者去当归，加水牛角、生地各 30g，白茅根 100g。

脾虚湿困证：面目及肌肤发黄，黄色较淡，腹胀纳差，大便溏薄，右胁隐痛或胀痛绵绵，身倦肢软，舌淡体胖，苔白腻，脉沉细或濡。病机：脾虚失运，湿浊内生。治法：健脾和胃，利胆退黄。方药：参苓白术散合茵陈五苓散加减。南沙参 60g，茵陈 30g，茯苓、猪苓、白术、薏苡仁、山药各 20g，桂枝、泽泻、扁豆、陈皮各 12g，砂仁 9g（后下）。加减：若寒湿较甚，身目黄色晦暗者，则加炮附片、干姜各 10g。

脾肾阳虚证：畏寒肢冷，身目俱黄，肢体浮肿，脘腹胀满，大便溏泻，舌质淡胖，舌苔白腻，脉沉细。病机：脾肾阳虚，寒湿内盛。治法：温肾健脾，活血利水。方药：附子理中丸合五苓散加减。炮附子（先煎）、肉桂、泽泻、桃仁、党参各 10g，白术、茯苓、猪苓各 15g，淫羊藿 30g，红花、干姜各 6g。加减：胁下痞块疼痛者，加炙鳖甲、炙牡蛎各 30g，延胡索 12g，吴茱萸 6g。

肝肾阴亏证：头晕耳鸣，五心烦热，盗汗，口干咽燥，视物昏花，腰膝酸软，虚烦不眠，舌红，苔少或无苔，脉沉细数而无力。病机：肾水亏虚，肝木失养。治法：养阴清热，滋肾柔肝。方药：一贯煎合二至丸加减。生地、熟地、麦冬、黄精、怀牛膝、黄柏各 10g，太子参、白芍各 30g，当归 12g，山萸肉、枸杞子、龟甲（先煎）、阿胶（烊化）各 15g。加减：口干苦，加天花粉、石斛各 12g；虚热盗汗者，加地骨皮、银柴胡、白薇各 15g。

（2）中成药

至灵胶囊：每次 0.5～1.5g，3 次/d，饭后服用，2～3 月为 1 个疗程。对于放疗、化疗或手术后的肿瘤患者，能提高免疫功能，升高白细胞、血浆蛋白，减少副反应。

平消胶囊：每次 4～8 粒，3 次/d，饭后服用。功能活血化瘀，止痛散结，清热解毒，适用于肿瘤术后及防癌。

螺旋藻胶囊：每次 4 粒，3 次/d。适用于各种肿瘤放、化疗期。

（3）针灸

① 取足三里、合谷、阿是穴及疼痛局部的经穴，用毫针，强刺激手法，每日 1～2 次。

② 取百会、内关、阴陵泉、阳陵泉、阿是穴。上述穴位用毫针刺，并用 200～500g/L（20%～50%）的胎盘注射液 14～16ml，分注于足三里、大椎穴，每日或隔日 1 次，连续治疗 15 次为 1 个疗程。主治各种晚期癌症疼痛。

③ 耳针：取神门、皮质、肾、压痛点。埋针或压丸，每周 1 次，疼痛时令患者压按埋针或压丸。

五、预防与调护

注意饮食起居，不宜过食肥甘油腻，应注意高蛋白、维生素及碳水化合物等食物的搭配，做到营养合理。鼓励患者进行适当的体育锻炼，养成良好的生活习惯。积极治疗胆石症、慢性胆囊炎、胆管炎、胆管腺瘤等。对右上腹部不适和短期内出现身体消瘦、贫血、黄疸及局部包块者，应高度怀疑发生本病的可能，及时系统检查，做到早发现、早诊断、早治疗。

六、中西医结合最新研究进展

（1）柴芍六君子汤对胆囊癌患者术后治疗效果的观察

王岐等[1]对柴芍六君子汤对胆囊癌患者血清中标志物含量的影响进行了研究，并结合生存率评估其治疗效果。选取牡丹江市第一人民医院胆囊癌手术患者 80 例并分为两组。对照组 40 例进行胆囊癌扩大根治术，试验组 40 例采用胆囊癌扩大根治术联合口服柴芍六君子汤治疗。分析比较两组患者治疗前和治疗后血清中缺氧诱导因子-1α（HypoxiaInducibleFactor-1α，HIF-1α）、癌抗原 19-9（CA19-9）、nm23、B 淋巴细胞瘤-2（B-cellLymphoma-2，Bcl-2）表达的变化，并比较生存率和不良反应发生率，评估两组的治疗效果。治疗后，试验组患者血清中 HIF-1α、CA19-9 含量低于对照组（$P<0.05$）；而试验组患者血清 nm23、Bcl-2 含量高于对照组（$P<0.05$）；与对照组比较，试验组显效例数明显增加（$P<0.05$），术后患者生存率显著增加，术后恢复时间减少，不良反应发生率显著降低（$P<0.05$）。因此，认为柴芍六君子汤对胆囊癌患者术后治疗有明显的增效作用，其机制与调节上述相关因子抑制胆囊癌进展和转移有关。

（2）复方万年青胶囊治疗晚期胆囊癌 mFOLFOX6 方案化疗所致不良反应临床研究

巨星等[2]对复方万年青胶囊对晚期胆囊癌患者 mFOLFOX6 方案化疗所致不良反应的影响进行了研究。将 186 例初治晚期胆囊癌患者纳入本研究，采用随机数字表法将其分为观察组及对照组，每组 93 例。所有患者均给予 mFOLFOX6 方案化疗，观察组同时给予复方万年青胶囊口服，对照组则给予安慰剂口服。治疗期间，对两组患者的各类毒副反应进行观察。治疗前后，检测两组患者外周血 T 细胞亚群（CD3+及 CD4+）及免疫球蛋白（IgG、IgA 及 IgM）含量。治疗前后，评价两组患者躯体健康、心理健康、物质生活及社会功能等生活质量评分。治疗期间，观察组食欲下降、恶心呕吐、腹泻、白细胞降低、血红蛋白降低、血小板抑制、口腔黏膜损伤及肝功能异常等不良反应的发生率分别为 25.8%、23.6%、19.1%、14.6%、21.3%、22.5%、7.8%及 11.2%，均明显低于对照组（$P<0.05$）。治疗后，观察组外周血中 CD3+、CD4+、IgG、IgA 及 IgM 含量均明显高于对照组，且躯体健康、心理健康、物质生活及社会功能评分亦明显高于对照组（$P<0.05$）。因此，认为复方万年青胶囊可有效改善晚期胆囊癌患者 mFOLFOX6 方案化疗所致不良反应，提高患者生活质量及免疫功能。

参考文献：

[1]王岐，薛伟，周玉峰，等.柴芍六君子汤对胆囊癌患者术后治疗效果的观察[J].中医临床研究，2021，13（22）：75-77.

[2]巨星，巨新民，张宏利，等.复方万年青胶囊治疗晚期胆囊癌 mFOLFOX6 方案化疗所致不良反应临床研究[J].陕西中医，2019，40（8）：1010-1013.

胆管癌

胆管癌是一种来源于胆管上皮的恶性肿瘤，发生在肝内胆管的为肝内胆管癌，在肝外胆管的为肝外胆管癌。根据肿瘤的部位，将肝外胆管癌分为上、中、下段胆管癌，位于肝门或接近左右肝管的胆管癌最常见，被称为上段胆管癌或肝门部胆管癌，占胆管癌的 50%～75%；Bismuth-Corlette 提出将肝门胆管癌进一步分型。Ⅰ型：肿瘤位于肝总管，未侵犯左右肝管汇合部；Ⅱ型：肿瘤侵及左右肝管汇合部；Ⅲ型：肿瘤进一步侵犯左肝管（Ⅲb）或右肝管（Ⅲa）；Ⅳ型：肿瘤同时侵犯左右肝管。位于胆囊管开口至十二指肠上缘间胆管者为中段胆管癌，占 10%～25%。下段胆管癌位于十二指肠上缘至十二指肠乳头间的胆管，占 10%～20%。中医无胆管癌病名，根据其症候属“黄疸”“胁痛”“癥积”等范畴。

一、病因和发病机制

（一）现代医学对胆管癌病因和发病机制的认识

（1）病因

胆管癌的病因目前尚不清楚，下列因素可能在胆管癌的发病中起一定的作用：（1）胆管结石。约1/3的胆管癌患者合并胆管结石，而胆管结石患者的5%～10%将会发生胆管癌，说明胆管长时间受结石刺激，上皮发生增生性改变，可能与胆管癌发生有关。（2）华支睾吸虫。在东南亚，由于吃生鱼感染肝吸虫者导致胆道感染、胆汁瘀滞、胆管周围纤维化和胆管增生，是导致胆管癌发生的因素之一。如果有吃富有亚硝酸食物习惯的地区，更增加诱癌的可能。（3）胆管囊性扩张症。已有报道2.8%～28%的患者癌变，成年患者的癌变率远远高于婴幼儿；囊肿内结石形成、细菌感染，特别是由于汇合部发育异常导致胰液反流，是导致癌变发生的主要原因。（4）原发性硬化性胆管炎。一般认为是胆管癌癌前病变，因为原发性硬化性胆管炎死亡做尸解和肝移植的病例分别有40%和9%～36%被证明为胆管癌。（5）致癌剂。放射性核素如钍，化学物品如石棉、亚硝酸胺、dioxin、polychlorinated、biphenyls等，药物如异烟肼、卡比多巴、避孕药等等，都有可能是胆管癌的癌源。（6）其他。已有报道结、直肠切除术后，结肠炎及慢性伤寒带菌者均与胆管癌的发病有关。

（2）病理

发生在肝外胆管不同部位癌肿其大体形态基本类同，由于胆管系统为一细长而管壁较薄的管状组织，发生癌变时，癌组织可向管腔内生长，呈息肉或乳头状或可向管壁内浸润，致管壁明显增厚，有时较难触及肿块。

病理分型：在组织病理学上，95%以上的胆管癌为腺癌，其他罕见的病理类型有鳞状上皮癌、腺鳞癌等。根据肿瘤的大体可将胆管癌分为硬化型、结节型、乳头状和弥漫型四种类型。① 硬化型癌。又称管壁浸润型，最为多见。好发于肝门部胆管，是肝门部胆管癌中最常见的类型。常沿胆管黏膜下层浸润，使胆管壁增厚、纤维组织增生，并向管外浸润形成纤维性硬块。此型胆管癌癌细胞分化良好，常散在分布于大量的纤维结缔组织中，容易与硬化性胆管炎、胆管壁慢性炎症所致的瘢痕化、纤维组织增生相混淆，有时甚至在手术中冷冻组织病理切片检查亦难以做出正确诊断。由于硬化型癌有明显的沿胆管壁向上浸润、向胆管周围组织、血管、肝实质及神经淋巴间隙侵犯的倾向，故根治性手术切除时常需切除肝叶，尽管如此，手术切缘还经常残留癌组织，以致达不到真正的根治性切除，预后较差，近年来不少学者建议对此类病变做扩大根治手术。② 结节型癌。多发生于中段胆管，肿瘤呈结节状并向管腔内突出，瘤体一般较小、基底宽、表面不规则。此型肿瘤常沿胆管黏膜浸润，可触及 1.5～5cm 大小不等的硬结，向胆管周围组织和血管浸润程度较硬化型轻，手术切除率较高，预后较好。③ 乳头状癌。好发于下段胆管，肿瘤呈息肉样突至胆管腔内，引起胆管的不完全阻塞，管腔内有时有大量的黏液性分泌物。此型肿瘤主要沿胆管黏膜向上浸润，一般不向胆管周围组织、血管、神经淋巴间隙及肝组织浸润，但有时可有多发性病灶。手术切除成功率高，预后良好。④ 弥漫型癌。较少见，约占胆管癌的 7%。癌组织广泛浸润肝内、外胆管，难于确定癌原始发生的胆管部位，一般无法手术切除，预后差。

（二）中医学对胆管癌病因病机的认识

胆管癌的发生，为正气虚弱，情志失调，恼怒伤肝，肝失调达，或湿热邪毒内侵，或饮食不当，痰瘀互结，邪毒内盛，蕴结于肝胆，形成肿块。早期正盛邪实，中期随病情发展正虚邪实，晚期邪气更盛，正气大衰，气血亏虚，阴阳亏损。

二、临床表现

（1）症状

胆管癌最常见的症状是黄疸，呈进行性加深，中上腹胀痛不适、身倦乏力、纳差、腹泻、小便深黄、皮肤瘙痒等。如合并胆结石及胆道感染，可有发冷、发热，阵发性腹痛及隐痛。如位于一侧肝管癌肿，开始常无症状，当影响至对侧肝管开口时，才出现阻塞性黄疸。如胆管中部癌不伴有胆石及感染，多为无痛性进行性阻塞性黄疸，黄疸一般进展较快，不呈波动性。如肿瘤破溃出血，可有黑便或大便隐血试验阳性、贫血等表现。

（2）体征

肝大、质硬，胆囊不肿大。如为胆总管下端部，则可扪及肿大的胆囊，质硬有结节感，巩膜与皮肤黄染，晚期或有腹水。

三、诊断和鉴别诊断

（一）诊断

临床诊断胆管癌常较困难，多因出现阻塞性黄疸后才确诊。临床诊断多综合症状、体征、实验室及影像学检查确诊。

（二）鉴别诊断

（1）急性黄疸型肝炎。有急性发病史，肝脏肿大而胆囊不大，转氨酶增高明显。

（2）肝癌。肝大质硬，表面不平，甲胎蛋白测定持续阳性，B 超、放射性核素肝扫描、CT 等检查可资鉴别。

（3）胰腺癌。B 超、CT 等检查显示胰腺占位性病变。

（4）肝硬化。有肝炎等病史，病程长，疼痛不突出，肝脏多缩小而质硬，常伴脾肿大、肝功能异常。

四、治疗

（一）现代医学疗法

手术切除是治疗胆管癌的主要方法，目的是恢复胆管的通畅，手术方法因肿瘤部位不同而各异。然而大多数患者在手术时发现癌肿已不可能被切除或仅能做姑息切除，对不能根治性切除者应进行姑息性部分切除，术后辅以放疗、化疗，或可直接放、化疗以延长存活期。

（1）手术治疗

根治术：诊断较早、全身情况良好者，可将部分肝管和肝外胆管切除，并做胆管空肠吻合术。对下段胆管癌和中段胆管癌累及胰腺者应行胰十二指肠切除。近年来有人认为肝门部癌根治性手术应包括肝尾叶、肝外胆管和肝实质以及邻近淋巴结的切除。

姑息性手术：包括肿瘤部位部分切除，对中段胆管癌且局限者可行胆管部分切除、胆管空肠 Roux-Y 吻合术。如一侧肝管病变范围较广泛或已侵犯肝组织时，可切除一侧肝组织。

姑息性减黄引流术：大部分肝门胆管癌多已不能切除，可行肝门胆管癌姑息性部分切除减黄引流术。用 T 形管、Y 形管或 V 形管引流胆汁，以减轻黄疸和控制炎症，配合放、化疗治疗。

（2）化学治疗

根据化疗药敏试验进行化疗也可取得较好的疗效。常用药物有 5-氟尿嘧啶（5-Fu）、阿霉素（ADM）、丝裂霉素（MMC）、亚硝基尿素等。

（3）放疗

术前、术中、术后放疗及经 PTCD 导管实施腔内照射，尤其适用于对化疗疗效较差的硬化型胆管癌患者，可使癌细胞变性、坏死，抑制其生长，延长晚期胆管癌患者的生存期。

（4）其他治法

① 免疫治疗：常用药物如左旋咪唑、转移因子、刀豆素、卡介苗、干扰素、植

物多糖类和白细胞介素-Ⅱ、LAK细胞等。可提高患者的免疫功能，减少复发。② 支持治疗并对症处理：包括输液、输血、纠正电解质紊乱及酸碱平衡失调、止痛、减轻梗阻等措施，对改善全身状态、减少痛苦、延长生命等有一定作用。

（二）中医疗法

（1）辨证论治

肝郁气滞证：胁肋隐痛、钝痛，脘腹胀痛，嗳气，恶心，纳差，或口干苦，目黄，身黄，小便黄赤，苔薄，脉弦。病机：肝郁气滞，胆道不利。治法：疏肝利胆，化痰软坚。方药：大柴胡汤合大黄䗪虫丸、鳖甲煎丸加减。柴胡、枳实、厚朴、法半夏、鸡内金、土鳖虫各10g，赤芍、虎杖、车前子各15g，鳖甲、茵陈、半枝莲各30g。加减：胁痛剧烈者，加郁金、川楝子各12g，丹参30g；大便秘结者，加生大黄9g，郁李仁30g；若肝郁脾虚者，则以柴胡疏肝散合四君子汤加减。

痰瘀互结证：右胁胀痛或刺痛，胁肋下或见积块，胸闷纳呆，恶心呕吐，腹胀乏力，或身目俱黄，苔白腻，舌有瘀斑，脉弦涩。病机：痰凝血瘀，枢机失利。治法：健脾化痰，祛瘀活血。方药：温胆汤合桃红四物汤加减。法半夏、陈皮、柴胡、石菖蒲、桃仁、红花、当归、川芎、郁金各10g，丹参、薏苡仁、白花蛇舌草各30g，白术、茯苓各15g。加减：纳食不香者，加鸡内金12g，炒山楂、麦芽各20g。

肝胆实火证：黄疸胁痛，高热烦躁，口苦口干，胃纳呆滞，腹部胀满，恶心呕吐，大便秘结，小便黄赤，苔黄燥，脉弦滑数。病机：热郁中焦，火迫肝胆。治法：清肝解毒，凉血退黄。方药：龙胆泻肝汤合黄连解毒汤加减。茵陈、赤芍、白花蛇舌草各30g，大黄、黄芩、栀子、龙胆草、黄柏、泽泻、木通、当归、牡丹皮、柴胡各10g，车前子15g。加减：发热不退者，加金银花、连翘、石膏各30g。

肝胆湿热证：右胁胀痛，向肩胛放射，口苦，身目发黄，小便短黄，胸闷且痛，恶心呕吐，大便不畅，苔黄腻，脉弦滑。病机：湿热内郁，胆气不疏。治法：清热化湿，利胆退黄。方药：茵陈蒿汤合五苓散加减。茵陈、金钱草、猪苓、虎杖、白花蛇舌草各30g，栀子、藿香、白术各10g，泽泻、车前子各15g。加减：恶心、呕吐者，加竹茹、姜半夏各12g；大便秘结者，加生大黄6g，芒硝10g。

脾虚湿阻证：面目及肌肤发黄，腹胀纳呆，大便溏薄，右胁隐痛或胀痛绵绵，身倦肢重，苔白腻，舌淡体胖，脉沉细或濡细。病机：脾气虚弱，内生湿浊。治法：健脾和胃，利胆退黄。方药：参苓白术散合茵陈五苓散加减。茵陈、茯苓、猪苓、薏苡仁、山药、泽泻各30g，党参、白术、扁豆各15g，桂枝、陈皮各10g，砂仁9g

（后下）。加减：若寒湿较甚，身目黄色晦暗者，则加制附子（先煎）、干姜各 10g。

脾肾阳虚证： 畏寒肢冷，腹部胀满，大便溏泻，肢体浮肿，身目俱黄，黄色较淡，甚或昏迷、出血，舌质淡胖，舌苔白腻，脉沉细。病机：脾肾阳虚，寒湿内郁。治法：温肾健脾，活血利水。方药：附子理中丸合五苓散加减。炮附子 10g（先煎），干姜 6g，党参、茯苓、猪苓、泽泻各 30g，白术、桂枝、桃仁、红花各 12g。加减：胁下痞块疼痛者，加炙鳖甲、炙牡蛎各 20g；腹部胀甚者加木香、台乌各 12g。

肝肾阴虚证： 五心烦热，盗汗，口干咽燥，眩晕耳鸣，视物昏花，腰膝酸软，舌质红，少津，苔少，脉沉细或数而无力。病机：肾水不充，肝阴失养。治法：滋阴补肾柔肝。方药：一贯煎合二至丸加减。生地黄、熟地黄、麦冬、南沙参、怀牛膝、川楝子、黄柏各 10g，当归、枸杞子、山萸肉各 15g，龟甲（先煎）、白芍各 30g。加减：口干苦甚者，加天花粉、石斛各 12g；虚热盗汗者，加地骨皮 20g，银柴胡 12g。

（2）中成药

① 平消胶囊。饭后服用，每次 4～8 粒，3 次/d。功能活血化瘀，止痛散结，清热解毒，适用于肿瘤术后及防癌。

② 至灵胶囊。饭后服用，每次 0.5～1.5g，3 次/d，2～3 个月为 1 个疗程。对于放疗、化疗或手术后的肿瘤患者，能提高免疫功能，升高白细胞、血浆蛋白，减少副反应。

③ 参莲胶囊。饭后半小时温开水送服，每次 6 粒，3 次/d，42d 为 1 个疗程。有抗癌瘤作用，适用于治疗各种肿瘤。

（3）针灸

① 取足三里、合谷、阿是穴及疼痛局部的经穴，用毫针，强刺激手法，每日 1～2 次。主治癌肿疼痛。

② 取百会、内关、阴陵泉、阳陵泉、阿是穴、胆俞穴。上述穴位用毫针刺，并用 200～500g/L（20%～50%）胎盘注射液 14～16ml，分注于足三里、胆俞穴、大椎穴，每日或隔日 1 次，连续治疗 15 次为 1 个疗程。主治各种晚期癌症疼痛。

③ 耳针：取神门、皮质、肾、压痛点。埋针或压丸，每周 1 次，疼痛时令患者压按埋针或压丸。主治癌肿疼痛。

五、预防与调护

保持愉快的心情，养成良好的生活和饮食习惯，忌食辛辣厚味，禁饮烈性酒。对于 40 岁以上的人，特别是妇女，对右上腹痛不适和短期内出现身体消瘦、贫血、黄疸及局部包块者，应警惕发生本病的可能，及时检查，做到早发现、早诊断、早治疗。尽早消除可能引起癌变的诱因，积极治疗胆石症、慢性胆囊炎、胆管炎、胆管腺瘤等。注意饮食的搭配，做到营养合理，禁烟酒，多饮开水，选择易消化吸收并富有营养的高蛋白、维生素及碳水化合物的食物，如新鲜水果和蔬菜，补充热量及维生素，少吃或不吃高脂肪食物。

六、中西医结合最新研究进展

（1）胆管癌患者中医证候分布研究

余宋等[1]对胆管癌（CCA）中医证候及其在疾病亚型、TNM 分期分布特点进行了研究。收集 399 例 CCA 患者中医证候信息，使用多元数理统计方法进行数据分析。结果 CCA 患者中医证型以脾虚痰湿证[92 例（23.1%）]、脾阳虚衰证[91 例（22.8%）]、痰毒瘀结证[73 例（18.3%）]为主。肝内胆管癌（ICC）胆汁瘀滞证占比低于肝外胆管癌（ECC），脾阳虚衰证占比高于 ECC（$P<0.01$）。TNM 分期Ⅲ、Ⅳ期脾虚痰湿证占比低于Ⅰ和Ⅱ期（$P<0.01$），脾阳虚衰证占比高于Ⅱ期（$P<0.01$），Ⅳ期胆郁痰扰证占比高于Ⅰ期（$P<0.01$），胆汁瘀滞证占比低于Ⅰ期（$P<0.01$）。男性、吸烟、饮酒患者脾虚痰湿证占比较高，女性及既往肝胆病病史患者脾阳虚衰证占比较高，差异无统计学意义（$P>0.05$）。因此，认为 CCA 中医证候以脾虚痰湿证最常见。ECC 多见胆汁瘀滞证，ICC 多见脾阳虚衰证。Ⅰ、Ⅱ期多见脾虚痰湿证，Ⅲ、Ⅳ期多见脾阳虚衰证；Ⅰ期多见胆汁瘀滞证，Ⅳ期多见胆郁痰扰证。

（2）基于肝胆管癌认知探析肝内胆管癌的危险因素及与中医证素的相关性

梁煜[2]基于对肝内胆管癌（Intrahepatic Cholangiocarcinoma，ICC）患者临床信息、病理资料、相关理化指标等回顾性分析，探究 ICC 的临床特征和发生发展的潜在危险因素；并依据证素辨证法分析整理患者的四诊信息，探寻 ICC 的中医证素分布及其证素间的应证组合规律，尝试为临床 ICC 早期、及时的诊治提供更多线索，为 ICC 的中医客观规范化研究提供应用性参考。根据诊断、纳入及排除标准收集 2014 年 06 月-2021 年 06 月于天津中医药大学第一附属医院肿瘤科、肝胆科病房及门诊就诊的 ICC 患者，并收集同期就诊的肝外胆管癌（Extrahepatic Cholangiocarcinoma，ECC）患者，采集患者的基本信息、临床资料、病理资料、肿瘤标志物等，运用统计学方法对数据进行整理分析，并进行 ICC 与 ECC 的对比研究。以肝内胆管癌患者为研究对象，采集患者的基本信息、临床资料、病理资料、肝功能指标、肿瘤标志物等，以总生存期作为结局指标进行生存资料分析，单因素分析采用 Kaplan-Meier 法，多因素分析采用 Cox 比例风险模型，以探究 ICC 预后影响因素。以肝内胆管癌患者为研究对象，利用患者的四诊信息，参考《证素辨证学》确定患者的病位和病性证素，采用卡方检验分析证素与部分临床资料之间的相关性，并采用聚类分析和关联规则分析探究证素间的关联性。研究结果：① 本研究共收集胆管癌患者 245 例，其中 ICC 患者 124 例，ECC 患者 121 例。ICC 与 ECC 的发生无明显的性别特征，年龄均集中 55 岁以上半数以上患者身体质量指数（BodyMassIndex，BMI）正常；对临床资料进行比较，ICC 多因体检及消化系统症状发现，ECC 因黄疸发现者最多；ICC 有更高的比例合并病毒性肝炎及肝硬化，行根治术的比例更低；病理资料方面，半数以上 ICC 原发于肝左叶多数 ECC 原发于胆管上段（肝门）；ICC 的临床分期更晚，有更多的比例出现脉管癌栓远处转移，更少比例发生神经侵犯，肿瘤分化程度更差；肿瘤标志物方面，两组患者的甲胎蛋白（AlphaFetoprotein，AFP）阳性率均低于 10%，癌胚抗原（Carcinoembryonic Antigen，CEA）、糖类抗原 199（Carbohydrate Antigen19-9，CA199）阳性率均在 50%以上；生存时间上，ICC 的中位生存时间为 22 个月，明显低于 ECC。② ICC 预后影响因素分析：Kaplan-Meier 法行单因素分析结果显示：美国东部肿瘤协作组（EasternCooperativeOncologyGroup，ECOG）评分、糖代谢状态、胆道结石、根治性手术、临床分期、淋巴结转移、总胆红素（TotalBilirubin，TBIL）、胆碱酯酶（Cholinesterase，CHE）、白蛋白（Albumin，ALB）、肝脏纤维化-4 指数（Fibrosis4Score，FIB-4）、CEA、CA199 与 ICC 预后相关；Cox 比例风险模型结果显示：糖尿病状态、FIB-4、CEA、根治性手术是预后独立影响因素。③ ICC 患者往往会出现较重的消化道症状，以纳呆恶心、腹胀腹痛、大便秘结为主，绝大多数患者伴有周身乏力等全身症状，舌脉以舌暗红、苔白/腻、脉弦/细为主；根据证素辨证法分析得出，ICC 的主要病位证素为脾胃、肝、胆，主要病性证素为湿、气虚、气滞、热、阴虚。④ 主要证素与各因素之间的相关性得出，女性患者与阴虚证素相关性更强，80 岁以上的老年患者更易夹湿体力状况较差者易出现脾证素，无淋巴结转移者易出现肝证素，总胆红素较高者易出现肝、胆、热证素，胆碱酯酶较低者易出现肝、胆证素，白蛋白较低者易出现胆热证素，CEA 阳性者易出现肝、胆、热证素，CA199 阳性者易出现胆证素，阴性者易出现气虚证素。⑤ 证型分析得出 ICC 的常见证型有肝胆湿热证、湿滞中焦证、脾胃气虚证、气阴两虚证。研究结论：① ICC 和 ECC 在首发资料、合并疾病治疗措施、病理资料等方面均存在差异，糖脂代谢异常、胆道结石是胆管癌发生的危险因素，病毒性肝炎、肝硬化可能与 ICC 的发病关系更为密切；ICC 根治切除率更低，预后更差② 糖尿病状态、FIB-4≥2.75、CEA＞5ng/mL 是 ICC 的预后独立危险因素，行根治性手术是预后独立保护因素。③ ICC 的主要病位证素是脾、胃、肝、胆主要病性证素是湿、气虚、气滞、热、阴虚；证素与性别、年龄、ECOG 评分、淋巴结转移、TBIL、CHE、ALB、CEA、CA199 均有一定相关性。④ ICC 的常见证型为肝胆湿热证、湿滞中焦证、脾胃气虚证、气阴两虚证，初步揭示了肝脾失和为 ICC 的病机关键。

参考文献：

[1]余宋，郭玉玉，胡佳佳，等.399 例胆管癌患者中医证候分布研究[J].中国中西医结合杂志，2023，43 （05）： 549-555.

[2]梁煜.基于肝胆管癌认知探析肝内胆管癌的危险因素及与中医证素的相关性[D].天津：天津中医药大学，2022.

第六节　原发性肝癌

原发性肝癌是指肝细胞或肝内胆管细胞发生的癌，为我国常见恶性肿瘤之一，其死亡率在恶性肿瘤中居第 3 位，仅次于胃癌和食管癌。因发病急，进展迅速，治疗棘手而享有“癌中之王”，“急性癌”之称。在东南沿海各省发病率尤高。由于起病隐匿，确诊时已属中晚期，治疗效果较差，预后恶劣。是一个严重危害我国人民健康的疾病。中医文献中无原发性肝癌的病名，根据临床表现，大致属于肝积、积聚、肥气、痞气、黄疸的范畴。如《难经》载：“脾之积，名曰痞气。在胃脘，腹大如盘，久不愈。令人四肢不及，发黄疸，饮食不为肌肤。”《肘后备急方•治卒心腹癥坚方》曰：“治卒暴腹中有物如石，痛如刺，昼夜啼呼，不治之百日死。”宋代《圣济总录》云：“积气在腹中，久不瘥，牢固推之不移者………按之其状如杯盘牢结，久不已，令人身瘦而腹大，至死不消。”以上所描述的症状与肝癌近似。

一、病因和发病机制

（一）现代医学对原发性肝癌病因和发病机制的认识

原发性肝癌的病因和发病机制尚未完全肯定，可能与多种因素的综合作用有关。

（1）病毒性肝炎。原发性肝癌患者与病毒性肝炎的关系已被公认，在病毒性肝炎中则以乙型与丙型肝炎与肝癌的关系最为密切。原发性肝癌患者中约 1/3 有慢性肝炎史，流行病学调查发现肝癌高发区人群的 HB-sAg 阳性率高于低发区，而肝癌患者血清 HBsAg 及其他乙型肝炎标志的阳性率可达 90%，显著高于健康人群，提示乙型肝炎病毒与肝癌高发有关。免疫组化方法显示 HBV-DNA 可整合到宿主肝细胞的 DNA 中，HBV 的 X 基因可改变肝细胞的基因表达。丙型肝炎病毒感染在欧美和日本与肝癌关系密切。Rrig 等报道在 70 例肝癌中有乙肝病毒感染证据者 38 例，占 54%，而抗 HCV 阳性者 44 例，占 63%。在非洲的一个报道指出卢旺达的 26 例肝癌中抗 HCV 阳性者 38%。在我国重庆的报道则称 1/3 的肝癌与丙型肝炎病毒感染有关。在上海地区，余竹元等报道 416 例肝癌中抗 HCV 阳性，占 11.1%。其中包括 24 例为与乙型肝炎的混合感染。这些资料说明丙型肝炎病毒感染与肝癌有一定的关系。即使在我国肝癌的发生主要与乙型肝炎病毒感染有关，但丙型肝炎病毒感染亦是一个不容忽视的因素。

丁型肝炎继发于乙型肝炎。有报告指出，合并了丁型肝炎感染的乙型肝炎患者发生肝癌的概率更高。

（2）肝硬化。原发性肝癌合并肝硬化者占 50%～90%，病理检查发现肝癌合并肝硬化多为乙型病毒性肝炎后的大结节性肝硬化。近年发现丙型病毒性肝炎发展成肝硬化的比例并不低于乙型病毒性肝炎。肝细胞恶变可能在肝细胞再生过程中发生，即经肝细胞损害引起再生或不典型再生。在欧美国家，肝癌常发生在酒精性肝硬化的基础上。一般认为血吸虫病性肝纤维化、胆汁性和淤血性肝硬化与原发性肝癌的发生无关。

（3）黄曲霉毒素。被黄曲霉菌污染产生的霉玉米和霉花生能致肝癌，这是因为黄曲霉毒素的代谢产物黄曲霉毒素 B1（AFB1）有强烈的致癌作用。流行病学调查发现在粮油、食品受黄曲霉毒素 B1 污染严重的地区，肝癌发病率也较高，黄曲霉毒素 B1 可能是某些地区肝癌高发的因素，AFB1 与 HBV 感染有协同作用。

（4）饮用水污染。肝癌高发地区启东，饮池塘水的居民与饮井水的居民肝癌死亡率有明显差别，饮地面水的发病率高。池塘中生长的蓝绿藻产生的微囊藻毒素可污染水源，与肝癌有关。

（5）其他。一些化学物质如亚硝胺类、偶氮芥类、有机氯农药等均是可疑的致癌物质。肝小胆管中的华支睾吸虫感染可刺激胆管上皮增生，为致原发性胆管细胞癌的原因之一。嗜酒、硒缺乏和遗传易感性也是重要的危险因素。

原发性肝癌病理分型：① 大体分型：巨块型、结节型、弥漫型；② 组织分型：

肝细胞型、胆管细胞型、混合型。

原发性肝癌的转移：① 肝内转移。肝癌最早在肝内转移，很容易侵犯门静脉及分支并形成瘤栓，脱落后在肝内引起多发性转移灶，如门静脉干支有瘤栓阻塞，可引起或加重原有门静脉高压。② 肝外转移。其一，血行转移，以肺转移率最高，因肝静脉中瘤栓延至下腔静脉，脱落后经右心达肺动脉，在肺内形成转移灶。血行转移尚可引起胸、肾上腺、肾及骨等部位的转移。其二，淋巴转移，局部转移至肝门淋巴结最为常见，也可转移至胰、脾、主动脉旁及锁骨上淋巴结。其三，种植转移，少见，偶可种植在腹膜、横膈、胸腔等处，引起血性腹水、胸腔积液。女性可在卵巢形成较大的癌块。

（二）中医学对原发性肝癌病因病机的认识

中医认为“肝属木，性条达，喜疏泄”，常人之肝，应该像树枝那样舒枝展叶，才能完成肝的生理功能，肝的条达一旦破坏，则呈“肝气郁结”，此为肝病之重要病机。肝为罢极之官，过分的劳累容易伤肝，大怒亦能伤肝。胃肠系统之慢性疾患，中医皆责之于脾，脾病日久则侮木，木者肝也，凡此种种皆可形成肝病。不论何种原因，形成肝病之主要病机，首先是“肝气郁结”，这时则肝失条达之性，由生理转入病理，因此古人有“郁为肝病之本”说。肝气郁结之临床见证有“口苦咽干”“急躁易怒”“胸胁苦满”三症，凡具备其中之一者，则可认为已属肝气郁结，肝郁之同时，大部分患者均可产生不同程度的脾胃气虚症候群，这种症群之主要表现是颜面萎黄，食欲不振，身体乏力，少气懒言，中医把这种病机叫做“肝木克土”。大凡肝气郁结者，必会导致“肝木克土”，俗称肝胃不和，肝癌初起时的临床表现大体属于这一类型，在肝木克土的基础上，病情进一步发展，肝郁由气滞转入血瘀；脾虚由气虚转入阳虚。前者之见证为两肋重困，右胁疼痛，久之则在胁下可出现癥块积聚；后者之见证为腹胀，腹水，全身浮肿，明显衰弱，颜面晦暗。肝郁可化火，脾虚则生湿，湿热相合则见黄疸、发热、苔黄腻、脉滑数等证。肝郁化火日甚，尚可迫血妄行；脾虚日甚，尚可气不统血，二者均能导致出血。化火日甚亦可形成热入心包，此时患者则进入昏迷状态，即现代医学所谓之肝昏迷。其病机归纳起来有以下几点：

（1）正气虚弱：早在《内经》就明言“正气存内，邪不可干”，“邪之所凑，其气必虚”。这是中医对疾病发病机制的主要认识之一，肿瘤的发病也不例外。外邪入侵，只有在正气虚弱的基础上才可导致气滞血瘀、痰湿凝聚。正如汉•华佗《中藏经》所言：“积聚癥瘕杂虫者，皆五脏六腑真气失而邪气并，遂乃生焉，久之不除也。”

金•张元素《证法机要》说："壮人无积，虚人则有之。脾胃怯弱，气血两衰，四时有感，皆能成积。"明•李中梓《医宗必读》说："按积之成也，正气不足，而后邪气踞之，如小人在朝，由君子之衰也。"**（2）情志久郁：**肝主疏泄，调畅气机，故一身之气机畅达与否主要责之于肝。若情志久郁，疏泄不及，气机不利，气滞血瘀，是肝癌形成的主要因素之一。正如《素问•通评虚实论》说："膈塞闭绝，上下不通，则暴忧之病也。"**（3）脾虚湿聚：**饮食失调，损伤脾胃，气血化源告竭，后天不充，致使脏腑气血亏虚。脾虚则饮食不能化生精微，而变为痰浊，痰阻气滞，肝脉阻塞，痰血互结，形成肝癌。《卫生宝鉴》说："凡人脾胃虚弱或饮食失常或生冷过度，不能生化，致成积聚结块。"《医宗必读》也说："积之成也，正气不足，而后邪气踞之。"**（4）湿热结毒：**情志不遂，气滞肝郁日久，化热化火，火郁成毒，肝郁乘脾，运化失常，痰湿内生，湿热结毒，郁阻胆道，形成肝积，多伴胆汁外溢。**（5）肝阴亏虚：**热毒之邪阻于肝胆，久之耗伤肝阴，肝血暗耗，导致气阴两虚，邪毒内蕴，此为本虚标实。总之，肝癌病位在肝，与脾、胆、胃密切相关。其病机复杂，统而言之为正虚于内，邪毒凝结。故病证危重，防治棘手。

二、临床表现

早期可无症状，通常5cm左右的肝癌70%无症状，称为亚临床肝癌。按肝癌的发展可分为：① 亚临床前期：指从病变开始至作出亚临床肝癌诊断之前，患者无症状与体征，临床难以发现，平均10个月左右；② 亚临床期：从亚临床肝癌诊断建立至出现症状之前为亚临床期，患者仍无症状与体征，瘤体3～5cm，诊断仍较困难，多属甲胎蛋白（AFP）普查发现，此期平均为8个月左右；③ 临床期：一旦出现肝癌临床表现，已至中期，此时，病情发展很快，不久可出现黄疸、腹水、肺转移以至广泛转移及恶病质的晚期表现，中、晚期共约6个月。肝癌发展至晚期时，瘤体直径已达10cm左右，难以治愈。

中晚期的临床表现：

肝区疼痛：半数以上患者有右上腹疼痛，为本病的重要表现。疼痛为持续性或间歇性，多呈钝痛或胀痛，随着病情发展疼痛加剧而难以忍受。肝区疼痛部位与病变部位密切相关，病变位于肝右叶表现为右季肋区疼痛，位于肝左叶则表现为剑突下区痛。如肿瘤侵犯膈肌，疼痛可放散至右肩或右背；向右后生长的肿瘤可引起右侧腰部疼痛。疼痛是由于肿瘤迅速生长，肝包膜绷紧所引起。突然发生的剧烈腹痛和腹膜刺激征则为肝包膜下癌结节破裂出血，或向腹腔内破溃引起腹腔内出血及腹膜刺激所致。如出血量大，则引起昏厥和休克。

肝脏肿大：肝脏呈进行性肿大，质地坚硬，表面凹凸不平，有大小不等的结节或巨块，边缘钝而不整齐，常有不同程度的触痛。肝癌突出右肋弓下或剑突下时，相应部位可见局部饱满隆起，如癌肿位于肝的横膈面，则主要表现为横膈局限性抬高而肝下缘可不肿大。

血管杂音：由于肝癌血管丰富而迂曲，动脉骤然变细或因癌块压迫肝动脉及腹主动脉，约有半数患者可以在相应部位听到吹风样血管杂音，此体征颇具诊断价值，但对早期诊断意义不大。

门静脉高压征象：肝癌多伴有肝硬化、门静脉或脾静脉内癌栓形成，或肝癌压迫门静脉或脾静脉而出现门静脉高压的表现，如脾大、腹水和静脉侧支循环形成的表现。腹水一般为漏出液，血性腹水多为癌肿向腹腔破溃或因腹膜转移而引起。

黄疸：一般在晚期出现，多由于癌肿或肿大的淋巴结压迫胆管引起胆道梗阻或肝细胞损害所致，肝细胞癌还可侵犯胆道而致梗阻性黄疸及胆道出血。

恶性肿瘤的全身表现：进行性消瘦、乏力、食欲不振、腹胀、腹泻、营养不良和恶病质等表现。发热相当常见，多为持续性低热，一般在37.5～38℃，也可呈不规则或间歇性及持续性高热，似肝脓肿，但发热前不伴有寒战，应用抗生素治疗无效。

伴癌综合征：部分患者由于肿瘤本身代谢异常，出现以下特殊表现。（1）低血糖症：是最常见的伴癌综合征，发生率10%～30%。主要表现为头昏、心悸、出汗、乏力、皮肤苍白湿冷，重者意识不清、昏迷，血糖＜2.8mmol/L。发生机制：肝癌组织糖原酵解增强，对葡萄糖利用或消耗过多；残留肝组织的糖原储备不足，不能满足迅速生长的肿瘤和机体需要；肿瘤产生和分泌胰岛素、类胰岛素样物质；肿瘤组织中葡萄糖-6-磷酸酶合成减少或缺乏，使糖原异生、分解发生障碍；色氨酸部分分解为烟酸，抑制脂肪分解，减少脂肪能量来源，使葡萄糖利用过多；癌瘤压迫腹膜未知感受器，阻止交感神经对肝脏之兴奋，不能激活糖原和有效的缓冲血糖水平。（2）红细胞增多症：发生率为2%～10%，男性比女性多见。男性红细胞＞6.5×1012/L，血红蛋白＞170g/L，红细胞比容＞0.52；女性红细胞＞6.0×1012/L，血红蛋白＞160g/L，红细胞比容＞0.47可诊断为红细胞增多症，应注意与真性红细胞增多症区别。临床症状轻微，头痛、眩晕、乏力、健忘等，重者四肢麻木、多汗、皮肤瘙痒、皮肤黏膜红紫。发生机制：癌瘤组织合成和分泌红细胞生成素，刺激骨髓产生过多红细胞；肝脏灭活能力降低，红细胞生成素半衰期延长；缺氧致使肝肿瘤分泌大量球蛋白，经肾红细胞生成因子相互作用，产生过量红细胞生成素；缺氧刺激肾脏分泌红细胞生成素或红细胞生成因子。（3）高钙血症：凡血钙超过 2.9mmol/L 者为高钙血症。其特点是高血钙常伴有低血磷，与肿瘤骨转移时的高血钙伴高血磷不同。临床表现为腹胀、恶心、呕吐、食欲不振、乏力、意识模糊等，严重者可引起肾衰竭。由于肝癌组织分泌异位甲状旁腺激素直接作用于骨质，促进骨钙从骨质中游离出来；免疫细胞特别是单核细胞、单核巨噬细胞可合成和释放具有溶骨作用的前列腺素，淋巴细胞也有释放溶骨因子作用；肿瘤细胞产生维生素 D 样物质，促进肠钙吸收增加；肿瘤产生破骨细胞激活因子（OAF），具有溶骨作用等均使血钙升高。（4）高脂血症、高胆固醇血症：多见于 50 岁以上男性，发生率高达 38%。（5）性征改变：主要有性早熟、男子女性型乳房和男子女性化三种类型的性征改变。（6）皮肤卟啉病：罕见，主要表现是皮肤对光和机械创伤敏感。由于肿瘤组织中含有大量原卟啉，肝癌患者存在卟啉代谢障碍，血中原卟啉较非肿瘤组织高 2～3 倍；肝脏尿卟啉原脱羧酶（UROD）活性降低，尿液中尿卟啉及粪卟啉显著增高。（7）类白血病样反应：可能与肝癌细胞毒素刺激骨髓有关。（8）血小板增多症：血小板计数增高但多在 1000×109/L 以下，红细胞一般正常，血栓栓塞与异常出血的现象少见，脾不大，骨髓检查仅见巨核细胞及血小板增多。（9）高纤维蛋白原血症：与肝癌合成异常纤维蛋白有关。⑽其他：多发性神经病变、溶血性贫血、肥大性骨关节病、甲状腺功能亢进等亦有少数报道。

并发症：（1）上消化道出血约占死亡原因的 15%，因肝癌常伴有肝硬化、门静脉高压，而门静脉、肝静脉癌栓进一步加重门静脉高压，常引起食管中下段或胃底静脉曲张破裂出血。若肝细胞癌侵犯胆管可导致胆道出血，亦表现为呕血和黑便。有的患者可因肠道黏膜糜烂、溃疡，加之凝血功能障碍而广泛出血，大出血可导致休克和肝性脑病。（2）肝性脑病约占死亡原因的 1/3，为肝癌终末期的表现，消化道出血、大量利尿剂、电解质紊乱及继发感染等常可诱发肝性脑病。（3）肝癌结节破裂出血约 10%的肝癌患者因癌结节破裂致死，为肝癌最紧急而严重的并发症。晚期坏死液化可自发破裂，也可因外力而破裂，癌结节破裂可局限于肝包膜下，有急骤疼痛，肝脏迅速增大，在局部可触及软包块，若破溃入腹腔则引起急性腹痛和腹膜刺激征。少量出血表现为血性腹水，大量出血则可导致休克甚至迅速死亡。（4）继发感染因长期消耗及卧床，抵抗力减弱，尤其在化疗或放疗之后白细胞降低时易并发各种感染，如肺炎、肠道感染，真菌感染和败血症等。

三、诊断和鉴别诊断

（一）诊断

原发性肝癌的诊断，对具有典型临床表现者并不困难，但往往已届中晚期，疗效不佳，因此应早期发现、早期诊断和早期治疗。对可疑患者立即进行 AFP 的动态观察，结合超声、选择性肝动脉造影、CT 等检查，可早期发现并确定诊断。以下几点有助于临床肝癌的诊断：① 来自肝癌高发区，中年男性，有家族史；② 有肝硬化、乙型肝炎病毒（HBV）或丙型肝炎病毒（HCV）感染证据；③ 有肝区疼痛、纳差、乏力、消瘦、上腹部包块或肝大有结节，或右膈抬高等；④ 不伴有肝病活动证据的 AFP 增高；⑤ 超声显示有声晕的实质性占位性病变，特别是门静脉癌栓者；⑥ CT 显示实质性占位性病变增强后无填充者。肝血管造影示肿瘤血管、肿瘤染色、肝内动脉移位等；⑦ 99mTc（锝）-吡哆醛-5 甲基色氨酸（99mTc-PMT）呈阳性显像者为肝癌或肝腺瘤；⑧ 少数以肝癌结节破裂急腹症或远处转移为首发表现；⑨黄疸、腹水、恶病质伴有肝内占位病变者。

（二）鉴别诊断

原发性肝癌常需与继发性肝癌、肝硬化、活动性肝病、肝脓肿等鉴别。

继发性肝癌：原发于胃肠道、呼吸道、泌尿生殖道、乳房等处的病灶常转移至肝。这类继发性肝癌与原发性肝癌比较，病情发展较慢，症状较轻，AFP 检测除少数原发癌在消化道的病例可呈阳性外，一般为阴性，少数继发性肝癌很难与原发者鉴别，确诊的关键在于病理检查和找到肝外原发癌的证据。

肝硬化：原发性肝癌多发生在肝硬化的基础上，两者的鉴别常有困难。若肝硬化病例有明显的肝大、质硬的大结节，活肝萎缩变形而影像学检查又发现占位性病变，则肝癌的可能性很大，反复检测 AFP 或 AFP 异质体，密切随访病情，最终能做出正确诊断。

活动性肝病（急性肝炎、慢性肝炎）：肝病活动时血清 AFP 往往呈短期升高，提示肝癌的可能性，定期多次随访测定血清 AFP 和 ALT 或者联合检查 AFP 异质体及其他肝癌标志物并进行分析，如：① ALT 持续增高至正常的数倍，AFP 和 ALT 动态曲线平行或同步升高提示活动性肝病的可能性大；② 两者曲线分离，AFP 升高而 ALT 正常或由高降低，则应多考虑原发性肝癌。

肝脓肿：一般有明显炎症的临床表现，如发热。肿大的肝表面平滑无结节，触痛明显。临近脓肿的胸隔壁常有水肿，右上腹肌紧张。白细胞计数升高。超声检查可探得肝内液性暗区。但当脓液稠厚，尚未形成液性暗区时，诊断颇为困难，应反复做超声检查，必要时在超声引导下做诊断性穿刺，亦可用抗感染药物行试验箱治疗。

邻近肝区的肝外肿瘤： 腹膜后的软组织肿瘤，来自肾、肾上腺、胰腺、结肠等处的肿瘤也可在上腹部呈现腹块，造成混淆。超声检查有助于区别肿块的部位和性质，AFP 检查应为阴性，鉴别困难时，需剖腹探查方能确诊。

肝非癌性占位性病变： 肝血管瘤、多囊肝、棘球蚴病等局灶性结节增生，炎性假瘤等肝良性占位性病变等可用 CT、MRI 和彩色多普勒超声检查帮助诊断，有时需剖腹探查才能确定。

四、治疗

（一）现代医学疗法

（1）手术治疗

PHC 的一期切除： 对于直径≤3cm 的小肝癌，手术切除是获得长期生存的重要途径。肝功能代偿良好的巨大（10cm 以上）和特大（15cm 以上）的肝癌只要包膜完整，无转移病灶，无血管瘤栓，也应一期切除。

PHC 的二期切除： 二期切除已成为治疗不能一期切除肝癌的一种经典模式，使大肝癌变小的方法：肝动脉结扎（HAL）、肝动脉栓塞化疗（HACE）、经皮瘤内乙醇注射（PEI）等，临床以经动脉化疗栓塞（TACE）最为常用。这些方法合理、综合、序贯应用能使 11%～20%的患者获得二期切除的可能。二期切除的手术时机为，影像学显示肿瘤缩小达 30%～50%，或经 4～5 次 TACE 虽未达到 30%～50%，但肿瘤与肝内大血管或下腔静脉有一定距离；末次 TACE 距手术时间不宜过长，以 2～3 个月为合适。

PHC 合并门静脉癌栓的手术治疗： 方法是在手术切除癌肿并在门静脉取栓术的基础上附加肝动脉、门静脉双插管埋置皮下泵灌注化疗，目的是切除肝肿瘤，同时清除门静脉癌栓，而且经肝动脉、门静脉双灌注化疗能有效治疗残余癌栓，防止残余微小癌栓继续在肝内播散，以减少复发，从而获得较好的近、远期疗效。

PHC 的肝移植： 目前，从理论上讲肝移植是唯一的治疗肝癌的根治性方式。肝移植适应证：目前国内尚无统一标准，按上海复旦标准即单发肿瘤直径≤9cm，或多发肿瘤≤3 个且最大肿瘤直径≤5cm、全部肿瘤直径总和≤9cm，无大血管侵犯，无淋巴结或肝外转移。肝移植已被普遍认为是早期肝癌和中度至重度肝硬化患者（即 Child-Pugh 分级 B 级和 C 级的患者）的初始治疗的选择，如果肿瘤的位置适于切除术，则部分肝切除已被普遍接受为早期肝癌和 Child-Pugh 分级 A 级患者的最佳一线治疗方法。但是，因没有研究比较后一组患者肝切除和肝移植的有效性，因此对这个群体的最优初始策略尚无结论。NCCN 的专家共识是，Child-PughA 级肝功能符合 UNOS 的标准（包括单个肿瘤的影像学证据≤5cm 的单个肿瘤，直径≤3cm 者 2～3 个肿瘤，没有大血管受侵或肝外疾病的证据）的患者可考虑部分肝切除或移植为其初始治疗方法。

（2）化疗和放疗

化疗及放疗是一种较早的 PHC 治疗方法，现临床上常联合其他方法使用。

化疗：常用的化疗药物有：铂类药物顺铂、氟尿嘧啶及其衍生物，蒽环类药物阿霉素、表柔比星和吡柔比星，羟喜树碱、卡铂、丝裂霉素。近年来还有拓扑替康、紫杉醇、草酸铂和吉西他滨等新药。目前用阿霉素治疗效果较好，但毒性反应较大。顺铂可增加肝癌对放疗的敏感性，与博来霉素合用可提高疗效。

放疗：肝癌细胞属于对放疗敏感细胞，放射治疗适于肿瘤仍局限且不能切除的 PHC。① 三维适形放疗。② X 线立体定向放疗，主要用于小肝癌及肝转移癌的放疗。

（3）分子靶向治疗

① 表皮生长因子受体抑制剂：主要的抑制剂有西妥昔单抗（Cetuximab，商品名：爱必妥），厄洛替尼（Erlotinib，商品名：Tarceva/特罗凯），尼妥珠单抗（Nim-otuzumab，商品名：泰欣生）等。② 抗肿瘤新生血管生成制剂：目前以肿瘤血管形成靶点的药物如人重组血管内皮抑素（Endostatin，商品名：恩度）和人重组抗 VEGF 的单克隆抗体贝伐单抗（Avastin，商品名：阿瓦斯汀）等抗血管形成药物已经陆续上市并应用于临床。③ 多激酶抑制剂：索拉非尼（Sorafenib）是一种口服多激酶抑制剂，抑制肿瘤细胞增殖和血管生成，已进行一项 2 期试验和两项随机安慰剂对照 3 期试验，以对其治疗晚期或转移性肝癌患者进行评估。对不能切除和广泛病变或不适于肝移植，虽然病变局限但躯体状态、并发症或转移而不适于手术者，索拉非尼 1 级推荐用于 Child-PughA 级肝功能者；2 级推荐用于 Child-PughB 级肝功能者。尽管如此，专家组还是认为索拉非尼对 Child-PughB 级肝功能者安全性和剂量方面的数据尚不充分，因此推荐胆红素升高的患者应用索拉非尼应特别慎重。④ 其他：纳米粒子药物抗肿瘤系统在肝癌靶向治疗中的应用引起了人们广泛的关注。

（4）微创治疗

经动脉栓塞或经动脉化学性栓塞：因为肝脏有双重血液供应，正常肝组织的血液供应大多数来自门静脉，肝肿瘤的血流主要来自肝动脉，因此栓塞疗法可行。此外，肝癌肿瘤的特点是血管丰富，导致肿瘤组织的血液流量较正常肝组织为多。一般患者栓塞程序的选择标准包括不能手术切除的和（或）不能手术的病，同时肿瘤不适合消融治疗，并且也不存在肝外疾病。且应该进行机能状态和肝功能的评价（即Child-Pugh评分）。另外，考虑进行特别栓塞程序必须进行更为个体化的选择，以避免治疗相关的明显毒性。TACE和经动脉灌注化疗（TAI）是目前肝癌介入治疗的主要方法，TACE是肿瘤局限在患者肝内且不能切除的首选标准方案，主要适应证：PHC不能根治性切除且肝功能尚好，无门脉主干完全栓塞；肿瘤体积不大于全肝70%，巨大PHC术前应用使肿瘤缩小以便二期切除者，姑息性控制肿瘤所致疼痛、出血及动静脉瘘，PHC切除后的预防性治疗等。常用化疗药物的单次给药剂量为5-FU1000～2000mg、MMC10～20mg、ADM40～60mg、EPI60～100mg、DDP50～100mg等。现多采用联合用药，如FAM、MFP、AFP或MF方案。4周左右重复一次，一般3次为一疗程。现临床常用的栓塞剂是碘油，由于碘油具有可长时间积聚肝癌的肿瘤血管内的特点，它又是化疗药的载体，使化疗药在肿瘤内缓慢释放，同时它能显示小癌灶，帮助分辨肿瘤的范围，国内外常用于肝动脉栓塞化疗。

经皮瘤内乙醇注射（PEI）：PEI是利用无水乙醇在肿瘤局部引起蛋白变性、细胞脱水和小血管的血栓形成而促使肿瘤细胞坏死。一般认为癌肿≤3cm，癌结节数≤3个，有完整包膜者疗效较好，手术切除后复发性肝癌或TACE后残留的癌组织也适合行PEI治疗。

经皮微波凝固（PMCT）：PMCT是在B超引导下将穿刺针经皮插入PHC组织内，然后将微波电极通过穿刺针植入癌灶内，利用微波辐射造成的组织凝固，对治疗3cm以上的较大肝癌更为适宜。PMCT并发症较少，主要有皮肤灼伤、包膜少量出血、剧烈疼痛等，部分患者治疗后存活的癌细胞可能出现耐热，易导致肿瘤的转移与复发。

射频消融（RFA）：RFA是借助交流电磁波使肿瘤细胞发生热凝固性坏死和变性。适用于不能手术的PHC，理想的消融对象是单发病灶≤5cm或3～4个多发≤3cm的PHC结节。

氩氦刀冷冻：主要通过细胞损伤和血管损伤两个机制产生肿瘤组织坏死效应。

（5）生物治疗

基因治疗：近年来PHC基因治疗主要包括细胞因子基因、自杀基因、抑癌基因（p53基因）、凋亡基因、免疫增强基因、共刺激分子及MHC分子基因等。虽然基因治疗有良好的应用前景，但目前研究发现基因治疗对肝癌的作用是有限的，多采用基因治疗与放疗、化疗等综合治疗措施。

免疫治疗：近年来免疫治疗的热点是PHC疫苗的研究，现主要有导入细胞因子、树突状细胞疫苗等方法。

（二）中医疗法

（1）中医辨证施治

肝郁脾虚证：两胁胀痛，右侧为甚，胸闷不舒，郁怒加重，食少腹胀，嗳气反酸，胁下痞块，坚硬如石，神疲乏力，苔薄白，舌质正常或暗，脉细弦。基本治法：疏肝理气，益气健脾。方药运用：四君子汤（《太平惠民和剂局方》）合逍遥散（《太平惠民和剂局方》）、左金丸（《丹溪心法》）加减。醋柴胡10g，当归10g，杭白芍15g，茯苓20g，太子参15g，生黄芪30g，郁金10g，香附10g，青皮10g，陈皮10g，八月札15g，白术15g，凌霄花6g，代赭石（先煎）30g，黄连20g，吴茱萸3g。加减：胁痛重者，加延胡索10g，乳香5g，徐长卿15g，急性子3g。

气滞血瘀证：胁痛如刺，痛引腰背，固定不移，夜间痛甚，脘腹胀闷，恶心食少，嗳气呃逆，倦怠乏力，胁下结块，尿短赤，便干或便溏，苔薄或黄干，舌紫暗，有瘀斑，脉弦细或涩。基本治法：行气活血，化瘀消积。方药运用：桃红四物汤（《医垒元戎》）合化积丸（《类证治裁》）加减。桃仁10g，红花10g，川芎10g，熟地黄12g，莪术10g，三棱10g，延胡索10g，杭白芍15g，当归10g，香附10g，生牡蛎（先煎）30g，八月札20g，郁金10g，炮山甲（先煎）10g，水蛭3g，代赭石（先煎）30g，焦神曲15g，焦山楂15g，土鳖虫10g，白屈菜6g，凌霄花6g。加减：胁痛重者，加延胡索10g，乳香5g，徐长卿15g，急性子3g，苏木10g；或花椒5g，荜茇5g，狼毒3g，香附10g。

脾虚湿困证：两胁隐痛、胀痛，乏力，纳差，消瘦，腹泻腹胀，肢体浮肿或有腹水，面色晦暗，舌质淡胖，苔白腻或浊腻，脉弦滑或濡滑。基本治法：健脾化湿，益气消痞，解毒抗癌。方药运用：枳实消痞丸（《兰室秘藏》）加减。枳实10g，白术15g，太子参15g，黄芪30g，茯苓15g，生麦芽30g，薏苡仁30g，制半夏10g，厚朴10g，黄连15g，干姜6g，鸡内金30g，代赭石30g，藤梨根15g，凌霄花6g，八月札 10g，白花蛇舌草 30g。加减：腹泻者，加炮姜 10g，草豆蔻 10g，儿茶 10g，赤石脂 10g，诃子肉 10g。

湿热蕴结证：上腹肿块，坚硬刺痛，脘腹胀满，身目尽黄，腹大鼓胀，发热出汗，心烦口苦，恶心食少，便结溺赤，苔黄腻，舌紫暗，脉弦滑而数。基本治法：清热利湿，解毒抗癌。方药运用：茵陈蒿汤（《伤寒论》）加味。

肝阴亏虚证：胁肋隐痛，眩晕，口苦耳鸣，形体羸瘦，低热盗汗，五心烦热，烦躁易怒，腹大胀满，青筋怒张，黄疸溺赤，呕衄便血，苔少，舌红绛，脉虚细数或虚细。基本治法：滋养肝阴，清热抗癌。方药运用：一贯煎（《柳州医话》）合四物汤（《太平惠民和剂局方》）加减。沙参 15g，麦冬 15g，当归 10g，生地黄 30g，熟地黄 15g，砂仁（后下）6g，枸杞子 30g，川楝子 6g，牡丹皮 15g，杭白芍 15g，川芎 10g，生黄芪 30g，青蒿 30g，半枝莲 30g，龟甲（先煎）30g，鳖甲（先煎）30g，龙葵 30g，桃仁 10g，旱莲草 10g，仙鹤草 30g。加减：目干涩加女贞子 12g，决明子 15g；肝火亢盛易怒加龙胆草 10g，黄芩 10g，栀子 10g。

（2）中成药

金龙胶囊：此胶囊由鲜金钱白花蛇、鲜守宫、鲜蕲蛇组成。具有破瘀散结、解郁通络之功效，用于治疗原发性肝癌血瘀郁结证。口服，每次 4 粒，每日 3 次。

复方斑蝥胶囊：由斑蝥、人参、黄芪、刺五加、三棱、半枝莲、莪术、山萸肉、女贞子、熊胆、甘草组成。具有破血散瘀、益气养血作用，用于治疗原发性肝癌等。口服，每次 3 粒，每日 2 次，30 天为 1 疗程。

金槐耳冲剂：该冲剂是由槐耳子实体中分离出来的槐栓菌经固体发酵制成槐耳菌质，具有祛风破血、益气力之功效。每次 1 包（20g），每日 3 次。

五、预防与调护

（1）对肝功能的护理：肝功能的储备是肝癌患者赖以生存的根基、维持生命的前提，与预后密切相关。治疗肝癌时，需要对肝功能倍加呵护，护理中密切注意肝功能的变化，及时使用保肝药物，注意营养补充。

（2）情志护理：情志波动对肝病影响很大，护理中应针对患者的各种思想包袱和顾虑进行耐心的安慰，使患者对疾病有正确的认识，及早消除紧张、恐惧、绝望等情绪。

六、中西医结合最新研究进展

（1）培元解毒通络汤对原发性肝癌经肝动脉化疗栓塞术术后综合征患者肝功能指标及甲胎蛋白水平的影响

张伟等[1]对培元解毒通络汤对原发性肝癌经肝动脉化疗栓塞术（TACE）术后综合征患者肝功能指标及甲胎蛋白（AFP）水平的影响进行了研究。将92例原发性肝癌TACE术后综合征患者按照随机数字表法分为2组，对照组46例予西医常规治疗，治疗组46例在对照组基础上加用培元解毒通络汤治疗。2组均治疗2周，比较2组治疗后发热、恶心呕吐、便秘、肝区疼痛症状消失时间情况，比较2组治疗前后肝功能指标丙氨酸氨基转移酶（ALT）、天冬氨酸氨基转移酶（AST）、总胆红素（TBiL）及γ-谷氨酰转移酶（GGT）水平变化情况，比较2组治疗前及治疗1、2周血清肿瘤标记物AFP水平变化情况。结果：2组治疗后发热、恶心呕吐、便秘、肝区疼痛症状消失时间组间比较差异均有统计学意义（$P<0.05$），治疗组治疗后发热、恶心呕吐、便秘、肝区疼痛症状消失时间均短于对照组。与本组治疗前比较，2组治疗后肝功能指标ALT、AST、TBiL及GGT水平均降低（$P<0.05$），且治疗组治疗后ALT、AST、TBiL及GGT水平均低于对照组（$P<0.05$）。与本组治疗前比较，2组治疗1、2周血清AFP水平均降低（$P<0.05$），且治疗组治疗1、2周血清AFP水平均低于对照组同期（$P<0.05$）。培元解毒通络汤治疗原发性肝癌TACE术后综合征疗效确切，可有效促进患者症状消退，改善肝功能，降低AFP水平。

（2）基于隐结构模型的原发性肝癌不同症状群预后差异性分析

叶俊秋等[2]基于隐结构模型建立原发性肝癌（Primarylivercancer，PLC）症状人群的分类方法，探究PLC不同症状人群的生存预后差异性。利用人机协同表型谱标注系统（www.tcmai.org），对565例西医诊断为PLC的结构化中医电子病历文本进行实体标注，建立症状数据库并进行规范化处理，运用Lantern5.0软件构建PLC的中医症状隐结构模型，结合中医专业理论知识基础，对分类结果进行模型学习诠释，归纳出有临床意义的症状人群分类，分析PLC特征性症状占比进行症状群-人群匹配，结合患者住院时长及生存信息，分析PLC不同症状群人群的预后差异。结果共纳入131个中医症状（即显变量）构建PLC症状隐结构模型，获得14个隐变量，通过综合聚类归纳出10个症状群，具体表现为精神状态相关症状群、消化系统相关症状群、癌性疲乏相关症状群、呼吸循环相关症状群和其他一般症状群5大类。其中癌性疲乏症状群和黄疸类症状群的预后具有显著差异性。通过建立隐结构模型挖掘 PLC 症状群，划分人群的研究方法，证实了 PLC 不同症状群存在预后差异性，为症状群分类及人群划分研究提供了一个新的思路。

（3）基于隐结构结合 Apriori 关联规则探析原发性肝癌方药规律

吴晓红等[3]探析中医药治疗原发性肝癌方药分布以及中药配伍规律，旨在为临床辨证用药提供参考。以（中医、证候、证型、中药或方剂）和（肝癌、肝肿瘤、肝恶性肿瘤、肝腺癌、肝细胞癌、原发性肝癌和肝积）为主题词，从中国知网、中国生物医学文献知识库、维普、万方数据库中检索建库至 2022 年 4 月 15 日收录的中医药治疗肝癌文献。提取合格文献信息并建立数据库，使用 Excel2021、Lantern5.0 及 SPSSMolder14.1 等软件分析方药规律。最终纳入合格文献 618 篇，涉及中药 398 味，累计频次 7832 次。使用中药频次由高到低依次为白术、茯苓、甘草、黄芪、柴胡、白花蛇舌草等，以补虚药、活血化瘀药、清热药等居多。对频次≥20 的 75 味中药物分析发现，方药以甘、苦、辛味，平、寒、温性药，归脾、肝、肺经者居多。隐树模型学习得到隐变量 20 个，隐类 40 个，结合专业知识归纳为 9 个综合聚类模型，11 个核心方剂；推断出原发性肝癌常见证型有气滞血瘀证、肝气郁滞证、肝胆湿热证、邪阻少阳证、肝肾阴虚证、脾虚肝旺证、肾阴亏虚证、脾虚食积证、毒热内蕴证 9 个中医证候。关联规则分析得出 37 条关联规则，包括 2 条两项强关联规则：茯苓→白术、党参→白术；35 条三项强关联规则：党参+茯苓→白术、当归+党参→白术、半枝莲+茯苓→白术等。因此，认为治疗肝癌的方药注重用活血化瘀，清热疏肝利湿等消法清除癌毒同时辅以健脾益气等扶正固本类中药，即健脾滋阴益肾固其本，清热利湿活血治其标。

参考文献：

[1]张伟，葛源森，张凇铭，等.培元解毒通络汤对原发性肝癌经肝动脉化疗栓塞术术后综合征患者肝功能指标及甲胎蛋白水平的影响[J].河北中医，2023，45（4）：566-569.

[2]叶俊秋，郑琪光，钟昆禹，等.基于隐结构模型的原发性肝癌不同症状群预后差异性分析[J].世界科学技术-中医药现代化，2023，25（1）：422-429.

[3]吴晓红，陈诗雨，叶明君，等.基于隐结构结合 Apriori 关联规则探析原发性肝癌方药规律[J].贵州中医药大学学报，2023，45（1）：52-58.

第十四章 急性胰腺炎

急性胰腺炎（acutepancreatitis，AP）是指多种病因引起的胰酶激活，即以胰腺局部炎症反应为主要特征，伴或不伴有其他器官功能改变的疾病。临床表现轻重不一，轻者有胰腺水肿，表现为腹痛、恶心、呕吐等。重者胰腺发生坏死或出血，可出现休克和腹膜炎，病情凶险，死亡率高。本病好发年龄为20～50岁，女性较男性多见。临床上，大多数患者的病程呈自限性，20%～30%患者临床经过凶险。总体病死率为5%～10%。中医学虽无急性胰腺炎的病名，但按其主要的临床表现，属中医“脾心痛”“脘痛”“腹痛”“结胸”等范畴。

一、病因和发病机制

（一）现代医学对急性胰腺炎病因和发病机制的认识

（1）病因

急性胰腺炎的病因很多，其发病机制也有争论。其中心环节是胰腺消化酶经一系列激活过程，引起胰腺的自身消化，导致胰腺细胞和间质水肿、脂肪坏死及出血。本病的病因与下列因素有关。

① 梗阻与反流。胆道疾病（胆道结石、炎症或胆道蛔虫）占急性胰腺炎50%。胰管阻塞：胰管结石、蛔虫、狭窄、肿瘤。十二指肠乳头邻近部位病变：十二指肠憩室炎、输入襻综合征、肠系膜上动脉压迫综合征。② 酗酒等。大量饮酒和暴饮暴食。③ 手术与创伤。胰腺手术、胆或胃手术后（0.2%～0.8%）、心肺分流术后（8%）、腹部外伤、经十二指肠镜逆行胰胆管X线造影（ERCP）等。④ 内分泌与代谢障碍。甲状旁腺肿瘤、维生素D过量等所致的高钙血症，家族性高脂血症，妊娠、糖尿病昏迷和尿毒症也可并发急性胰腺炎。⑤ 急性传染病。流行性腮腺炎、病毒性肝炎、柯萨奇病毒感染合并急性胰腺炎。⑥ 药物：相关药物：乙醇、甲醇、有机磷杀虫剂、6-巯基嘌呤、噻嗪类利尿剂、磺胺、四环素、雌激素、静脉脂肪输注和左旋门冬氨酰酶等。可能相关的药物：氯噻酮、苯乙双胍（苯乙双胍）、非甾体抗炎药物、呋喃妥因、甲基多巴和皮质激素等。⑦ 红斑狼疮。结节性多动脉炎、胰动脉粥样硬化性栓塞。⑧ 遗传因素。⑨ 特发性。不伴有任何临床其他病的急性胰腺炎，与胆源性胰

腺炎相似，但无结石。

（2）病理

引起急性胰腺炎的发病机制较为复杂，有多种因素参与，确切的机制尚未被充分地阐述清楚。在正常情况下，胰液中的胰蛋白酶原在十二指肠内被胆汁和肠液中的肠激酶激活变成有活性的胰蛋白酶，方具有消化蛋白质的作用。如胆汁和十二指肠液逆流入胰管，胰管内压增高，使腺泡破裂，胰液外溢，大量胰蛋白酶被激活。胰蛋白酶又能激活其他酶，如弹性蛋白酶及磷脂酶A。弹性蛋白酶能溶解弹性组织、破坏血管壁及胰腺导管、使胰腺充血、出血和坏死。而磷脂酶A被激活后，作用于细胞膜和线粒体膜的甘油磷脂，使其分解为溶血卵磷脂，后者可溶解破坏胰腺细胞膜和线粒体膜的脂蛋白结构，致细胞坏死，引起胰腺和胰周组织的广泛坏死。饮酒能刺激胃酸分泌，使十二指肠呈酸性环境，刺激促胰液素分泌增多，使胰液分泌增加。乙醇还可以增加Oddi括约肌的阻力，或者使胰管被蛋白堵塞，导致胰管内压和通透性增高，胰酶外溢引起胰腺损伤。乙醇可使自由脂肪酸增高，其毒性作用可引起胰腺腺泡细胞和末梢胰管上皮细胞损害。氧自由基损伤也是乙醇诱发胰腺损伤的一个机制此外，细胞内胰蛋白酶造成细胞的自身消化也与胰腺炎发生有关，人胰腺炎标本的电镜观察发现细胞内酶原颗粒增大和较大的自家吞噬体形成。另外，脂肪酶使脂肪分解，与钙离子结合形成皂化斑，可使血钙降低。大量胰酶被腹膜吸收入血液，使血淀粉酶和脂肪酶升高，也可导致肝、肾、心、脑的损害，引起多器官功能不全综合征。

（二）中医学对急性胰腺炎病因病机的认识

（1）病因

① 饮食不节：嗜食油腻，过饮酒浆、生冷不洁，易克伤脾胃而发为本病。② 精神因素：凡情志不畅，暴怒伤肝，均可致肝失疏泄而肝气郁结，横克脾胃，致胃气不降，脾失健运，脾胃功能失调而诱发本病。③ 瘀血上扰、胆道石阻：因虫扰石阻胆道，致肝胆气滞血瘀，脾胃运化失司而发病。④ 创伤、手术、妊娠：创伤、手术、妊娠可导致肝胆气郁，脾胃气机升降失常，郁而化热，湿热阻于中焦。

（2）病机

急性胰腺炎的主要病理过程为肝胆气滞。肝胆气滞不但可以横克脾胃，亦能化热传脾。胃失和降，脾失运化，则湿从内生，湿阻蒸热，湿热阻于脾胃而呈脾胃湿热或脾胃实热之候。若病进，正虚邪陷，则呈现气血败乱之厥脱证；脾胃热盛，化火传入营血，可致热深厥深；胃热化火，可迫血妄行；热水相结，则结胸里实；热血相搏，瘀血腐脓或血瘀成块；热去湿留，则湿邪困脾；邪去正伤，脾阳虚衰

二、临床表现

由于病理变化的性质和程度不同，临床表现轻重不一。SAP 临床表现比 MAP 严重，常伴有休克及多种并发症。临床经过取决于病变程度及并发症的有无。MAP 一般一周左右症状可消失，病愈后，胰腺结构和功能恢复正常。SAP 病情重，常需 2～3 周症状始消退，部分患者病情迅速恶化而死亡。极少数病例起病急骤，突然进入休克而猝死。

（1）腹痛。为本病的主要症状，发生率 90%以上。多为突然发作，常在暴饮暴食、大量酗酒后 1～2 小时发病，疼痛位于上中腹，可偏左或偏右，为剧烈呈持续性钝痛、刀割、钻痛或绞痛，可向腰背部束带状放射，仰卧位时加剧，坐位或前屈位时可减轻。早期局限于上中腹，出现局限性或弥漫性腹膜炎时，压痛向下腹或全腹扩散，并可出现腹肌紧张和反跳痛，但腹壁不呈板样强直。少数老年体弱患者腹痛极轻微或无腹痛。

（2）恶心、呕吐。70%～90%的患者可出现恶心、呕吐。起病即伴恶心、呕吐，常剧烈持久，呕吐物为当日所进食物，剧烈者可吐出胆汁或咖啡渣样液。

（3）腹胀和肠麻痹。常出现腹胀，当并发低钾、腹水、麻痹性肠梗阻时，腹胀严重，肠鸣音减弱。

（4）发热。为主要表现之一。中度发热，低于 38.5℃，持续 3～5d。如高热持续不退提示胰腺或腹腔有继发感染如胰腺脓肿、胆管感染或败血症等。

（5）黄疸。20%～50%患者可出现黄疸。发病后第 2～3d 可出现轻度黄疸，数天后即消退，由胰头肿胀、假性囊肿压迫、胆管结石、感染等所致，重症胰腺炎合并肝损害可出现肝细胞性黄疸。

（6）腹水和胸腔积液。少或中量腹水，呈血性、紫褐色或黄色，继发感染可呈脓性，腹水淀粉酶大于血清 5 倍以上。胸腔积液常与腹水并存，多见于左侧，淀粉酶增高，伴左下肺不张。

（7）休克。出血坏死性胰腺炎表现。皮肤发紫、四肢湿冷、脉搏细速、血压下降、少尿和神志改变，甚至发生猝死。

（8）皮肤表现。含胰酶的胰液和血液透过筋膜和肌层而进入皮下，造成皮下脂肪组织坏死和出血，致脐周皮肤青紫（Cullen 征）和腹部两侧出现灰紫色斑

（Grey-Turner 征）。

（9）水电解质及酸碱平衡紊乱。脱水、低血钾、低血钙、低血氯和低血镁等，发病后 2～3d 可出现。低血钙可致抽搐，可持续 2 周之久。重症者可出现代谢性酸中毒、碱中毒、呼吸性酸中毒、碱中毒。

三、诊断和鉴别诊断

（一）诊断

凡是上腹痛的患者要想到有急性胰腺炎的可能，这一条是诊断急性胰腺炎的前提。特别是那些诊断尚不很清楚的上腹痛或给予解痉止痛剂不能缓解时，更有可能是胰腺炎。临床诊断标准（中华医学会胰腺外科学组诊断标准）：突发上腹剧痛、恶心、呕吐、腹胀并伴有腹膜刺激征，经检查可除外胃肠穿孔、绞窄性肠梗阻等其他急腹症，并具备下列 4 项中 2 项者即可诊断为重症急性胰腺炎：① 血、尿淀粉酶增高，或突然下降到正常，但病情恶化；② 血性腹水，其淀粉酶增高；③ 难治性休克；④ B 超或 CT 检查示胰腺肿大，质不均，胰外有浸润。

（二）鉴别诊断

消化性溃疡急性穿孔：既往有溃疡病史。体征：腹肌呈板状腹，肝浊音区消失，代之以鼓音。X 线见膈下游离气体，血清淀粉酶一般不超过 500U（Somogyi 法）。

胆石症和急性胆囊炎：有典型的胆绞痛发作史，疼痛、压痛和腹肌痉挛位于右上腹，可放射至右肩，黄疸多见，莫菲征阳性，超声和 X 线检查可有胆结石与胆囊炎的征象，血和尿淀粉酶可轻度升高。

急性肠梗阻：有阵发性腹绞痛，多在脐周，腹胀，不能排气，肠鸣音亢进，间歇期腹痛消失。X 线平片示肠梗阻征象，可见气液平面，血清淀粉酶可轻度升高。

心肌梗死：过去有冠心病病史，常突然发病，心前区有压迫感或疼痛，疼痛亦可见于上腹部。心电图检查示心肌缺血或心肌梗死。心肌酶如 CPK、GOT、LDH 在心肌梗死时升高，血尿淀粉酶正常。

四、治疗

（一）现代医学疗法

根据病情轻重选择治疗方法。一般认为，水肿性胰腺炎可采用非手术疗法；出血性坏死性胰腺炎，尤其合并感染者则采用手术疗法；胆源性胰腺炎大多需要手术治疗，以解除病因。

（1）非手术疗法

非手术疗法适用于急性胰腺炎初期、轻型胰腺炎及尚无感染者。

① 减少胰腺的分泌：A 禁食和胃肠减压：以减少胃酸分泌，吸出胃内容物，防止进入十二指肠刺激胰液分泌，并可减轻腹胀。B 抗胆碱药物：如阿托品、西咪替丁、雷尼替丁等抑制胃酸分泌药物，以减少胰腺外分泌。C 应用生长抑素：如奥曲肽、施他宁等，能有效地抑制胰腺的分泌功能。

② 抗休克、补充液体、加强营养支持，维持水与电解质平衡和补充热量。

③ 抗生素应用。早期给予抗生素治疗，如环丙沙星、头孢他啶、头孢噻肟、甲硝唑等。目的是预防性用药和防止肠道细菌易位造成的细菌和真菌感染。

④ 抑制胰酶活性。仅用于重症胰腺炎的早期。抑肽酶每日 20 万～50 万，分 2 次溶于葡萄糖溶液静脉滴注；氟尿嘧啶每日 500mg，加入 5%葡萄糖溶液 500ml 中静脉滴注。加贝酯开始每日 100～300mg 溶于 500～1500ml 葡萄糖盐液，以每小时 2.5mg/kg 速度静脉滴注，2～3 日后病情好转，可逐渐减量。

⑤ 内镜下肝胰壶腹括约肌（Oddi 括约肌）切开术。可用于胆道紧急减压、引流和去除胆石梗阻，作为一种非手术疗法，起到治疗和预防胰腺炎发展的作用。适用于老年人不宜手术者，需由有经验的内镜专家施行。

⑥ 腹腔灌洗。可清除腹腔内细菌、内毒素、胰酶、炎性因子等，减少这些物质进入血循环后对全身脏器损害。

⑦ 解痉止痛。在诊断明确后，可给予哌替啶止痛，但应同时给予解痉剂（山莨菪碱、阿托品）。禁用吗啡，以免肝胰壶腹括约肌痉挛收缩。

（2）手术疗法

手术指征：① 不能排除其他原因所致的急腹症患者；② 经积极内科治疗，病情仍不断加重，且影像学检查显示胰外浸润范围不断扩大；③ 合并胃肠穿孔和出血等并发症；④ 内镜技术无法解除梗阻因素的胆源性 SAP；⑤ 合并难以控制的腹腔感染和胰周脓肿及腹腔间隔室综合征。

手术方式：① 如出血坏死不严重，坏死没有明显界限，则除切开包膜外，可做腹腔灌洗引流术。② 不规则坏死胰腺切除是将坏死部分切除，出血创面用填塞法止血，腹壁伤口开放。可以采用将胃大弯缝于横切口上部腹膜，横结肠缝于横切口下部腹膜，利用大网膜和腹膜缝合，开放小网膜囊，填塞盐水（可加抗生素）纱布以后便于更换填塞敷料。也可用尼龙加链缝于横切口上、下，可开、可关，便于引流、冲洗和观察小网膜囊底部 AP 的情况。③ 规则性切除是在病变局限于体尾部，做体尾部切除，或者规则性与不规则相结合。不论何种方式，充分的引流是原则，坏死组织消除是否彻底和经验、技术有关，也和 AP 继续发展的结果有关，故有的需几次手术清除。④ 发生小网膜囊内脓肿、膈下脓肿，均应手术引流；有胆管梗阻者应解除梗阻。空肠造瘘为不少外科医师所推荐，可以用作胃肠内营养，对维持 SAP 的高消耗有用，早期可用全胃肠外营养。

（二）中医疗法

（1）内治法

气滞食积型：治以理气疏肝，清热通便。方药：清胰汤加减。柴胡、黄芩、胡黄连、木香、连翘各 15g，枳实、厚朴、白芍各 12g，大黄（后下）10g，麦芽 20g。疼痛甚者，加川楝子、延胡索；呕吐甚者，加陈皮、半夏、竹茹。

脾胃实热型：治以通里攻下。方药：清胰汤合大承气汤加减。大黄 15～30g（后下），芒硝 6～15g（冲服），厚朴 15g，枳壳 15g，金银花 30g，柴胡 15g，黄芩 15g，胡黄连 15g，白芍 15g，木香 10g，延胡索 15g。口渴明显者，加生地黄、玄参、麦冬；腹痛便秘甚者，可同时取药液 150mL 保留灌肠。

肝胆湿热型：治以清肝胆，利湿热。方药：清胰汤合龙胆泻肝汤加减。茵陈 30g，栀子 15g，龙胆草 15g，木通 6g（或滑石 12g），柴胡 15g，黄芩 15g，胡黄连 15g，白芍 15g，广木香 15g，延胡索 15g，生大黄 15g（后下），芒硝 10g（冲服）。黄疸明显者，加金钱草、虎杖；呕吐甚者，加半夏、竹茹。

热实结胸型：治以清化痰热，泻肺逐饮。方药：大、小陷胸汤加减。大黄 12g（后下），芒硝 6g（冲服），甘遂 1g，黄连 6g，清半夏 12g，瓜蒌 30g，葶苈子 15g。腹胀明显者，加川厚朴、炒莱菔子、大腹皮等。

蛔虫内扰型：治以清热理气，杀虫攻下。方药：清胰汤加味。柴胡 10g，黄芩 10g，胡黄连 10g，白芍 15g，木香 6g，延胡索 10g，生大黄 10g（后下），芒硝 10g，使君子 15g，苦楝根皮 15g。热重加金银花、连翘、红藤、败酱草、蒲公英；湿重加茵陈、栀子、金钱草、龙胆草；呕吐加姜竹茹、姜半夏或玉枢丹；痛甚者加川楝子、五灵脂；腹胀加枳壳、厚朴。

气血暴脱型：治以回阳救逆。方药：参附汤加减。人参（另煎兑服）15g，炮附片 9g，炮姜 6g，炙甘草 6g。汗多亡阳者，取参附龙牡汤加减。

热深厥深型：治以清热凉血，解毒开窍。方药：犀角地黄汤加减。水牛角、生地黄、赤芍、牡丹皮各 15g，黄连、黄芩、黄柏、栀子各 12g，金银花、板蓝根各 30g。生脉注射液 20mL，加入 10%葡萄糖注射液 250m1 中，静脉滴注。神昏者，可加服安宫牛黄丸。

（2）外治法

针刺治疗：取足三里、下巨虚、内关、中脘、阳陵泉、脾俞、胃俞为主穴。呕吐重者配天突；腹胀重者，配上巨虚。强刺激，得气后留针 30 分钟。每日 1 次。

三棱针：取足三里、厉兑、下脘、天枢，以三棱针点刺放血，每日 1 次。

灸法：隔盐灸神阙，脘痞加足三里，呕吐加内关，便秘加天枢，每日 1 次。

耳针：取胆区、胰区、交感、神门，强刺激，留针 30 分钟，每日 1 次或埋针。

贴敷法：上腹部可外敷活血止痛散（大黄、青黛、王不留行、乳香、没药、石菖蒲、郁金）以减轻腹部剧痛。

五、预防与调护

（1）绝对卧床休息，除休克患者外，均宜取半坐卧位，使脓液流向盆腔。

（2）定时复查腹部体征，动态观察炎症发展情况，特别是非手术治疗者。

（3）注意预防及早期发现并发症，如呼吸衰竭、腹腔残余脓肿等，并及时处理。

（4）进行腹腔灌洗或放置引流者应观察引流物的量、色泽，并详细记录。

（5）患者禁食取消后先全流质饮食，后改为半流食。忌食辛辣醇酒厚味、鱼腥发物。

六、中西医结合最新研究进展

（1）针刺联合麻杏石甘汤加减对重症急性胰腺炎相关性肺损伤及外周血NGAL、TLR4 的影响

李杰等[1]对针刺联合麻杏石甘汤加减对重症急性胰腺炎（SAP）相关性肺损伤（ALI）及外周血中性粒细胞明胶酶相关脂质运载蛋白（NGAL）、Toll 样受体 4（TLR4）的影响进行了研究。选取 SAP 并发 ALI 患者 80 例，按随机数字表法分为对照组与观察组各 40 例，对照组给予常规治疗，观察组加用针刺联合麻杏石甘汤加减治疗。对比两组临床症状及预后性指标，治疗前后评价急性生理与慢性健康评分（APACHE Ⅱ）、序贯器官衰竭评估量表（SOFA）和中医证候量表评分，检测血浆 NGAL 水平及外周血单核细胞中 TLR4 蛋白表达，检测下游炎症因子白细胞介素-1β（IL-1β）、白细胞介素-6（IL-6）和肿瘤坏死因子-α（TNF-α）水平。治疗后，两组的 APACHE Ⅱ评分、SOFA 评分及中医证候积分均显著下降，且观察组均显著低于对照组（P＜

0.05）；两组外周血 NGAL、TLR4 蛋白、IL-1β、IL-6 和 TNF-α 水平均显著降低，且观察组均显著低于对照组（P<0.05）。观察组的腹痛腹胀缓解、恶心呕吐缓解、血清淀粉酶（AMS）恢复时间、机械通气时间均较对照组缩短（P<0.05），但两组住 ICU 时间、28d 病死率差异无统计学意义（P>0.05）。因此，认为针刺联合麻杏石甘汤加减治疗 SAP 合并 ALI 能够促进病情缓解，减轻肺损伤指标，其机制可能与抑制外周血 BGAL、TLR4 及相关炎症因子表达有关。

（2）通腑逐瘀汤保留灌肠温度对急性重症胰腺炎患者腹胀腹痛、排便改善效果及血清 AMS、LPS 的影响

刘嘉斌[2]研究了通腑逐瘀汤保留灌肠温度对急性重症胰腺炎（SAP）患者腹胀腹痛、排便改善效果及血清 AMS、LPS 的影响。选取 92 例 SAP 患者为研究对象，依照区组随机化分组法将其分为对照组 30 例、常温组 31 例、实验组 31 例。对照组采用 39～41℃的肥皂水进行灌肠，常温组则在其基础上联合 39～41℃常温通腑逐瘀汤进行灌肠治疗，实验组则联合通腑逐瘀汤保留 35～38℃灌肠温度进行灌肠治疗。观察三组排便改善效果（肠鸣音恢复时间、首次排气时间、首次排便时间），比较治疗前、治疗 1 周后三组腹胀、腹痛症状差异、三组血清胰酶水平[血清淀粉酶（AMS）、脂肪酶（LPS）]。结果：三组间肠鸣音恢复时间、首次排气时间、首次排便时间整体差异有统计学意义（P<0.05），实验组肠鸣音恢复时间明显低于常温组、对照组（P<0.05），实验组首次排气时间、首次排便时间明显低于对照组（P<0.05），常温组肠鸣音恢复时间、首次排气时间、首次排便时间明显低于对照组（P<0.05）。治疗 1 周后，三组腹胀严重程度、腹痛 VAS 评分、AMS、LPS 水平较治疗前均有显著降低（P<0.05），且实验组腹胀严重程度、腹痛 VAS 评分、AMS、LPS 水平均明显低于常温组、对照组（P<0.05），常温组腹胀严重程度、腹痛 VAS 评分、AMS、LPS 水平均明显低于对照组（P<0.05）。因此，认为通腑逐瘀汤保留灌肠温度能有效缓解 SAP 患者腹胀腹痛症状，改善排便，促进胰腺恢复，具有较高临床应用价值。

（3）胰炎消方对重症急性胰腺炎患者 miR21-3p、IL-18 及肾功能相关指标的影响

张琦等[3]对中药胰炎消方治疗重症急性胰腺炎（SAP）的效果及对微小核糖核酸-21-3p（miR-21-3p）、白细胞介素-18（IL-18）及肾功能相关指标的影响进行了研究。将 SAP 患者 90 例按照随机数字表法分为治疗组与对照组各 45 例。对照组予以胃肠减压、营养支持，维持水/电解质酸碱平衡、静脉补液、抑制胰酶分泌等西医常规治疗，治疗组在此基础上予以中药胰炎消方口服或胃管注入，两组疗程均为 7d。比较两组腹痛、腹胀、发热等主要症状的缓解时间和肠鸣音恢复时间；比较两组治疗前后全身炎症反应综合征（SIRS）评分、改良 Marshall 评分、血淀粉酶、尿淀粉酶含量及血清肌酐（SCr）、尿素氮（BUN）、胱抑素 C（CysC）、miR-21-3p、IL-18 含量、24 小时尿量。结果：治疗组腹痛、腹胀、发热缓解时间及肠鸣音恢复时间均短于对照组（$P<0.01$）；治疗后两组 SIRS 评分、改良 Marshall 评分均较治疗前显著降低（$P<0.01$）；两组比较，治疗组 SIRS 评分、改良 Marshall 评分均低于对照组（$P<0.01$）。治疗后两组 SCr、BUN、CysC、血淀粉酶、尿淀粉酶均显著降低（$P<0.01$），24 小时尿量增加（$P<0.01$），两组比较，治疗组各项指标改善均优于对照组（$P<0.01$）；与治疗前比较，治疗后两组血清 miR-21-3p、IL-18 含量均降低（$P<0.01$），两组比较，治疗组改善程度优于对照组（$P<0.01$）。因此，认为中药胰炎消方有利于快速缓解症状，改善全身炎症反应，下调血清 miR21-3p、IL-18 水平，保护肾脏功能，治疗 SAP 效果显著。

参考文献：

[1]李杰，王萍，乐静，等.针刺联合麻杏石甘汤加减对重症急性胰腺炎相关性肺损伤及外周血 NGAL、TLR4 的影响[J].中国中医急症，2022，31（12）：2132-2135，2143.

[2]刘嘉斌.通腑逐瘀汤保留灌肠温度对急性重症胰腺炎患者腹胀腹痛、排便改善效果及血清 AMS、LPS 的影响[J].四川中医，2022，40（12）：219-221.

[3]张琦，田朝霞，佟明铭，等.胰炎消方对重症急性者 miR21-3p、IL-18 及肾功能相关指标的影响[J].中国中医急症，2022，31（10）：1776-17

编委会名单（排名不分先后）